Electrocardiography Demystified

心电解惑

赵运涛　王蕾　王浩　主编

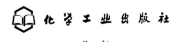
化学工业出版社
·北京·

本书从心电基础出发，将电与心脏结构相结合进行逻辑推理，使读者能轻松理解心电现象，并能帮助读者实现"知其然而知其所以然"。

本书分为上下两篇，上篇从心电图到疾病，下篇介绍疾病的心电图表现。本书图文结合，采用"具体病例 + 病例解析 + 知识点"的形式进行介绍，进一步加深对典型及疑难病例的理解。

本书适合临床各科一线医师，尤其适合心内科医师、心电图室医师、急诊科医师阅读。

图书在版编目（CIP）数据

心电解惑 / 赵运涛，王蕾，王浩主编 . —北京：化学工业出版社，2019.4（2020.1 重印）

ISBN 978-7-122-33953-9

Ⅰ .①心… Ⅱ .①赵…②王…③王… Ⅲ .①心电图 Ⅳ .①R540.4

中国版本图书馆CIP数据核字（2019）第033216号

责任编辑：戴小玲　　　　　　　　　　文字编辑：吴开亮
责任校对：杜杏然　　　　　　　　　　装帧设计：史利平

出版发行：化学工业出版社（北京市东城区青年湖南街 13 号　邮政编码 100011）
印　　装：北京瑞禾彩色印刷有限公司
710mm×1000mm　1/16　印张 21½　字数 432 千字　2020 年 1 月北京第 1 版第 3 次印刷

购书咨询：010-64518888　　　　　　　售后服务：010-64518899
网　　址：http ://www.cip.com.cn
凡购买本书，如有缺损质量问题，本社销售中心负责调换。

定　　价：198.00 元　　　　　　　　　　　　　　版权所有　违者必究

主　　编：赵运涛　王　蕾　王　浩

副 主 编：周　航　黄彦书　何金山

编写人员（排名不分先后）：

　　　　　赵运涛　北京大学航天中心医院心内科

　　　　　王　蕾　北京大学航天中心医院心内科

　　　　　王　浩　北京王府中西医结合医院心内科

　　　　　黄彦书　厦门长庚医院

　　　　　周　航　北京市第六医院

　　　　　何金山　北京大学人民医院心律失常中心

　　　　　刘　彤　天津医科大学第二医院心脏科

　　　　　崔　丽　天津医科大学第二医院心脏科

　　　　　曹云山　甘肃省人民医院心内二科

　　　　　苏红玲　甘肃省人民医院心内二科

　　　　　苏　新　甘肃中医药大学研究生

　　　　　徐维芳　中南大学湘雅医学院心血管内科

　　　　　程小航　北京王府中西医结合医院心血管内科

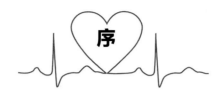

序

    春加黍谷，暖恰花间，欣闻赵运涛团队经过两年多酝酿的新书付梓，甚表欣慰。在信息化时代，知识的传播不同以往口传心授，一部手机，可以浏览当初汗牛充栋的书籍。医学自媒体的兴起，拉进了普通临床医生与名师交流的距离。运涛团队以别出心裁的病例分享形式在许多自媒体中对临床医生进行知识普及，尤其是每周四在"心在线"推出的"必杀技"栏目，令人耳目一新。

    《心电解惑》通过"Case+Discussion"形式向读者阐述心电知识，第一部分在阐明心脏解剖以及电生理基础上，描述心电图各个波形异常变化，并结合具体病例阐述其中道理，帮助读者知常达变，了解复杂以及不典型心电图表现；第二部分主要描述临床中一些疾病不常见的心电图表现，可以开阔思路，甚至加入了许多临床中罕见的疾病，化难为易，找出心电图及查体中的蛛丝马迹帮助诊断。本书中的许多病例出自运涛团队发表于《新英格兰医学杂志》(New England Journal of Medicine)、《英国医学杂志》(BMJ)、《循环杂志》(Circulation) 等国际顶级期刊的文章，因此可见专业；更有本书作者亲自致信 ESC（欧洲心脏病学会）编委，指出 2017 年 ESC STEMI 管理指南中的一些错误，以正视听。纵观全书，内容新颖，引人入胜，病例及讨论相扣，言之成理，值得一读。

    《易经》中有言：形而上者谓之道，形而下者谓之器。希望本书可以起到抛砖引玉的作用，帮助读者掌握心电现象发生的本质，拓宽对心电图的认知，以求实现最佳的诊疗效果。

    君子曰：学不可以已。希望赵运涛团队能在此基础上奋进笃学，推陈致新，以飨读者；更希望读者能学有所得，学以致用。

    今《心电解惑》已花成蜜就，欣然为之序。

首都医科大学附属北京安贞医院急诊危重症中心主任

北京心脏学会副会长

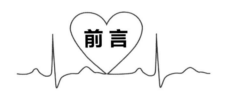

前言

　　循环系统疾病仍是威胁人类健康的主要疾病之一。心电图作为临床诊断疾病的第一手资料，可以在早期预测许多危及生命的疾病。然而近几年来心电图学日新月异的发展，许多新鲜命名及崭新的定义令人目不暇接，在这种情况下，临床及心电图工作者必须有一定深度的知识更新才能更好地辅助临床工作及避免临床中出现误诊、漏诊。

　　在这种形式下，我们通过"Case+Discussion"的形式，展示我们团队发表在国外顶级期刊上的病例报道，并结合一些令人颠覆眼球的"Case"，阐述相关理论，深入讲解一些罕见及疑难疾病的新心电图概念，和不同于传统认识下的一些新情况，甚至有些概念会颠覆传统认知，甚至亲自致信ESC组委会，明确一些指南中的一些错误，从而正本清源。而且本书抛弃以往心电图书中只谈电忽略了结构的弊端，将电与心脏结构相结合，力求让读者能知其然而知其所以然。本书分为上下两篇，上篇从心电图到疾病，第1章主要阐明心电图的解剖以及电生理基础；第2～6章通过阐述心电图各个波形的异常变化，结合具体相关病例报告以不同的角度阐明波形变化的临床意义，使读者耳目一新，知常达变，对心电图各种波形有更全新的认识。下篇介绍几种疾病的心电图表现，第7～16章阐述各种临床少见及常见疾病的典型以及不典型心电图改变，以及快速应用心电图的相关方法。

　　本书有两个特点：一是具体病例 + 病例解析 + 知识点，进一步加深对典型及疑难病例的理解；二是从心电基础出发，进行逻辑推理，像福尔摩斯探案一样，力求实现心电解惑。

　　本书适合内科多学科医师参阅，不局限于心血管内科医师，尤其适用于急诊、临床一线医师。另外，本书中一些新概念对心电图医生来说，也可以更好地辅助临床；对在读学生而言，更能提高知识层面，提高对心电图的兴趣。

　　感谢我们团队成员的辛勤写作，并感谢心在线的大力支持。限于我们水平，仍难免有不足之处，恳请各位同仁、读者不吝指正。也希望读者们能够一如既往地喜爱本书并多提宝贵意见和建议，以备再版时参考。

赵运涛

2018 年冬

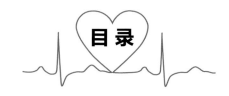

目录

上篇

从心电图到疾病

第1章 心电学基础

专题一 ♥ 心律失常的电生理基础

心律失常，是一个很宽泛，也很困难的话题。幸福的家庭有着相同的幸福，而不幸的家庭有着各自的不幸，这在心律失常领域同样适用，正常的心律遵循着相同的规律，而异常的心律有着各自的异常。我们只能试图从几个大的方面来介绍，心律失常是如何发生的。

所谓的心律失常，无非是涉及电信号在心脏内的形成和传导，因而，据此可将心律失常分为冲动形成异常、冲动传导异常及冲动形成和传导均异常。

一、冲动形成异常

根据心肌细胞能否自发产生冲动，可将其分为自律细胞和非自律细胞，前者如窦房结细胞，后者如普通的心房、心室肌细胞。冲动形成的异常可能是自律细胞的自律性发生改变，也可能是本身不具有自律性的细胞具有了自律性，或者是发生了触发活动，下面我们一一介绍。

1. 自律细胞的自律性发生了改变

自律细胞根据 0 相除极的快慢，能够分成慢反应自律细胞，如窦房结细胞，或快反应自律细胞，如浦肯野细胞。窦房结细胞自律性发生改变时，可产生窦性心动过速（窦速）和窦性心动过缓（窦缓），当自律性增高，4 相自动除极斜率增大，为窦性心动过速，当自律性降低，4 相自动除极斜率减小，为窦性心动过缓。窦房结细胞自律性显著降低后，如严重的窦性心动过缓或窦性停搏（窦停），对其他潜在起搏点的抑制作用减弱，因而其他异位节律点会"被动"地显示出来，如交界区逸搏或室性逸搏。当潜在起搏点的自律性异常增高，超过窦房结时，即可产生异位心律，单个的异位搏动称为期前收缩（早搏），如房早或交界区早搏，而持续的异位心律则称为异位心动过速，如房性心动过速（房速）或交界区心动过速。快反应自律细胞的自律性增强多由于药物或病理影响，可产生异位搏动或异位心动过速。

2. 非自律细胞具有了自律性

正常情况下，心房肌和心室肌细胞没有自律性，但在某些特殊情况或病理情况下，如心肌缺血，可使这些非自律心肌细胞的膜电位绝对值变小，膜电位变得不稳定，自发震荡，当其达到阈电位后，即可产生一次动作电位，引起扩布，此时，这些非自律细胞便具有了自律性。心肌缺血时出现的再灌注心律失常，如加速性室性自主节律，便是非自律细胞具有异常自律性的典型。

3. 触发活动

触发活动（图1-1），也称为后除极，是指一次动作电位完成后，膜电位自发震荡，当这种电位震荡达到阈电位后，即可引起一次除极。电位的震荡可发生在动作电位的3相，称为早期后除极，也可发生在动作电位的4相，称为晚期后除极。触发活动导致的心律失常是由额外的激动引起，这和自律性异常具有明显的区别，单次触发活动可导致异位搏动，而一连串的触发活动，则可导致触发性心动过速。早期后除极的典型为长QT综合征继发的尖端扭转型室性心动过速（torsade de pointes，TdP），晚期后除极的典型为洋地黄中毒导致的室性期前收缩（室性早搏，简称室早）。

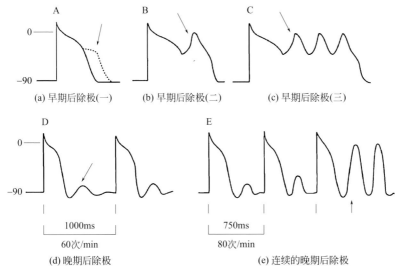

图 1-1　触发活动即后除极示意

二、冲动传导异常

冲动传导异常包括传导速度异常如传导速度减慢或传导阻滞和传导途径异常——折返。

1. 传导速度减慢或传导阻滞

传导速度减慢或传导阻滞可发生在心脏传导系统的任何部位，如窦房传导阻滞、房室传导阻滞和束支传导阻滞等。而传导速度减慢或传导阻滞，可以是生理性的，也可以是病理性的。冲动提前，恰好遇到传导系统的相对不应期，会自然导致传导速度的减慢和传导阻滞，如发生在房室结，心电图表现为 PR 间期延长，如发生在希氏束以下，表现为束支传导阻滞。如图 1-2 中所示，提前的激动恰好碰到了右束支的绝对不应期，从而使得激动在希氏束以下只能先沿着左束支下行，而后跨室间隔激动右心室（简称右室），心电图上表现为完全性右束支传导阻滞，此时的传导阻滞，并不是因为右束支本身存在病变，而是冲动到来的时机不对，这种情况我们称为差异性传导。而传导系统本身病变导致的传导缓慢或延迟，临床常见的是各种类型的房室传导阻滞（图 1-3），最严重的情况是完全性房室传导阻滞，所有的冲动均不能下传至心室，

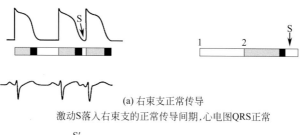

(a) 右束支正常传导

激动S落入右束支的正常传导间期，心电图QRS正常

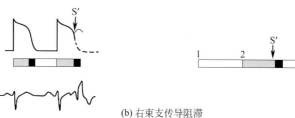

(b) 右束支传导阻滞

激动S'落入右束支的绝对不应期，心电图表现为右束支传导阻滞

图 1-2　右束支正常传导及右束支传导阻滞示意

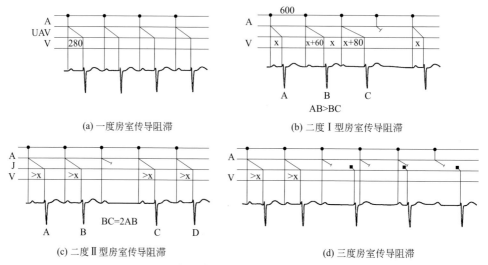

(a) 一度房室传导阻滞　　　　　　　　(b) 二度Ⅰ型房室传导阻滞

(c) 二度Ⅱ型房室传导阻滞　　　　　　(d) 三度房室传导阻滞

图 1-3　各种类型的房室传导阻滞的梯形图

A—心房；J—房室结；V—心室

出现房室分离；合并交界区逸搏尚好，如为室性逸搏，常伴血流动力学障碍，甚至有演变为心室颤动（室颤）的风险。

2. 传导途径异常——折返

折返指心脏的一个部位产生冲动后，沿着传导径路下传，再次回到原来的部位，再次产生冲动。折返发生的三要素：解剖或功能学的环路，单向传导阻滞，一条径路传导缓慢，使得激动返回原来的部位时，心肌组织已经脱离了不应期（图1-4）。根据折返环的大小，可将折返分为微折返和大折返，微折返如房室结内、心房内或浦肯野纤维和心室肌之间的小折返，大折返如房室折返和束支之间的折返。传统的折返性心动过速如阵发性室上性心动过速、心房扑动（房扑）、束支折返性室性心动过速等。阵发性室上性心动过速，包括房室结折返性心动过速和房室折返性心动过速（图1-5）。房室结折返性心动过速折返环局限在房室结区域，房室结分离为两条快慢不同的传

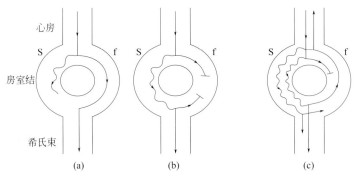

图 1-4　折返形成的基本条件及折返发生的过程示意

S—慢径路；f—快径路

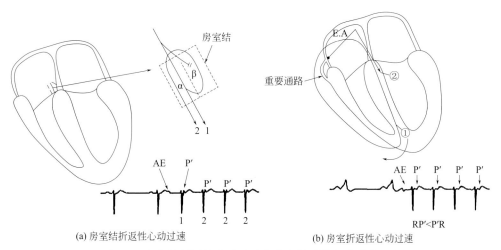

(a) 房室结折返性心动过速　　　(b) 房室折返性心动过速

图 1-5　房室结折返性心动过速和房室折返性心动过速示意

AE—心搏；P′—逆传 P 波

导径路，常见慢径路下传，快径路逆传，形成周而复始的循环。而房室折返性心动过速，则是由旁路和房室结－希浦系构成了折返环，常见沿房室结下传，旁路逆传，构成包含心房、心室的大折返。房扑（图1-6），其本质为心房内的大折返性心动过速，最常见的是围绕三尖瓣环逆钟向折返的房扑，三尖瓣和下腔静脉之间的三尖瓣峡部是传导缓慢区，也是房扑消融的靶点。也有少部分房扑，围绕三尖瓣环顺钟向折返。而近来随着房颤射频消融手术的广泛开展，折返环在左房内的不典型房扑也在逐渐增多。

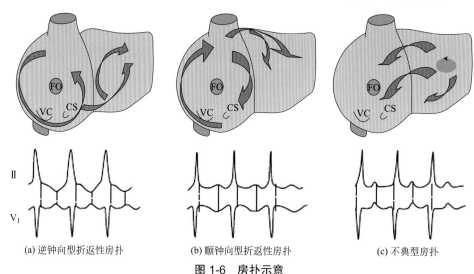

(a) 逆钟向型折返性房扑　　　　(b) 顺钟向型折返性房扑　　　　(c) 不典型房扑

图 1-6　房扑示意

FO—卵圆窝；CS—冠状静脉窦；VC—下腔静脉

三、冲动形成和传导均异常

冲动形成和传导同时出现异常，就不得不提"盛名已久"的并行心律了，其中室性并行心律最为常见。顾名思义，并行心律指心脏内出现了一个和窦房结并行的节律点，这个节律点本不该展现出自律性，说明其存在异常的自律性，即冲动形成异常。这个节律点不断地发放冲动，但是，由于窦性激动的存在，很多时候心肌都处于不应期，只有在心肌脱离不应期后，才能让这个节律点显露出来，说明存在冲动传导的异常，也正是因为这种随机的传出，异位节律点和窦律的联律间期不固定，但异位节律点之间的间期是固定的。如图 1-7 所示，A、B、C 为异位室性节律点形成的激动，AB、BC 间期固定，但他们和窦律的联律间期绝对不等，

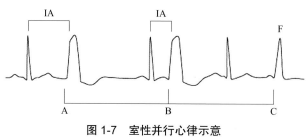

图 1-7　室性并行心律示意

可见 IA 不固定

F—融合波；IA—联律间期

A、B 脱离了不应期完全显露出来，C 遇到了窦律形成了融合波。

希望借助着心律失常基础电生理的内容，为你插上翱翔心电世界的翅膀，探索未知，揭开心电机密！

专题二 ♥ 心脏的传导系统

心脏的传导系统，就相当于心脏的电路，负责心脏内冲动的产生和传导。心脏作为一个整体完成一个个循环的舒缩活动，需要大量的心肌细胞之间精密的配合，而完成配合所需要的指令，便来自心脏的传导系统。

心房肌和心室肌这些工作细胞除了具有收缩功能外，也能对心脏的电活动进行传导，但本文所谈的传导系统，指的是能够产生和传导冲动的特殊心肌细胞，包括窦房结、结间束、房室结、希氏束、左右束支和浦肯野纤维网（Purkinje）等。

正常心脏的激动起源自窦房结，后经普通心房肌传导至左房，经结间束传导至房室结，再经希氏束（His 束）传导至左右束支，进入浦肯野纤维网，快速而同时激动心室肌细胞。对应于心电图，窦房结的激动传导至心房，心房激动产生 P 波，房室结的延迟及希氏束、束支的传导形成了 PR 段，最后心室激动形成 QRS 波（图 1-8）。

窦房结呈梭形，分头、体、尾三部分，位于上腔静脉和右心房（简称右房）交界处的心外膜面，体积约为 15mm×5mm×2mm。窦房结是心脏的最高司令部，正常情况下由其主导心脏的节律，频率在 60～100 次 /min，我们称为窦性心律。

窦房结产生的冲动，经普通心房肌和结间束传导至左心房（简称左房）和房室结，结间束是窦房结与房室结之间的传导通路，分为前

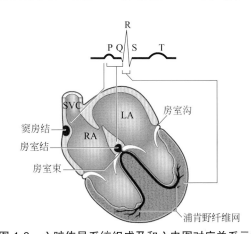

图 1-8　心脏传导系统组成及和心电图对应关系示意
LA—左心房；RA—右心房；SVC—上腔静脉
引自：Issa Miller Zipes. Clinical arrhythmology and electrophysiology: a companion to braunwald's heart disease. Saunders, 2009.

间束、中结间束和后结间束三个传导束，其中前结间束向左心房发出的分支称为房间束，也称为 Bachmann 束。

房室结是心脏传导系统的中转站，是冲动从心房到心室传导的关键枢纽。讲到房室结的解剖位置之前，首先介绍一下 Koch 三角的概念。Koch 三角由位于右房下部的冠状窦口、Todaro 腱和三尖瓣隔侧瓣组成，房室结即位于 Koch 三角尖端的心内膜下

（图 1-9）。冲动在房室结会出现自然的传导延迟，这为心房向心室的血液流动，协调房室收缩，赢得了时间。

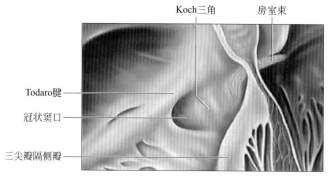

图 1-9　Koch 三角

引自：S.YEN Ho, Sabine Ernst. Anatomy for electrophysiologists: a practical handbook. Cardiotext Publishing, 2012.

　　房室结延续为希氏束，翻译自 His Bundle，通常我们所说的 His 就是希氏束，也称作房室束。希氏束长 15～20mm，包裹在纤维鞘内，经由中心纤维体，穿透至室间隔膜部后下缘，而后至室间隔肌部上缘，分成右束支和左束支（图 1-10），再分散成浦肯野纤维网，支配各个心室肌细胞。希氏束在中心纤维体内穿行时紧邻主动脉瓣和二尖瓣，穿出中心纤维体后走行在主动脉瓣和二尖瓣之间，左侧邻近主动脉右冠窦和无冠窦，右侧邻近三尖瓣隔侧瓣，因而在临床上，不但能够在右心记录到希氏束电位，左侧的无冠窦附近也可以，部分希氏束附近的房性心动过速（房速），可在无冠窦进行消融。

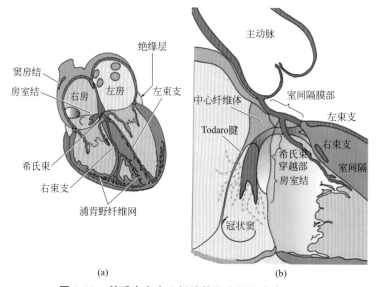

图 1-10　希氏束在中心纤维体及室间隔内走行示意

左右束支作为希氏束的直接分支，分别支配着左右心室的电信号传导。其中左束支自希氏束发出后，沿心内膜深面下行至室间隔左侧面中上 1/3 交界处再次分支，左束支大致分成 3 组，前组为左前分支，主要支配前乳头肌和左心室（简称左室）前侧壁区域；后组为左后分支，主要支配后乳头肌和左室后下壁区域；间隔组为间隔支，支配室间隔中下部区域，我们通常所说的间隔向量，即由左束支的间隔组分支产生（图 1-11）。

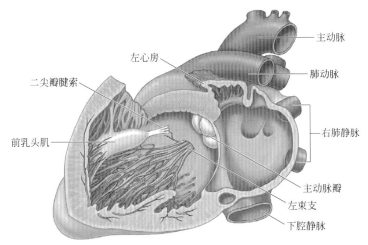

图 1-11　左束支主要分支示意

引自：S.YEN Ho, Sabine Ernst. Anatomy for electrophysiologists: a practical handbook. Cardiotext Publishing, 2012.

右束支从希氏束主支发出后，沿隔缘肉柱下行进入右心室（简称右室）调制束，右室调制束本为右心室内的肉柱样组织，主要功能为防止右心室游离壁的过度牵张，右束支的主支即走行在其内。在调制束的远端，右束支发出分支，分为 2 组，外侧组，主要支配右心室游离壁；后组，主要支配右心室后壁、室间隔后部及后组乳头肌。右束支除了在调制束的远端分支外，还有一组分支在进入调制束之前分布至右室靠前的区域，称作前组分支，主要支配室间隔前下部和右室心尖部区域（图 1-12）。

左右束支分支后再分支，即构成了丰富的浦肯野纤维网，整个心肌组织均被网络在这个电信号构成的大的系统内，为的是心肌细胞可以受到心脏信号的整体调整，有效舒缩，行使心脏的功能。

当心脏传导系统出现了病变，就会导致心脏内冲动的形成或传导发生障碍，即通常所说的心律失常。心律失常的发生，不但扰乱了电信号的形成和传导，也会影响到心脏后续的机械功能，极端的如室性心动过速（室速）和心室颤动（室颤），患者常合并严重的血流动力学障碍，甚至危及生命。这是我们学习心脏传导系统的解剖，以及后续心律失常发生机制的原因。

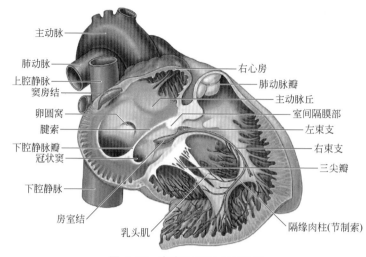

主动脉

肺动脉
上腔静脉
窦房结
卵圆窝
腱索
下腔静脉瓣
冠状窦

下腔静脉

房室结
乳头肌

右心房
肺动脉瓣
主动脉丘
室间隔膜部
左束支
右束支
三尖瓣

隔缘肉柱(节制索)

图 1-12　右束支主要分支示意

引自：S.YEN Ho, Sabine Ernst. Anatomy for electrophysiologists: a practical handbook. Cardiotext Publishing, 2012.

专题三 ♥ 心脏电生理学基础

　　从宏观来讲，心脏作为人体内的循环器官，最主要的功能为进行有序的收缩和舒张，从而维持血液在人体内不断地流动，通过动脉为全身器官和组织提供氧气和养分，通过静脉收集体内利用后的血液进行氧合。然而，心脏的收缩和舒张并不是无序的、盲目的机械活动，这需要无数的心肌细胞进行精密的配合，有的心肌细胞负责收缩和舒张，有的心肌细胞负责发出指令，有的心肌细胞负责传递指令，这一个个心肌细胞俨然就是一个训练有素的部队，团结一致一丝不苟地完成自己的使命。本专题介绍在这个训练有素的"部队"内，如何有效地发出和传递指令——心脏电生理学基础。

　　正常心脏内的电信号起源自窦房结，而后经结间束，传导至房室结，再沿希氏束至左右束支及浦肯野纤维网，最后传导至心室肌，引起心室肌细胞的收缩。窦房结是心脏内的最高司令部，负责电信号的发放，正常情况下 60～100 次 /min。窦房结细胞这种自动发放电信号的特性，称为自律性，如果通过微电极记录下窦房结细胞的电位变化，我们便能知晓其自律性的秘密。

　　如图 1-13 显示单个窦房结细胞的动作电位变化，其静息电位在 −60mV，阈电位在 −40mV，4 相缓慢除极，到达阈电位，0 相完成除极的过程，2、3 相为复极期。4 相自动除极过程主要和钾通道（Ik）、钙通道（ICa）及钠通道（If）电流有关，0 相除极和 Ca^{2+} 内流有关，2、3 相主要和 K^+ 外流相关。窦房结的自律性主要来自 4 相的自动除极，4 相的电位不是固定在一个静止的水平，而是呈现类似正弦曲线样的变化，缓慢升高至阈电位，引起动作电位的扩布。在心脏的传导系统内，不只窦房结细胞具有自律性，房室结细胞以及浦肯野细胞也具有自律性，但窦房结细胞的自律性最高，即"基础起搏频率"，通过抢先占领和超速抑制等机制，使得房室结和浦肯野细胞的自律性不能展现出来。当窦房结细胞出现功能障碍，如临床常见的"病态窦房结综合征"，其"起搏频率"降低，不足以抑制其他自律性

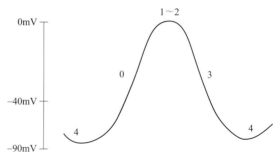

图 1-13　单个窦房结细胞的动作电位变化示意

细胞的自律性，就会因其他异位起搏点自律性增高而出现各种各样的异位心律失常，如心房颤动（房颤）。

　　窦房结发出指令后，电信号会沿着传导系统依次传递下去，直至最终完成电信号向机械收缩的转化，心肌细胞这种传导电信号的能力，称为传导性。传导性不仅局限在心肌的传导系统，也存在心房肌、心室肌这些工作细胞。形象地来说，传导性就好像水面的一波波涟漪，由近及远，随着电位的依次变化，把电信号传导至传导系统的远端（图 1-14）。

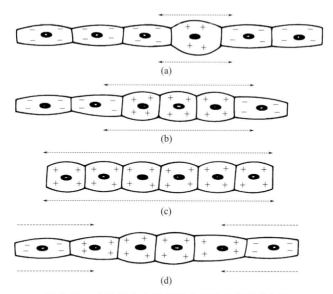

图 1-14　电信号在心肌细胞之间传导的过程示意

　　电信号的最终去处，是工作心肌细胞，主要为心室肌细胞。心室肌细胞完成心脏的收缩，而在完成机械收缩之前，心室肌细胞也会产生动作电位，心室肌细胞的动作电位和窦房结细胞的动作电位明显不同，其动作电位的过程，也是由 0 相、1 相、2 相、3 相和 4 相组成（图 1-15）。0 相由快 Na^+ 通道开放导致的 Na^+ 快速内流引起，因

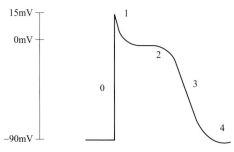

图 1-15　心室肌细胞动作电位示意

而其上升速度很快，波形极其锐利，和窦房结细胞的 0 相缓慢除极形成鲜明对比；1 相为快速复极期，由 K^+ 外流介导；2 相为平台期，Ca^{2+} 内流和 K^+ 外流形成一个短暂的平衡，平台期为心肌细胞所特有，这一点和骨骼肌细胞及神经细胞等明显不同，平台期的存在避免了心肌发生强直性收缩，对维持心肌细胞的正常功能，具有重要意义；3 相为复极晚期，Ca^{2+} 内流停止，K^+ 外流继续，最终膜电位恢复至 −90mV；而 4 相在 Ca^{2+}、K^+ 及 Na^+ 的共同作用下，维持膜电位在静息水平。心室肌细胞的动作电位 4 相和窦房结细胞也是截然不同，前者平直，后者缓慢上升，前者无自律性，后者具有自律性。心室肌细胞从 4 相到 0 相的转换，一定要有电信号的刺激，而这个刺激的来源，就是窦房结细胞，所以，我们称窦房结为心脏的"司令部"，再合适不过。心房肌细胞和心室肌细胞同为工作心肌细胞，动作电位也高度类似。

电信号的传导，最终的目的是引起心肌细胞的收缩，也就是电信号的传递是一个过程，而机械收缩才是最终的结果，把电信号转化为机械收缩的过程，称为心肌细胞的兴奋－收缩偶联。值得注意的是，电信号和心肌细胞的机械功能不是完全对等，存在电信号，不一定存在机械收缩，而存在机械收缩，一定存在电信号。电信号和机械收缩之间的不匹配，临床上称为电－机械分离。如图 1-16 所示，在心肌细胞兴奋－收缩偶联的过程中，Ca^{2+} 发挥了重要作用。动作电位沿着心肌细胞膜和 T 型管扩布时，激活了其上的 Ca^{2+} 通道，Ca^{2+} 内流后，使得肌浆网内的 Ca^{2+} 通道也打开，心肌细胞内 Ca^{2+} 浓度瞬时升高，促使粗细肌丝滑动，完成心肌细胞的收缩。

至此，我们从微观的角度展示了心肌细胞内电信号的产生、传导，以及如何转化为机械收缩。但这和心电图有何联系？微电极记录的是单个心肌细胞的动作电位，而心电图记录的是全部心肌细胞动作电位的总合，前者是微观的概念，后者是宏观的概念，前者抽象，后者具体，前者是基础，后者是升华，也有人列出了单个心肌细胞的动作电位和心电图的对应关系（图 1-17），QRS 波代表除极，对应 0 相，ST 段代表已经进入复极期，对应 1 相快速复极期和 2 相平台期，T 波对应 3 相复极晚期，T 波之后回落基线，对应 4 相。这种微观和宏观的结合，使得我们对心电图的产生有了更深刻的理解。

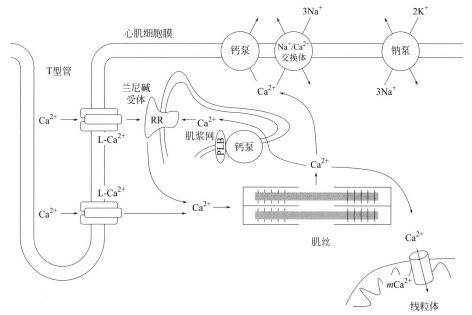

图 1-16　心肌细胞兴奋－收缩偶联示意

PLB—受磷蛋白

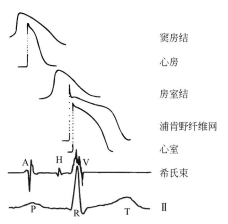

图 1-17　单个心肌细胞的动作电位和心电图的对应关系

A—心房去极化；H—希氏束激活；V—心室除极

第 2 章　P 波

专题一　♥　易被忽略的阻滞类型——房间阻滞

房间阻滞（interatrial block，IAB）是指窦性激动从右房向左房传导速度变缓，甚至发生传导障碍，是一种与房性心律失常（房速、房颤以及房扑）发生相关的阻滞类型，对房性心律失常的发生具有较强的预测作用。然而，房间阻滞虽是临床中经常遇到的阻滞类型，却又经常被忽略。本文将通过阐述相关知识重点介绍"房间阻滞"，提示各位医生："在应用心电图诊断左房肥大时，应关注房间阻滞这种电传导异常，重视其对各种房性心律失常发生、发展的预测作用。"

一、正常房内传导与 Bachmann 束解剖特点

右房至左房传导通常有 3 条通路，即 Bachmann 束（Bachmann bundle）、冠状静脉窦附近心房下部肌束、卵圆窝处的穿间隔纤维（图 2-1）。值得强调的是 80%～85% 房间阻滞多为 Bachmann 束阻滞，仅有 10%～15% 发生在冠状静脉窦附近，5%～10% 发生在卵圆窝处。

1916 年 Bachmann 在 *Am J Physiol* 上发表了题为 *The inter-auricular time interval* 的文章，首次描述了这条从右房延伸到左心耳基底部的肌束，发挥心房间电传导的功能。当 Bachmann 束传导受阻或明显延缓时，冲动经前结间束的降支或其他突破点传入左房，并向左上方传导直至激动整个左房，使心房总的传导时间延长。

二、房间阻滞类型与机制

Bayés de Luna 根据 Bachmann 束阻滞的严重程度，将房间阻滞分为部分性房间阻滞和完全性房间阻滞。2012 年他在 *Journal of Electrocardiology* 中又分为一度、二度及三度房间阻滞。

（1）一度房间阻滞（部分性房间阻滞）　窦性冲动沿着正常传导通路从右房至左房传导，传导出现延迟。波形增宽，在 Ⅰ、Ⅱ 或 Ⅲ 导联呈双峰，两峰间距≥40ms（图 2-2）。

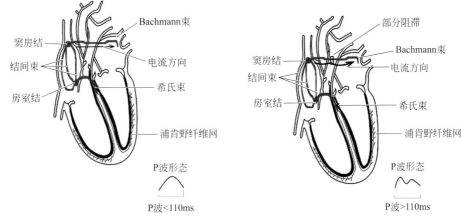

图 2-1　正常心房传导通路示意　　　　　图 2-2　一度房间阻滞的房间传导示意

（2）二度房间阻滞（一过性）　与房室交界性、窦房交界性或心室水平传导阻滞类似，可一过性出现。P 波在同一份心电图上有周期动态变化。P 波形态从正常变为增宽，或反之，或呈文氏型不完全房间阻滞，均属于二度房间阻滞。

（3）三度房间阻滞（完全性房间阻滞）　窦性冲动于房间隔中上部 Bachmann 束或左房上部被阻滞，只能在右房向下传向房室交界区，故通过房间隔后下部的突破点与心房连接逆传，向上激动左房。表现为 P 波≥120ms，P 波在Ⅱ、Ⅲ、aVF、V₁ 导联呈正负双相（由于冲动自下而上逆行激动左房）（图 2-3）。

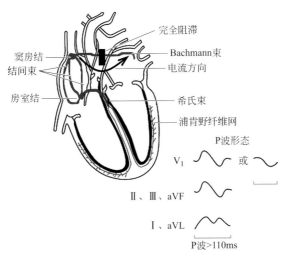

图 2-3　完全性房间阻滞的房间传导示意

（4）房间阻滞伴左心房肥大　一般认为左心房肥大时 P 波增宽，而双峰主要与潜在的房间阻滞有关，而并非冲动所致传导距离延长，即左心房肥大的电生理基础是房间阻滞。当二者并存时就如同心室肥大合并室内传导阻滞，心电图表现为 P 波时限延长、增宽，PtfV₁＜−0.04mm·s（图2-4）。

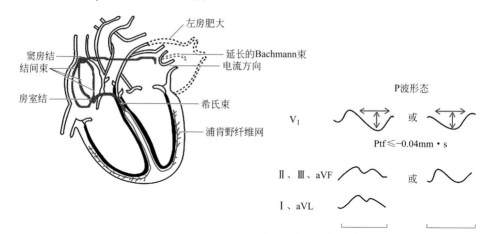

图2-4　房间阻滞伴左房肥大的房间传导示意

三、临床意义

（1）Bachmann束发生传导延缓甚至阻滞，激动由右心房传导至左心房时间延长，可能形成房间折返，从而诱发各种心律失常。因此，房间阻滞对于房性心律失常有很强的预测作用。

2015年*Ann Noninvasive Electrocardiol*的一篇文章中，讲述了一位48岁男性，6年前被诊断为高血压性心脏病，近1年同时合并多种房性心律失常（房颤、房扑和房速），本次因房速就诊于急诊。通过回顾其2007、2011、2013年的心电图（图2-5），

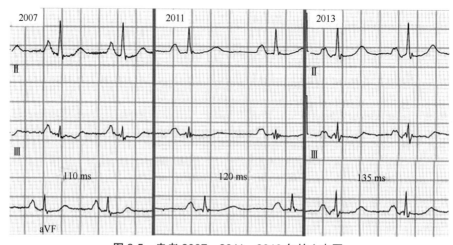

图2-5　患者2007、2011、2013年的心电图

2007年P波时限110ms；2011年P波时限120ms且小的负向波（部分性房间阻滞）；2013年P波时限135ms，伴下壁导联P波正负双相

发现房间阻滞随时间延长，由部分性发展为完全性，并呈递进性，而心律失常的发作频率也随之增加。其下壁导联 P 波终末负向波增宽，提示为 Bachmann 阻滞，左心房激动经冠状静脉窦附近心房肌束传入左心房，并向左上方传导直至激动整个左心房。该患者在 2013 年出现房扑 2∶1 下传（图 2-6）。

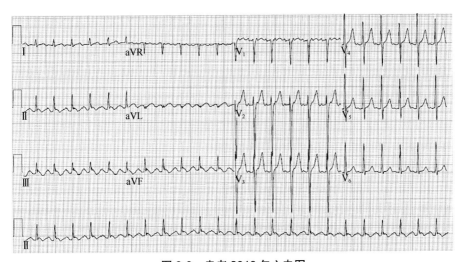

图 2-6　患者 2013 年心电图

房扑 2∶1 下传，下壁导联扑动波最明显

（2）房间阻滞时右房激动向左房传导时间延长，左房激动明显延迟，左房与左室活动几乎同步，左房收缩时二尖瓣即将或已关闭，使左房辅助泵作用受损，显著减少左室舒张期充盈，继而左房压升高，出现肺水肿。

（3）房间阻滞使房间折返可能性增加、房颤发生率增加，同时左房收缩动能减退使血流速度减慢，进一步诱发血栓形成。

四、总结

（1）正常情况下，心房间通过 Bachmann 束传导，较少情况下通过冠状静脉窦附近心房下部肌束及卵圆窝处的穿间隔纤维传导。故通常情况下，房间阻滞是因 Bachmann 束阻滞所致。

（2）房间阻滞可分为部分性和完全性。部分性房间阻滞，心电图仅有 P 波≥120ms；完全性房间阻滞，心电图除 P 波≥120ms，同时伴有下壁导联 P 波正负双相，则为从下向上激动左房结果。

（3）房间阻滞与左心房扩大是两个独立的概念。房间阻滞双房间电传导异常延迟，而左心房肥大是解剖问题。然而，完全性房间阻滞在左心房扩大中普遍存在，并且使这一病理指标更敏感。

（4）1988 年 Bayés de Luna 发现房间阻滞与室上性心律失常关系密切，这种类型的传导阻滞现称为"Bayés syndrome"，具有重要的临床意义。同时，最新的证据已确定，房间阻滞是预测室上性心律失常的一个有价值的指标。

（5）完全性房间阻滞是预测临床中房颤复发强有力的指标，这项预测指标包括：药物转复后的房颤、肺静脉隔离术后的房颤、房扑峡部消融术后的新发房颤及查加斯心肌病和置入型心律转复除颤器（ICD）后的新发房颤。此外，完全性房间阻滞是严重心力衰竭出现新发房颤患者应用心脏再同步化装置置入术独立预测标准。

参考文献

[1] Enriquez A, Conde D, Redfearn D P, et al. Progressive interatrial block and supraventricular arrhythmias[J]. Annals of Noninvasive Electrocardiology, 2015, 20(4):394-396.

[2] Lovely C, Ramprakash D, Chaubey V K, et al. Interatrial Block in the Modern Era[J]. Current Cardiology Reviews, 2014, 10(3):181-189.

[3] Conde D, Seoane L, Gysel M, et al. Bayes' syndrome: the association between interatrial block and supraventricular arrhythmias[J]. Expert Review of Cardiovascular Therapy, 2015, 13(5):541-550.

[4] Conde D, Baranchuk A, Bayes d L A. Advanced interatrial block as a substrate of supraventricular tachyarrhythmias: a well recognized syndrome[J]. Journal of Electrocardiology, 2015, 48(2):135-140.

[5] Bacharova L, Wagner G S. The time for naming the Interatrial Block Syndrome: Bayes Syndrome[J]. Journal of Electrocardiology, 2015, 48(2):133.

专题二 ♥ 房颤也有真假：无规律的不等与规律的不等（irregularly irregular VS regularly irregular）

房颤，是临床工作中经常遇到的一种心律失常，容易导致血栓栓塞等并发症。同时，更因其反复发作，使广大心血管医生及患者伤透脑筋。其实，我们静下心来仔细分析，会发现有些"房颤"可能是"假房颤"。

一、病例分享

病例1 39岁，男性。患者运动后出现心悸，既往无器质性心脏病病史。心电图示：P波消失，QRS波"不规律"出现，RR间期不等（图2-7）。乍看之下，诊断"房颤"。

但是，仔细分析心电图，可以发现QRS波存在着有规律的不等（regularly irregular），RR间距虽然不等，但是依然存在着有规律的变化，红色、黄色、蓝色分别代表不同的RR间期。因此，这并非房颤特征性的绝对不齐——无规律的不等（irregularly irregular）。

心脏电生理检查（图2-8）发现该患者存在房室结多径路，前六次心搏为心动过

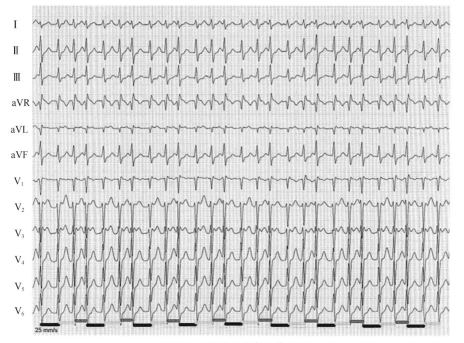

图 2-7　病例 1 患者心电图

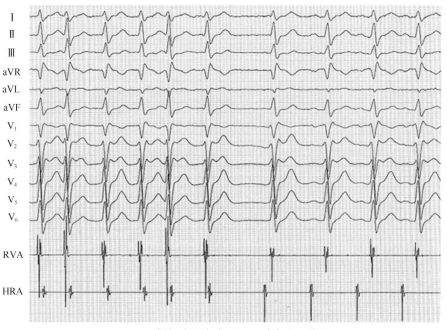

图 2-8　射频消融术中进行心脏电生理检查

速发作，室房 1∶1 传导，通过同一条快径路逆传、三条慢径路交替前传，从而形成房室结折返性心动过速。后四次心搏为心动过速终止后窦性心律。随后行慢径路射频消融术治疗，心动过速得以根治，患者心电图恢复正常。

　　梯形图也可以帮助我们更好地理解心动过速的机制，紫色线代表快径路，红色线、黄色线、蓝色线分别代表不同传导速度的慢径路（图 2-9）。图 2-9 最下面为梯形图放大图，箭头所示电活动传导方向，当激动沿快径路（紫色箭头）逆传心房后，又经过第一条慢径路（红色箭头）下传至心室，此时快径路（紫色箭头）已经恢复不应期，于是再一次将激动逆传心房，然后经过第二条慢径路（黄色箭头）下传至心室，快径路（紫色箭头）继续将激动逆传心房，再经过第三条慢径路（蓝色箭头）下传至

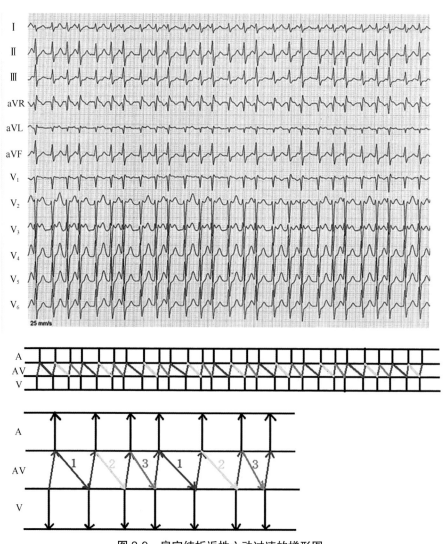

图 2-9　房室结折返性心动过速的梯形图

心室，然后经过快径路（紫色箭头）逆传至心房。如此通过一条快径路、三条慢径路，形成房室结折返性心动过速，因慢径路传导速度不同，故 RR 间期不等。

病例 2　43 岁，女性。患者因心悸待查入院，既往无器质性心脏病病史。初始心电图：P 波消失，RR 间距不等［图 2-10（a）］。考虑诊断"房颤"，给予氟卡尼治疗后转复窦性心律［图 2-10（b）］。随后应用氟卡尼及索他洛尔治疗，但仍有心悸发作，于是建议行肺静脉隔离治疗"房颤"。

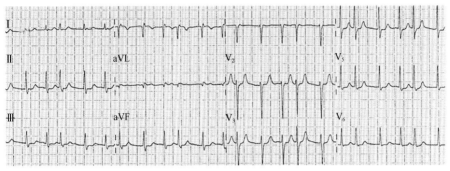

(a) 转复前心电图

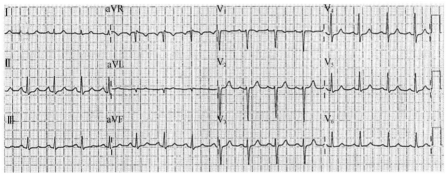

(b) 转复后心电图

图 2-10　病例 2 患者转复前后心电图

但是，术前仔细分析心电图，发现"房颤"发作时，下壁导联可见清晰的伪 S 波［图 2-11（a）箭头所指放大图］；窦性心律时，S 波明显变小［图 2-11（b）箭头所指放大图］。于是，推测 S 波为逆传 P′波。此外图 2-11（a）中的长 Ⅱ 导联 QRS 波存在着三个为一组的规律，即 RR 间期分别为 560ms、440ms、320ms，三个 QRS 波为一组，且一组一组地规律出现。推测该病例为房室结折返性心动过速。

行心脏电生理检查，证实患者为房室结折返性心动过速，和前面的病例一样，同样是一条快径路及三条慢径路，行慢径路射频消融治疗，患者心悸症状消失。

病例 3　49 岁，男性，心悸待查。心电图显示：RR 间期不等（图 2-12）。初步诊断为"房颤"，服用阿司匹林及索他洛尔治疗，但效果不佳，为进一步进行肺静脉隔离术治疗而入院。

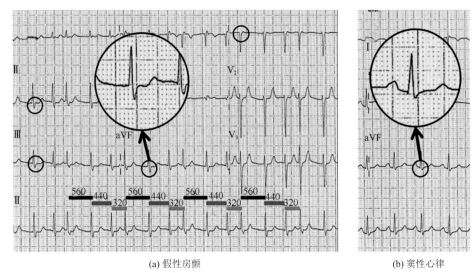

(a) 假性房颤　　　　　　　　　　　　　　　　　(b) 窦性心律

图 2-11　假性房颤与窦性心律

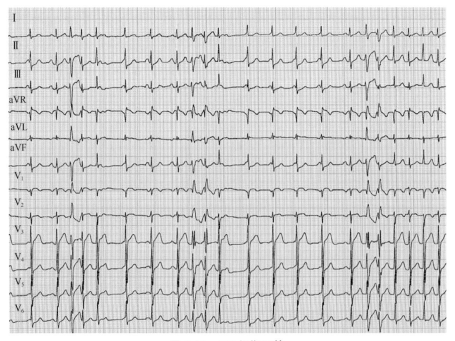

图 2-12　RR 间期不等

实际为假性房颤

仔细分析心电图，并绘制梯形图，可以发现该病例为房室结双径路非折返性心动过速，存在房室结双径路，心房激动分别沿两条径路下传，星号显示 P 波，快径路用实线表示，慢径路用虚线表示（图 2-13）。前三次心搏，由于快径路经常落入不应期（前次慢径路下传心室导致有效不应期）而中断下传，慢径路下传至心室形成QRS 波。后四次心搏，心房激动分别沿快径路及慢径路下传，形成一个 P 波后面跟随两个 QRS 波。

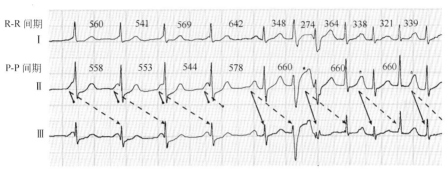

图 2-13　房室结双径路非折返性心动过速的梯形图

该患者也是通过心脏电生理检查确诊房室结双径路非折返性心动过速，进行慢径路射频消融治疗，根治了心动过速，从而纠正了之前错误的判断，避免了错误地进行肺静脉隔离术。

二、案例分析

这 3 个病例初始均被误诊为"房颤"，服用药物治疗无效，拟进行肺静脉隔离术治疗。但是，从心电图的细微之处分析，乍看之下，P 波消失，同时"心律不齐"，但是实际上 RR 间期存在着有规律的不等。前 2 例为房室结折返性心动过速（一条快径路、三条慢径路），最后一例为房室结非折返性心动过速（房室结双径路），这种心动过速可以通过慢径路射频消融治疗即可根治，而"真房颤"则需要进行肺静脉隔离术治疗。由此可见，对心电图的缜密分析，正确的诊断，破除思维定式，可避免错误的治疗方式，及时正确、有效地治疗患者。

三、知识点

研究显示，临床中大约有 4% 的"房颤"患者，实际为房室结折返性心动过速。因此，如果见到心电图 P 波"消失"、RR 间期不等时，一定要谨慎诊断"房颤"。那么，如何发现"假房颤"呢？

（1）仔细查找隐藏的 P 波或者逆传 P′ 波，利用梯形图分析 P 波及 QRS 波关系。

（2）仔细分析 RR 间期，是否一组一组地按规律出现（group beating）；"真房颤"绝对不齐，即无规律的不等（irregularly irregular），而"假房颤"则是有规律的不等

（regularly irregular）。

（3）对于怀疑"假房颤"患者，要进行全面的心脏电生理检查。

四、总结

看到这里，大家是否想回去找找那些房颤反复发作，但是药物及肺静脉隔离术治疗无效的患者，因此临床工作中千万不要放过心电图的任何蛛丝马迹，一定要耐心、仔细地分析，看看是否有其他心律失常的诊断线索，不要忽视我们习以为常的房颤诊断。对于总也治不好的"房颤"，有可能"房颤"的诊断本身就是错误的。

参考文献

[1] Lehrmann H, Sorrel J, Jadidi A, et al. Incessant tachycardic bursts: what is the mechanism? J Cardiovasc Electrophysiol, 2015, 26(4): 452-454.

[2] Wilton S B, Derval N, Shah A J, et al. An unusual cause of irregularly irregular supraventricular tachycardia. Pacing Clin Electrophysiol, 2012, 35(4): 489-491.

[3] Temple I P, Fitchet A, Fox D J. Irregular narrow complex tachycardia: what is the mechanism? Pacing Clin Electrophysiol, 2012, 35(9): 1154-1157.

[4] Cano O, Osca J, Sancho-Tello MJ, et al. Grouped beating during narrow complex tachycardia: what is the mechanism? Pacing Clin Electrophysiol, 2010, 33(8): 1031-1034.

[5] Richter S, Berruezo A, Mont L, et al. Pseudo-atrial fibrillation, rare manifestation of multiple anterograde atrioventricular nodal pathways. Am J Cardiol, 2007, 100(1): 154-156.

第3章 PR 间期与 PR 段

专题一 ● 众里寻"Ta"千百度：心房复极波（Ta）与 ST 段抬高

临床中 ST 段抬高常见于急性心肌梗死、急性心包炎、应激性心肌病、室壁瘤等多种疾病，很多另类的原因也会引起 ST 段的抬高如膈肌上抬、心脏电复律后等。本文介绍心房复极波（即心房复极过程中在心电图上所记录到的波形）所引起的 ST 段变化。

一、病例分享

病例 1 62 岁，男性，因胸痛 2 周加重 2 天急诊入院。2 周前患者静息状态下突发胸痛，伴左上臂放射痛、麻木感。既往高脂血症病史多年。入院后，立即给予舌下含服硝酸甘油，症状立即减轻。查体：心率 73 次 /min，血压 163/85mmHg。入院心电图（图 3-1）示：Ⅱ、Ⅲ、aVF 导联 ST 段抬高。遂给予患者阿司匹林、氯吡格雷、低分子肝素、硝酸甘油等药物治疗。

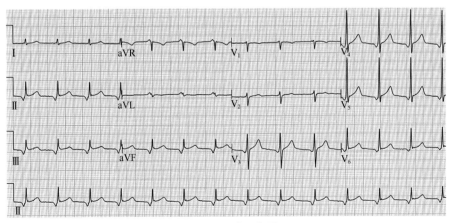

图 3-1 入院心电图

患者随后疼痛症状消失，再次复查心电图（图 3-2）示下壁导联 ST 段恢复正常。心脏超声未见任何室壁运动异常，血清心肌酶为阴性。平板运动试验也为阴性。

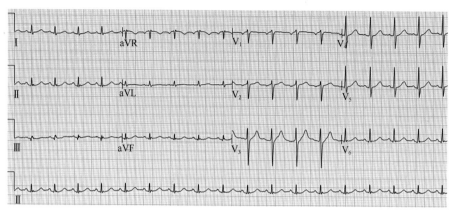

图 3-2　正常心电图

再次详细分析入院心电图（图 3-1）我们可以发现 Ⅱ、Ⅲ、aVF 与 V₃～V₆ 导联 P 波倒置，表明为来源于左房下部的异常起源的心房节律。因此，认为患者入院心电图出现下壁导联 ST 段抬高是因心房复极波的影响。

病例 2　53 岁，男性，有典型的心前区疼痛史，心电图（图 3-3）示偶发室上性早搏且伴 ST 段抬高。我们可以看出，Ⅱ 导联第二个心搏为室上性早搏，且 P 波倒置，伴 ST 段抬高（箭头所指），其中放大后的 Ⅱ 导联更明显。

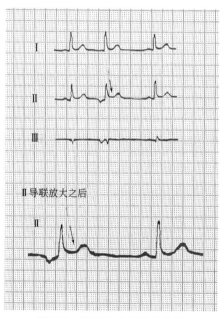

图 3-3　病例 2 患者的心电图

以上两个病例都有一个共同的特点，即均为异常起源的 P 波，且出现倒置 P 波的心电图的导联上，ST 段均有抬高。且 ST 段抬高的原因并非因冠脉病变导致，而是受心房复极波的影响。

下面就让我们讨论一下，心房复极波是如何对 ST 段产生影响的。

二、讨论

1. 心房复极波在心电图上的表现

我们都知道，P 波代表心房的去极化，在心房去极化之后会出现心房复极化过程，即出现心房复极波（Ta 波）。心房去极化与复极化过程均由心内膜到心外膜，因此在心电图表现上 P 波会与 Ta 波方向相反，即在窦性心律时，当 P 波向上时，Ta 波方向向下。但在体表心电图上，Ta 波的振幅很小，且正常窦性心律时，Ta 波被 QRS-T 波群（心室去极化及复极化过程）所掩盖，因此在正常心电图上，我们通常看不到心房复极波。

但在二度 II 型或三度房室阻滞时，由于 P 波后较长的时间段未出现 QRS 波，可在心电图上表现出 Ta 波。图 3-4 为一例三度房室阻滞患者，心电图在第二个 P 波（P2 波）之后表现出 Ta 波，第三个 P 波（P3 波）与 QRS 波融合，但在其后我们仍可以看到 Ta 波。我们可以观察到 Ta 波与 P 波的方向是相反的。

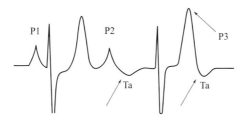

图 3-4　三度房室阻滞患者

图 3-5 为交界区心律，我们可以看到前 3 次为交界区心律且 P 波为逆传 P，可以看到 T 波后面都有一个方向相反的 Ta 波；当第四跳恢复窦性心律时，T 波后面没有了 Ta 波。

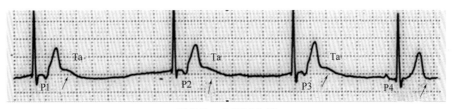

图 3-5　交界区心律

2. 心房复极波是如何对 ST 段产生影响的

文献报道，Ta 波振幅的增大与心率加快有关，当出现心率增快伴 PR 间期缩短，

Ta 波振幅的增大会导致 ST 段出现假性压低。其中这些假性压低多见于运动平板试验中，且多见于下壁导联。图 3-6 为 35 岁女性患者的运动平板试验结果，下壁导联可见 ST 段水平型压低，PR 段呈下斜型压低。此患者有典型心绞痛症状，但冠脉造影未见任何异常。因此此患者平板试验为假阳性压低。

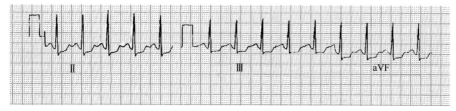

图 3-6　35 岁女性患者的运动平板试验结果

其中我们可以用 PR 段和 ST 段是否能较光滑地连成圆周形弧线（无明显挫折）来粗略地判断平板试验是否为假阳性，若 PR 段和 ST 段能较光滑地连成圆周形弧线则为假阳性；反之，则为真阳性。

我们可以看出，当心率增快，PR 间期缩短时，Ta 波振幅的增大会导致 ST 段出现假性压低。上文的病例 1，心房波来源于左房下部的异常起源点，在心电图上表现为 Ⅱ、Ⅲ、aVF 与 $V_3 \sim V_6$ 导联 P 波倒置，由于 Ta 波与 P 波的方向是相反的，因此其 Ta 波方向向上；且患者心率增快伴 PR 间期缩短，导致 Ta 波向上振幅的增大，导致下壁导联心电图表现为 ST 段抬高。

文献报道，室上性心动过速（室上速）可导致异常的心房激动顺序和 PR 间期缩短，在 P 波倒置的心电图导联上也可出现 ST 段的抬高，因此病例 2 中，出现室上性早搏的 Ⅱ 导联出现 ST 段抬高。

因此，分析心电图时一定要首先详细观察心电图的 P 波。当心房激动顺序发生改变的时候如室上速及起源于心房下部的异常激动点，在 P 波倒置的心电图导联上可出现 ST 段的抬高。

三、总结

在临床工作中经常会碰到胸痛的患者，心电图往往是我们首选的检查手段。当看到心电图有 ST 段抬高时，一定要再观察 P 波是否正常，若发现 P 波异常且在 P 波倒置的心电图导联（主要集中在 Ⅱ、Ⅲ、aVF 导联）上也出现了 ST 段的抬高，且心肌酶未发现异常，就可以认为它是假性 ST 段抬高，可以排除急性心肌梗死（心梗）。

参考文献

[1] Srour J F and Hyder O. Catch the Ta wave: a source of ST-segment elevation. Am J Med, 2014, 127(4): 288-290.

[2] Puletti M, et al. Atrial repolarization: its role in ST elevation. J Electrocardiol, 1979, 12(3): 321-324.

[3] Childers R. Atrial repolarization: its impact on electrocardiography. J Electrocardiol, 2011, 44(6): 635-640.

[4] Tranchesi J, Adelardi V, de O J. Atrial repolarization——its importance in clinical electrocardiography. Circulation,

1960, 22: 635-644.

[5] Ellestad M H. Role of atrial repolarization in false positive exercise tests. J Am Coll Cardiol, 1991, 18(1): 136-137.

专题二 ♥ 没想到，旁道前传竟会这样"伤心"

预激综合征又称 Wolff-Parkinson-White（WPW）综合征，是指心房激动经正常房室传导通路（房室结）以外的另一条异常通路（旁道）下传，并先于正常房室传导系统而预先激动心室一部分所引起的一种综合征。在预激综合征中，显性旁道前传心电图会出现 δ 波，一部分心室肌被提前激动，顾名思义称为预激。

心动过速［房室折返性心动过速（AVRT）、房颤］是预激综合征最广为人知的并发症，但是预激综合征会引起左心功能不全却鲜有人知，本文讲述预激综合征引起左心室收缩功能下降的相关知识。

一、病例分享

病例 1　患者是一位 8 岁的小女孩，因急性心衰入院，回顾 7 岁时曾就诊于我院。行心电图检查（图 3-7）示：PR 间期缩短，可见 δ 波，右侧旁道预激及两种 QRS 波形态。

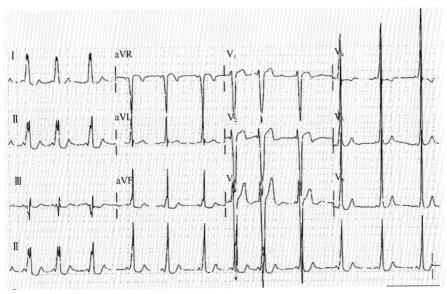

图 3-7　入院心电图检查

心脏彩超与组织速度成像超声（图 3-8）示：左心收缩功能异常，左室舒张末期内径 4.2cm，左心室射血分数 47%，未发现肺动脉高压，仅有轻度二尖瓣反流。图中黄色箭头所示为左室侧壁，红色箭头示室间隔，标记二者运动幅度，可见红色曲线与黄色曲线不同步，因此可判断左心室侧壁与室间隔运动不同步。

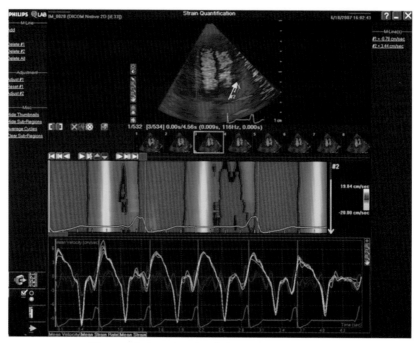

图 3-8 患者入院心脏彩超与组织速度成像超声

胸部 X 线［图 3-11（a）］示：心脏扩大（心胸比 0.63），患者接受射频消融治疗，术后心电图（图 3-9）示：窦性心律，PR 间期正常，未见 δ 波。

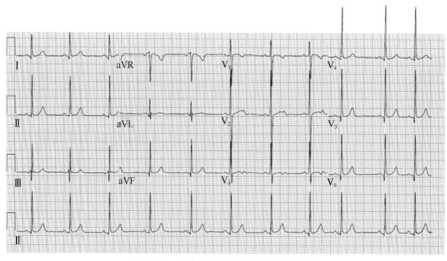

图 3-9 患者的射频消融术后心电图

射频消融术后 1 年行心脏彩超与组织速度成像超声（图 3-10）示：左心室内径 4.1cm，射血分数 62%，图中黄色箭头所示左心室侧壁，红色箭头所指为室间隔，图中二者运动幅度相协调，因此，患者左心室侧壁与室间隔同步运动。

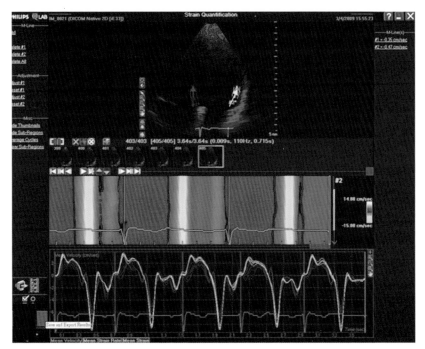

图 3-10 射频消融术后 1 年心脏彩超与组织速度成像超声

拍胸片［图 3-11（b）］示：心脏大小较前胸片变小（心胸比 0.53）。

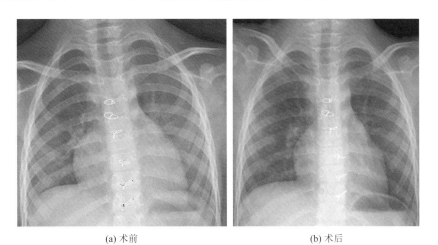

(a) 术前   (b) 术后

图 3-11 术前后胸片对比

    病例 2 患者是一位 15 岁男性，在体检中发现心电图异常，就诊于当地医院，行超声显示左心室收缩功能不全，但患者无任何临床症状，且完善冠状动脉造影及心脏 MRI 检查未见异常，被诊断为扩张型心肌病。此后常规口服药物控制，多次复查心脏彩超，射血分数未见明显改善，本次为明确病因就诊于我院。入院时心电图

［图 3-12（a）］提示完全性左束支传导阻滞，QRS 波宽度 192ms，V_1、V_2 导联 PR 间期缩短，可见 δ 波，考虑不排除预激综合征可能。脑钠肽（BNP）正常。行心脏彩超示［图 3-13（a）］：左心室射血分数 39.6%，左心室内径稍大，舒张末期内径 56mm，收缩末期内径 45mm，然而并未发现室壁变薄，室间隔厚度 82mm，左心室后壁厚度 119mm。经电生理检查证实，于右侧旁道，三尖瓣环三点方向进行消融，消融成功。

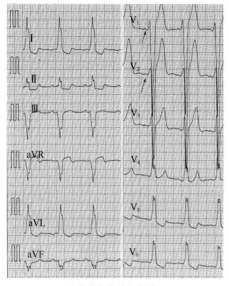
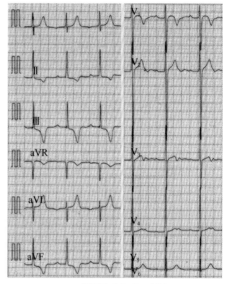

(a) 患者入院时心电图　　　　　　　　　(b) 射频消融术后心电图

图 3-12　入院时及射频消融术后心电图

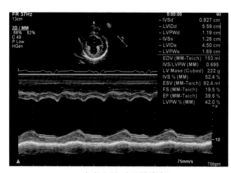
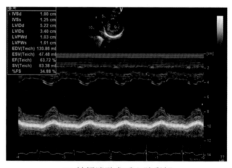

(a) 患者入院时心脏彩超　　　　　　　　(b) 射频消融术后心脏彩超

图 3-13　入院时及射频消融术后心脏彩超

射频消融术后，患者行心电图检查［图 3-12（b）］示：QRS 波宽度由 194ms 减至 84ms，一度房室阻滞，PR 间期 274ms。第二天复查心脏彩超［图 3-13（b）］示：左心室不同步消失，射血分数由 39.6% 升至 63.7%。此外，左心室舒张末期内径 52mm，收缩末期内径 34mm。

二、讨论

预激综合征导致左心功能不全的机制

正常心房至心室激动由房室结传导，使心室收缩产生泵血（机械活动）。且左心室泵血取决于左心室协调一致的激动与机械收缩，有一定的激动和收缩顺序，并且心脏的电活动与机械活动本应偶联在一起，电活动在前，机械活动在后，电活动异常会导致机械活动异常（收缩不同步）。

因此，当患者存在预激综合征时，窦性激动由旁路传导（电活动异常）提前传至心室，心室部分心肌被提前激动（收缩活动异常），如果左心室的收缩活动出现不协调或不同步，则左心室的排血效率就会降低，长此以往则会出现心脏扩大以及心功能降低。总结出一句话，就是心脏的电与机械不同步。然而，引起电与机械不同步的原因有很多，例如心肌本身异常（心肌梗死、心室肥厚、室壁瘤形成等），或心脏电传导异常（左束支传导阻滞、预激综合征等）。

预激综合征引起心功能不全的病例中，多见于右侧旁路，主要因为右侧旁路尤其是位于间隔部位旁路，室间隔激动提前，左心室游离壁的激动较提前激动的间隔相对滞后（左心室内不同步），而左侧旁路位置相对右侧和间隔部位旁路距离窦房结较远，引起提前激动的心肌比例相对较少，故对心功能影响小于右侧旁路。

三、总结

（1）预激综合征的危害包括合并快速型心律失常（房颤、AVRT）所引起的血流动力学障碍导致的猝死，同时也包括引起电 - 机械不同步所致的左心功能不全。

（2）右侧旁路（B 型预激）尤其是右侧间隔旁路预激综合征患者，更容易引起左心功能不全。

（3）射频消融术可根治预激综合征，旁路的消融可改善收缩不同步并提高心脏功能，甚至逆转由于收缩不同步引起的扩张型心肌病。

参考文献

[1] Chiu S N, Chang C W, Lu C W, et al. Restored cardiac function after successful resynchronization by right anterior and anteroseptal accessory pathway ablation in Wolff-Parkinson-White syndrome associated dilated cardiomyopathy[J]. International Journal of Cardiology, 2013, 163(1):19-20.

[2] Takeuchi T, Tomita T, Kasai H, et al. A young patient with atypical type‐B Wolff–Parkinson–White syndrome accompanied by left ventricular dysfunction[J]. Journal of Arrhythmia, 2015, 31(1):50-54.

[3] Fe U T C, Kruessell M K, Trieschmann U, et al. Dilated cardiomyopathy in children with ventricular preexcitation: the location of the accessory pathway is predictive of this association[J]. Journal of Electrocardiology, 2010, 43(2):146-154.

专题三 ♥ 从心电图诊断主动脉瓣感染性心内膜炎

感染性心内膜炎是病原微生物经血行途径直接侵袭心内膜、心脏瓣膜或邻近大动脉内膜而引起的炎症性疾病，常伴有赘生物形成。传统的诊断感染性心内膜炎的 Duke 诊断标准并未提及心电图作为诊断感染性心内膜炎的依据。本文通过一个真实病例，介绍如何从一份简单的心电图入手，诊断主动脉瓣感染性心内膜炎。

一、病例分享

患者 33 岁，男性，既往发现主动脉瓣二瓣化畸形多年，因发热 4 周入院，查体主动脉瓣听诊区可闻及 3/6 级舒张期杂音，心电图（图 3-14）提示：窦性心动过速，一度房室阻滞，PR 间期 320ms，箭头所示 P 波。

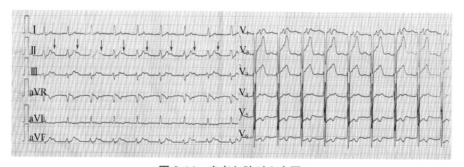

图 3-14　患者入院时心电图

超声心动图提示主动脉瓣二瓣化畸形伴关闭不全，根据患者患有主动脉瓣疾病，出现发热症状，以及心电图的一度房室阻滞等信息，我们推测该患者为感染性心内膜炎。

完善病原学检查后，给予充分抗感染治疗，并行主动脉瓣瓣膜置换术，术中发现主动脉瓣瓣周脓肿，证实我们术前的诊断——感染性心内膜炎。

看到这里，各位同行可能会有疑问，为什么我们根据发热＋主动脉瓣疾病＋一度房室阻滞，就怀疑主动脉瓣感染性心内膜炎呢？

二、理论依据

第一步：心脏的传导系统是什么

心脏传导系统（图 1-10）是指由心肌内特殊的心肌纤维组成的传导系统，其功能是产生并传导冲动，以维持心脏的节律性舒缩。传导途径为：窦房结→结间束→房室结→希氏束→左右束支→浦肯野纤维网。

其中，房室结位于房间隔下部右侧面，冠状静脉窦口、Todaro 腱、三尖瓣膈瓣附着处围成的三角形区域（Koch 三角）的心内膜内深面。

由于瓣环绝缘层的存在，使得希氏束成为房室传导的唯一通路。

希氏束，走形于中心纤维体（希氏束穿越部）→室间隔膜部后下缘→室间隔肌部上缘。

在左前斜（LAO）体位，即从心尖部往心底看，图中点围成的区域显示希氏束穿越部紧邻主动脉瓣环、二尖瓣环，随后走形于二尖瓣环、三尖瓣瓣环之间（图 3-15）。

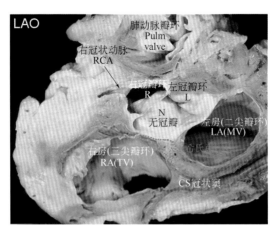

图 3-15　希氏束示意

第二步：一度房室阻滞是如何出现的

一度房室阻滞的定义：每个心房冲动都能传导至心室，但 PR 间期超过 0.20s。房室传导的任何部位发生传导缓慢，均可导致 PR 间期延长。如 QRS 波群形态与时限均正常，房室传导延缓部位可以出现在房室结或者希氏束本身，从而导致一度房室阻滞。

第三步：主动脉瓣疾病患者出现发热及一度房室阻滞，为什么要高度怀疑主动脉瓣感染性内膜炎

由于解剖结构的特殊性，希氏束恰好位于主动脉瓣旁，走行于右冠窦和无冠窦之间，如果主动脉瓣结构异常，导致感染性心内膜炎（如瓣周脓肿）时，会使希氏束传导延缓，形成一度房室阻滞。所以如果心电图检查发现一度房室阻滞时，要高度怀疑主动脉瓣感染性心内膜炎。文献报道，一度房室阻滞诊断主动脉瓣瓣周疾病的特异性高达 97%。

我们知道，诊断感染性心内膜炎时，需要进行超声心动图检查，以发现赘生物或者新的瓣膜反流为诊断标准，但是即使是经食管超声，有时也难以发现主动脉瓣瓣周脓肿。虽然心电图异常并不在感染性心内膜炎诊断标准中，但是今天我们介绍的内容，却将心电图作为诊断主动脉瓣感染性心内膜炎的有力武器。

三、总结

希望广大的心内科及心外科医生对屡见不鲜的一度房室阻滞有更加深刻的理解和认识：传导系统的解剖部位关系到邻近组织受破坏时，会导致传导障碍，例如室间隔缺损介入封堵术有潜在的导致三度房室阻滞的风险；同时我们也要注意，如果主动脉瓣疾病患者出现发热及一度房室阻滞，要高度怀疑感染性心内膜炎，给予及时充分的抗生素治疗，必要时行手术治疗。

参考文献

[1] Pierre C A, William B. Significance of First-Degree Atrioventricular Block in Acute Endocarditis. JAMA Intern Med, 2013, 173(9):724-726.

[2] Bacchion F, Cukon S, Rizzoli G, et al. Infective endocarditis in bicuspid aortic valve: atrioventricular block as sign of perivalvular abscess. Cardiovascular pathology, 2007, 16(4): 252-255.

[3] Hai J J, Lachman N, Syed F F, et al. The anatomic basis for ventricular arrhythmia in the normal heart: what the student of anatomy needs to know. Clinical anatomy, 2014, 27(6): 885-893.

第4章 QRS 波

专题一 ♥ 室性心动过速的定位诊断

室性心动过速（室速）是一组急危重症，是病死率较高的疾病。大多数室速发作时有临床症状（心悸、胸闷、晕厥等）才来医院就诊，医生在急诊面对宽 QRS 波心动过速时所做出正确的诊断，以及相应的处理显得尤为重要。本文主要撰述室性心动过速的定位诊断，方便临床中判别预后以及丰富各位临床医生对宽 QRS 波心动过速的认识以及理解。

一、室性心动过速的分类

室性心动过速主要分为加速性室性自主节律；双向性室速，扭转型室速；儿茶酚胺敏感性室速；单形性室速；束支折返性室速；特发性室速以及其他类型的室速。

二、简要判别室速定位的方法

（一）第一种快速判别方法

1. 看 V₁ 导联定左右室

右束支传导阻滞（RBBB）形态的图形或者以 R 波为主导的图形，起源于左心室。

左束支传导阻滞（LBBB）形态的图形或者以 Q 波为主导的图形，起源于右心室。

2. 看下壁导联定上下

Ⅱ、Ⅲ、aVF 导联主波向上，位于上侧流出道。

Ⅱ、Ⅲ、aVF 导联主波向下，位于下侧心尖部。

3. 看侧壁导联

Ⅰ、aVL 导联正向波——室间隔。

Ⅰ、aVL 导联负向波——侧壁。

（二）第二种快速判别方法（根据起源位置判别）

（1）间隔部位的室速，QRS 波宽大畸形不明显，与窦性 QRS 波接近。

（2）特发性室速中的分支折返性室速中，起源于左前分支的室速，心电图表现为右束支传导阻滞伴左后分支传导阻滞图形；起源于左后分支的室速，心电图表现为右束支传导阻滞伴左前分支传导阻滞图形。

（3）起源于心室下部，下壁导联 QRS 波主波向下，aVR 导联主波向上。

（4）起源于心室后壁，V_1～V_5 导联 QRS 波主波向上。

（5）起源于心室前壁，V_1～V_6 导联 QRS 波主波向下。

（6）呈左束支阻滞图形的起源于右心室。其中Ⅱ、Ⅲ、aVF 导联 QRS 呈 Rs 或 qR 型者，一般起源于右心室流出道；Ⅱ、Ⅲ、aVF 导联 QRS 呈 QS 或 rS 型，起源于右心室下壁；起源于心尖部的，Ⅱ、Ⅲ、aVF 导联 QRS 呈 QS 或 rS 型，V_1～V_5 呈 QS 型或 rS 型。

三、特发性室速的精确判定

特发性室速为无器质性心脏病的患者所出现的室性心动过速，目前特发性室速根据起源部位分为流出道、流入道、分支型、特发性心外膜四大类。

（一）流出道室速

流出道室速分为右室流出道室速、左室流出道室速、主动脉瓣上特发性室速、肺动脉瓣上特发性室速、左心室游离壁特发性室速。

1. 右室流出道室速

（1）定出是右室流出道室速　右室流出道室速心电图定位：①V_1 导联呈左束支阻滞图形；②Ⅱ、Ⅲ、aVF 导联、V_5～V_6 导联主波向上；③aVR 导联以及 aVL 导联主波向下；④胸导联 QRS 波移行处不早于 V_3 导联。

（2）然后定右室流出道间隔部或游离部　①Ⅰ、aVL 导联主波向下，多为间隔部；②aVL 导联主波向下多为游离部；③间隔部胸前导联移行处在 V_3、V_4 导联，游离部胸导联移行处≥V_4，且 V_2、V_3 导联 S 波比较深。

（3）定间隔部或游离部的左右　通常情况下，Ⅰ 导联 QRS 波为 QS 型时，室速位于前间隔或者靠近前间隔部位（仰卧前后位观察，位于右室流出道最左侧部分）。随起源点向右移动，Ⅰ 导联出现 R 波并逐渐成为主导波形，则电轴更向左。因此比较 QRS 波形，当 aVL 导联>aVR 导联振幅时，起源点位于右室流出道左侧；当 aVL 导联<aVR 导联振幅时，起源点位于右室流出道右侧（诊断率 80%）。

2. 左室流出道室速

左室流出道室速可呈右束支阻滞的图形，也可呈左束支阻滞的图形。呈右束支阻滞形态的左室流出道室速：①室速发作时为右束支阻滞图形；②V_1～V_6 导联以高振幅 R 波为主，V_1 导联几乎无 S 波，V_5、V_6 导联单向 R 波，Ⅰ 导联 S 波为主，下壁导联主波向上，胸导联移行在 V_2 导联为 Rs 型、在 V_3 导联为 R 型。呈左束支阻滞形态的左室流出道室速：①室速发作时为左束支阻滞的图形；②V₁ 导联呈 QS 型，R 波移行处在 V₂ 导联。左室流出道室速与右室流出道室速的鉴别见表 4-1。

表 4-1 左室流出道室速与右室流出道室速的鉴别

项目	右室流出道室速	左室流出道室速
V₁ 导联 QRS 波形态	左束支阻滞图形	左或右束支阻滞图形
下壁导联	单相 R 波	单相 R 波
发作特征	反复发作或有单形性室性期前收缩	非持续性
移行导联	在 V₃、V₄ 导联	V₂ 导联
RR 间期	心动过速周长常有变化	RR 间期可有变化

3. 主动脉瓣上特发性室速（主要论述主动脉窦室速）

（1）首先判定为起源于主动脉窦的室性心动过速 特征为：①呈左束支阻滞图形伴电轴右偏；②Ⅰ、aVL 导联以 S 波为主，呈 rS 或 QS 型；③下壁导联为高振幅 R 波；④V₁ 和 V₂ 导联有明显的 S 波，V₅ 与 V₆ 导联呈高 R 波、均无 S 波（不同于左室流出道室速）；⑤胸前导联 R 波移行处多数在 V₁ 或 V₂ 导联，少数在 V₃ 导联，一般都不会超过 V₃ 导联（区别右室流出道室速）；⑥Q 波，aVL/aVR≤1.4，或 V₁ 导联 S 波振幅＜1.2mV（不同于左室心外膜室速）。

（2）判定左右冠状窦 特征：①若Ⅰ导联为 S 波，S 波较深并伴有切迹，则为左冠状窦，R 波增大伴切迹多为右冠状窦；②来源于右冠状窦的室速 V₂ 或 V₃ 导联开始为 R 波，而来自左冠状窦的室速从 V₁ 或 V₂ 导联开始为 R 波。

4. 肺动脉瓣上特发性室速

肺动脉瓣上特发性室速，多为局灶机制非折返性，多见非持续性室速，少见持续性室速，而且多见于中青年人。心电图特点与右室流出道间隔部起源相似。心电图特点为：①QRS 形态多为左束支传导阻滞图形伴电轴右偏提示右室流出道间隔部起源；②下壁导联 R 波振幅高尖；③aVL、aVR 导联 QS 比较大，大于右室流出道室速；④aVL 导联 Q 波深度≥aVR 导联；⑤Ⅰ导联出现 QS 型（或 rS）；⑥V₂ 导联的 R/S 明显高于右室流出道室速。

5. 左心室游离壁特发性室速

起源于左室游离壁的室速较为罕见，其并非起源于左室间隔以及左室流出道，而是特发性室速的一种，且无器质性心脏病，心电图主要表现为右束支阻滞图形加电轴右偏且室性频率较慢（110～120 次 / 分）。

心电图的主要特点：①右束支阻滞伴电轴右偏的图形；②室性频率较慢；③一般为单形性；④Ⅰ导联主波向下呈 rS，aVL 导联主波向下，下壁导联主要为 R 型、偶见 qR 型，胸前导联 V₂～V₆ 导联由 R、RS 转为 RS 及 rS。

（二）流入道室速

心室的流入道分为左室流入道以及右室流入道。左室流入道主要指左室基底部二尖瓣及周围区域，也就是瓣环、瓣叶、乳头肌、腱索、部分左房和左室，以及部分主动脉与二尖瓣环连接处。右室流入道主要指三尖瓣及周围区域，除上述的瓣环、腱索等外还有室上嵴与流出道的分界。流入道室速包括：三尖瓣环特发性室速、二尖瓣环特发性室速、希氏束邻近的特发性室速、乳头肌起源的室速。

1. 三尖瓣环特发性室速

（1）首先确定为三尖瓣环特发性室速　其心电图特点为：①呈 LBBB 形态；② I、aVL、V$_5$、V$_6$ 导联的 QRS 波主波向上；③下壁导联主波向下；④ I 导联呈 R 波；⑤ aVR 导联为 rS 或 QS 波，aVL 导联多呈正向 R 波，也有少数为 rS 或 QS 波。

（2）区别间隔部或游离部　起源于三尖瓣间隔部的心电图特点为：胸导联 R/S＞1，移行早于 V$_3$ 导联；QRS 波较窄；V$_1$ 导联呈 QS 型；下壁导联无切迹以及顿挫。起源于三尖瓣游离部的心电图特点为：胸导联 R/S＞1，移行晚，多在 V$_3$ 导联之后；QRS 波宽；V$_1$ 导联无 Q 波起始为 r 波；下壁导联可见切迹以及顿挫。三尖瓣环特发性室速与右室流出道室速的鉴别见表 4-2。

表 4-2　三尖瓣环特发性室速与右室流出道室速的鉴别

项目	三尖瓣环特发性室速	右室流出道室速
下壁导联	极少同时呈正向 R 波	均为正向 R 波
aVL 导联	多为正向 R 波	多呈 QS 型或 rS 型

2. 二尖瓣环特发性室速

（1）定出为二尖瓣环特发性室速　主要特点为：①呈 RBBB；② R/S 移行区在 V$_1$ 或 V$_2$，V$_2$～V$_6$ 呈单向 R 波或 Rs 型，且 V$_6$ 有 S 波。

（2）确定二尖瓣环室速位置　起源于前侧壁的二尖瓣环特发性室速特点：I、aVL 导联 QRS 波负向；V$_1$ 导联呈 R 波，V$_6$ 导联有 S 波；室性期前收缩 QRS 波较宽。起源于后侧壁的二尖瓣环特发性室速特点：V$_1$ 导联主要为 R 波；下壁导联负向波为主，有切迹；I 导联正向波为主（Rs 型）。起源于后间隔二尖瓣环特发性室速特点：V$_1$ 导联 QRS 波中有明显负向成分；下壁导联负向波为主；I 导联单向 R 波。

3. 乳头肌起源的室速

乳头肌起源的室性心律失常可以发生在左室乳头肌以及右室乳头肌。起源于左后乳头肌的室速多于左前乳头肌。

（1）左室前乳头肌室速　发作时呈 RBBB 图形，下壁导联主波向上，I、aVL 导联主波向下，电轴右偏，胸前导联 R/S 波移行在 V$_2$，aVR 导联为 qR 或 qr 型，V$_6$ 导联为 rS 型。

（2）左室后乳头肌室速　呈 RBBB 图形，下壁导联主波向下，I、aVL 导联主波向上，电轴左偏。

（3）右室前乳头肌室速　胸前导联呈 LBBB 图形，下壁导联主波向下，Ⅰ、aVL 导联主波向上。

（三）分支型室速

分支型室速主要起源于室间隔左侧中下部，多见于无器质性心脏病患者，其中左后分支型室速对维拉帕米敏感，也称为维拉帕米敏感性室速。

分为左后分支型室速与左前分支型室速。值得强调的一点是，还有一种为间隔上部的分支型室速，其 QRS 波不宽，为窄 QRS 波形的室速，电轴正常或右偏。

左后分支型室速：约占分支型室速的 90%，QRS 波群呈 RBBB 形态，QRS 波时限多小于 0.14s，肢体导联电轴左偏。

左前分支型室速：约占分支型室速的 10%，室速呈右束支伴左后分支阻滞，电轴右偏，乳头肌室速与分支型室速的区别见表 4-3。QRS 波时限大约在 0.11s，有房室分离，消融后呈左前分支阻滞。

表 4-3　乳头肌室速与分支型室速的区别

	分支型室速	乳头肌室速
机制	折返	局灶
QRS 波宽度	窄（127ms±11ms）	宽一些（150ms±15ms）
V_1 导联	rsR′	单向 R 或者 qR
Q 波	下壁导联（后壁室速），Ⅰ、aVL 导联（前壁）	无
腺苷敏感	－	＋
维拉帕米敏感	＋	－

（四）特发性心外膜室速

特发性心外膜室速主要为局灶性机制，其主要起源于大血管（左右室流出道、心脏大静脉）附近。

1. 起源于肺动脉瓣

多起源于肺动脉左冠状窦，体表心电图形态与起源于右室流出道间隔部室速相接近，由于起源部位较高，则下壁导联 R 波振幅更高。

2. 起源于主动脉窦

起源于主动脉窦的特发性心外膜室速，以左冠状窦最多，其次为右冠状窦，心电图表现为：①呈 LBBB 图形，伴电轴右偏，Ⅰ 导联以负向波为主，下壁导联多为振幅较大的 R 波，与右室流出道室速图形相接近；②胸前导联 V_1～V_3 表现为较高而宽的 R 波以及相对较窄的 s 波，胸前导联移行较早，多在 V_1 或 V_2 导联，少数在 V_3 导联，不会超过 V_3 导联，故以此鉴别右室流出道室速；③V_5 或 V_6 导联均无 S 波，不同于左室流出道室速。

附：Valle 判断特发性心外膜室速的四步法

第一步：下壁导联是否有 q 波　若有，则为心外膜室速；若无，则下一步
第二步：假性 δ 波≥75ms　　　　若有，则为心外膜室速；若无，则下一步
第三步：MDI≥0.59　　　　　　　若有，则为心外膜室速；若无，则下一步
第四步：I 导联是否有 q 波　　　　若有，则为心外膜室速；若无，则非心外膜室速

四、总结

不同部位室速的体表判定见表 4-4。

表 4-4　不同部位室速的体表判定

部位	传导阻滞图形	QRS电轴	I 导联	V₁ 导联	V₆ 导联	胸前导联移行部位	其他
右室流出道							
间隔	LBBB	向下	−/±	rS	R	V₃/V₄	I：负向 QRS 波
后壁	LBBB	向下		rS	R	V₃	I 单向 R 波，aVL：QS 波或 R 波
前壁	LBBB	向下		rS	R	V₃/V₄	aVL 及 aVR 导联：负向 QRS 波群
侧壁	LBBB	向下		rS	R	V₃/V₄	I 及 aVL 导联：正向 QRS 波群，下壁 QRS 宽大，有顿挫
左室流出道							
间隔	LBBB	向左 向下	+	rS	R	V₁/V₂	I 导联：Rs 型
游离壁	RBBB	向下				V₁/V₂	胸前导联：正向 R 波为主 V₅~V₆ 导联小 s 波或无 s 波
主动脉－二尖瓣连续	RBBB	向下	−/±	qR	R	V₁/V₂	胸前导联：宽大单向 R 波，V₆ 导联无 S 波
右室间隔	LBBB	向下	−	rS	R		QRS 波时限<140ms
		向上·					单向 R 波（下壁低振幅）右间隔：振幅，aVR>aVL 左间隔：振幅，aVR<aVL
希氏束旁	LBBB	向下	+	qS	R		aVL 导联：R/RSR′，I、V₅、V₆：高大 R 波，下壁导联：低振幅 R 波
肺动脉	LBBB	向下				V₁/V₂	I 导联：QS（或 rS）波 Q 波振幅：aVL>aVR 导联
三尖瓣环							
后、中间隔	LBBB	向左 向上△	−	QS	R		前间隔室速：aVL 导联 QRS 波正向、多相或呈等电位线

部位	传导阻滞图形	QRS电轴	I导联	V₁导联	V₆导联	胸前导联移行部位	其他
前、侧壁	LBBB	向下 向上△	–	QS	R		三尖瓣环下侧壁室速：肢体导联波形顿挫，下壁导联形态多样
二尖瓣环							
前侧壁	RBBB	向下	–	R	R	V₃/V₄	宽QRS波，aVL导联Q波
后、中间隔	RBBB	向上	+	R	R		下壁导联：负向/双相QRS波
右冠窦	LBBB	向上	+	rS	RS	V₁/V₂	不典型LBBB V₂导联宽R波
左冠窦	LBBB	向下	–/±	rS	RS	V₁/V₂	不典型LBBB V₁导联"W"或"M" I导联：QS/RS型
乳头肌							
前侧壁	RBBB	向下	–	rSR	RS	V₄/V₅	
后中间隔	RBBB	向上	+	rSR	RS	V₄/V₅	胸导联R波移行晚
心外膜							
左室流出道	LBBB	向下	–/±	R	R	V₂~V₄	较其他心外膜室速的QRS波相对较窄
大血管联合	LBBB	向上	–	rS	R	V₁~V₃	MDI>0.55，类本位曲折延迟
前室内静脉/心大静脉	LBBB	向下	–	rS	R		MDI>0.55，V₁导联R波时限>85s，R波于V₂导联突然消失
右室前壁	LBBB	向下	+	rS	R	V₃	I导联Q波 V₂导联QS波

注：LBBB为左束支传导阻滞；RBBB为右束支传导阻滞；MDI为最大偏移指数。

* 为下部间隔侧/下部心尖呈现电轴向左上偏转。

△为来源于三尖瓣环后间隔侧室速呈现电轴向左、上偏转。

专题二 ♥ 窄QRS波心动过速也可以是室速

室性心动过速（VT）即起源于希氏束分叉处以下，连续3个或3个以上，频率>100次/min的心动过速。一般认为VT是宽QRS波心动过速，因此临床中宽QRS波心动过速的诊断与鉴别也是心电图学习的重点与难点。众所周知，宽QRS波心动过速并不一定是室性心动过速，但窄QRS波心动过速就一定是室上速吗？本文将介绍一种窄QRS波群室性心动过速。

一、病例分享

患者 63 岁，女性，因轻度劳力性呼吸困难 2 天入院，静息状态下无呼吸困难，否认端坐呼吸、胸痛、心悸。2 个月前因左前降支闭塞导致前壁大面积心肌梗死，当时 MRI 示左室射血分数（LVEF）仅 18%。

入院查体：心率 150 次 /min，血压 100/60mmHg，脉搏血氧饱和度（SpO_2）100%，心肺腹查体未见异常。入院心电图见图 4-1。

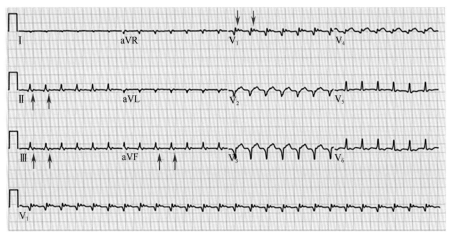

图 4-1　入院心电图

心电图可见每一个 QRS 波群后伴随一个清楚的 P 波（尤其是 V_1 导联，红色箭头），在下壁导联（Ⅱ、Ⅲ、aVF 导联，蓝色箭头所示），此 P 波为负向。下壁导联的 P 波呈负向，说明此 P 波并不是来自窦房结，很可能是心室逆传至心房造成，可诊断为房室结折返性室速（AVNRT）伴逆传 P 波。

静脉给予腺苷 18mg 后，心率、节律及生命体征未见改变，心电图如图 4-2 所示，可见 R-P 间期延长（蓝色箭头），第 5 个 QRS 波群之后未见 P 波（紫色三角形），此为逆传文氏现象（retrograde Wenckebach behaviour）。

5min 后心电图见图 4-3：QRS 波群与 P 波不再有关联，提示为房室分离（AV dissociation）；P 波形态在 Ⅰ、Ⅱ、Ⅲ、aVF、$V_1 \sim V_6$ 导联为直立，在 aVR 导联为倒置，提示为窦性心律激动心房，再下传至心室。且在 20 次心跳中每 3 次心跳的前两跳 QRS 波群（绿色箭头）与最后一次皆呈现形态不同的窄 QRS 波（90ms，黄色三角形），而且此窄 QRS 波前有一个 P 波，提示此为一个心室夺获或是融合波。

图 4-2 的逆传文氏现象及图 4-3 的心室夺获或融合波提示为起源于或邻近于希氏束 - 浦肯野系统的室速。

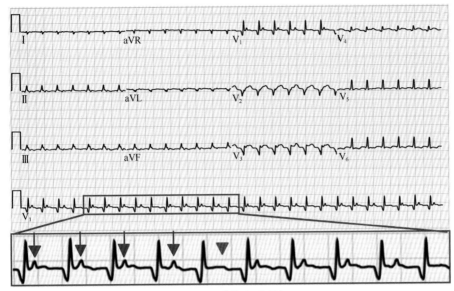

图 4-2　逆传文氏现象

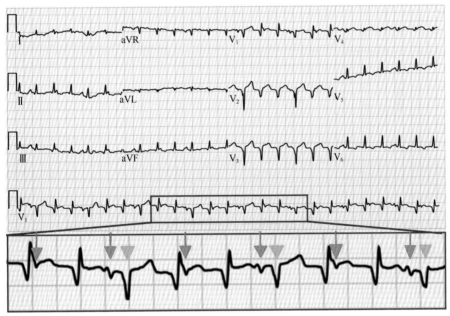

图 4-3　5min 后心电图

二、讨论

　　室性心动过速是临床中的急危重症，传统观念认为宽 QRS 波心动过速一般是室性心动过速或室上性心动过速，窄 QRS 波心动过速一定是室上性心动过速。但本文的主要观点在于，分支型室速也可以表现为窄 QRS 波心动过速，也就是 QRS 波群的宽窄不能定位室速还是室上速。

为什么 QRS 波群有宽和窄的区分？图 4-4（a）说明窄 QRS 波群是激动经由希氏束和左右束支下传至心室引起心室的激动；而无论是束支阻滞 [图 4-4（b）]、预激综合征 [图 4-4（c）]、室速 [图 4-4（d）]，心室的激动都是经由相邻的心室心肌工作细胞之间将激动传递至下一个心肌细胞，但是此种激动传导相对于心脏正常电传导浦肯野纤维比较慢，因此通过希氏束和束支传导的 QRS 波群时限短（窄 QRS 波群），通过心肌细胞之间缝隙连接传导的 QRS 波群时限长（宽 QRS 波群）。

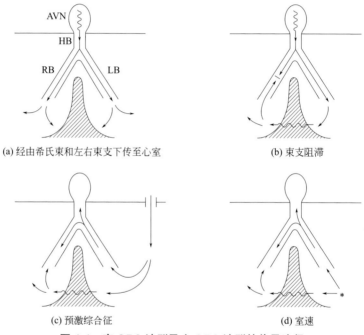

(a) 经由希氏束和左右束支下传至心室　　　(b) 束支阻滞

(c) 预激综合征　　　(d) 室速

图 4-4　窄 QRS 波群及宽 QRS 波群的传导途径

窄 QRS 波群的室速并不少见，也被称为分支型室速（fascicular VT, FVT）。常见的 FVT 有三种（图 4-5）：

① 左后分支室速（left posterior fascicular VT）伴 RBBB 及电轴左偏 [图 4-5 红线]；

② 左前分支室速（left anterior fascicular VT）伴 RBBB 及电轴右偏 [图 4-5 紫线]；

③ 左上间隔分支室速（left upper fascicular VT）伴窄 QRS 波群及正常电轴 [图 4-5 绿线]。

以图 4-6（a）为例，心电图示窄 QRS 波群：P 波为 3∶2 下传，R-P 间期逐渐延长，负向 P 波出现在下壁导联；RBBB 及电轴左偏提示左后分支室速，其激动传导通路示意如图 4-6（b）所示，虚线表示心室激动后逆传心房的过程，实线表示左后分支激动心室心肌的过程。

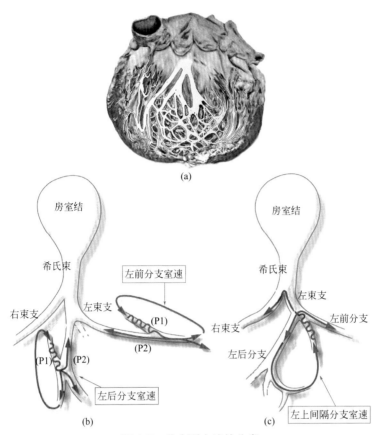

(a)

左前分支室速

左后分支室速

左上间隔分支室速

房室结

希氏束

右束支

左束支

(P1)

(P2)

(P1) (P2)

(b)

房室结

希氏束

右束支

左束支

左前分支

左后分支

(c)

图 4-5　分支型室速的分类

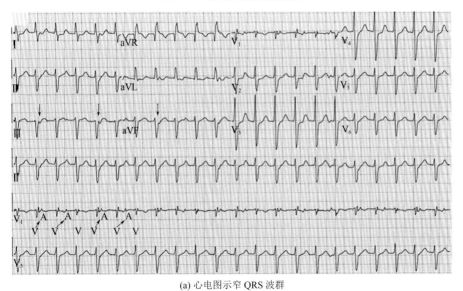

(a) 心电图示窄 QRS 波群

图 4-6

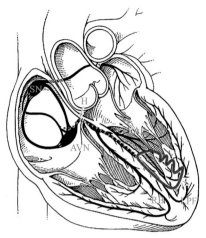

(b) 激动传导通路示意

图 4-6　心电图示窄 QRS 波群及其激动传导通路示意

临床上，FVT 有其独特的表现：①心脏骤停少见；②心悸是常见症状，但伴随晕厥却很少见；③可由运动引起；④可由电生理实验术中的心房刺激诱发；⑤可用非二氢吡啶类钙通道阻滞药（对维拉帕米敏感）终止；⑥射频消融为有效的治疗方法。

上述 FVT 可用维拉帕米终止的机制：引发浦肯野细胞 / 浦肯野分支纤维的电活动是由早期后除极（early afterdepolarzation，EAD）和延迟后除极（delayed afterdepolarzation，DAD）造成。

EAD 在动作电位的平台期因交感神经刺激而产生。浦肯野纤维容易受到 EAD 影响的原因是浦肯野纤维本身的 Ca^{2+}、Na^+ 内流形成较长的动作电位时程，因此上述两种电流即使是微小的改变，也会引起浦肯野纤维的动作电位改变（$-40 \sim +10$mV）而形成 EAD，这一现象称为平台震荡（plateau oscillation）。平台震荡也可以发生在工作心肌细胞，例如低钾、缺血缺氧或酸中毒等因素造成心肌细胞动作电位复极受阻而膜电位徘徊在上述电位之间，膜电位发生震荡除极而产生一连串的异位起搏。正因为这种除极发生在完全复极化之前，所以称为早期后除极（EAD）。

DAD 是由一种短暂性的内向离子流（transient inward current，I_{ti}）引起。I_{ti} 来自舒张期胞浆及肌浆网的细胞内 Ca^{2+} 流动，如果细胞内局部 Ca^{2+} 浓度增加，将会激动浦肯野纤维的 Na^+/Ca^{2+} 交换体，细胞内 Ca^{2+} 被排出细胞外，Na^+ 交换入细胞内。单一的 Ca^{2+} 波动不会造成 DAD，但细胞内的 Ca^{2+} 波动会同步化激活 Na^+/Ca^{2+} 交换体造成更大的 Na^+ 电流内流，因而产生大的 DAD 电位，继发异位搏动。

三、总结

（1）无论是窄 QRS 波群的室速或是拥有典型束支阻滞的室速，都具有室上速的常见形态，但鉴别诊断时不可忽略分支型室速。

（2）分支型室速对维拉帕米敏感且预后好。

（3）RBBB 伴左前、左后分支阻滞伴房室分离通常提示分支型室速。

（4）血流动力学稳定不应该用来鉴别室速和室上速。

参考文献

[1] Swart L E, Tuininga Y S. A rare case of narrow QRS complex tachycardia. Neth Heart J, 2014, 22(12): 569-570.

[2] Naksuk N, Kancharla K, Malini Madhavan. Narrow-Complex Tachycardia in a Woman With a 20-Year History of Supraventricular Tachycardia. JAMA Internal Medicine, 2017.

[3] Paraskevaidis S, Theofilogiannakos E K, Konstantinou D M, Mantziari L, C Kefalidis, A Megarisiotou, et al. Narrow QRS complex in idiopathic (fascicular) left ventricular tachycardia. Herz, 2015, 40(1): 147-149.

[4] Sung R K, Boyden P A, Scheinman M. Cellular Physiology and Clinical Manifestations of Fascicular Arrhythmias in Normal Hearts. JACC: Clinical Electrophysiology, 2017, 3(12): 1343-1355.

专题三 ♥ 宽 QRS 波心动过速不一定就是室速

一、概述

心律失常的治疗是心血管领域的难点问题，虽然射频消融术和器械治疗已经取得卓越的进步，但药物治疗仍占有重要的临床地位。众所周知，抗心律失常药物同时具有致心律失常作用，如何正确选择抗心律失常药物，获取最大效益同时规避风险，是治疗心律失常的永恒主题。

本文通过两例临床中应用抗心律失常药物引起的宽 QRS 波心动过速，以提示各位临床医生，这类宽 QRS 波心动过速并非室速，而是房扑 1∶1 下传。

二、病例分享

病例 1 患者为 72 岁，男性，既往有阵发性房颤病史，无器质性心脏病，在应用普罗帕酮后出现头晕、心悸症状就诊于急诊，心电图（图 4-7）提示宽 QRS 波心动过速，心率 207 次 /min，血压 80/60mmHg。

急诊医生考虑"室速"可能性大，给予美托洛尔静注，15min 后心电图由原先宽 QRS 波心动过速转为房扑 2∶1 下传（图 4-8），心率为 90 次 /min，血压升至 100/80mmHg，尽管扑动波不是很明确，但可以发现 F 波频率与图 4-8 中频率相同，只是美托洛尔阻滞了房室结，减慢了心室传导速度，所以，图 4-7 的宽 QRS 波心动过速应为房扑 1∶1 下传。

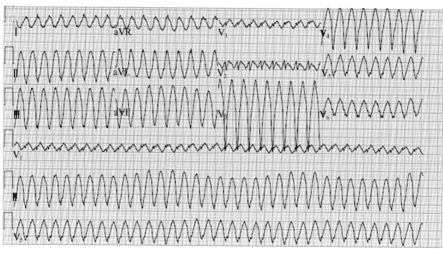

图 4-7　患者入院时心电图

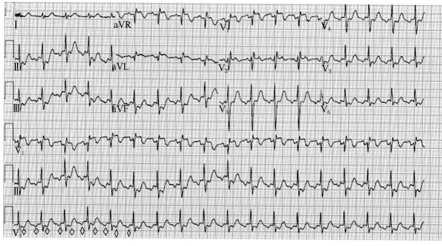

图 4-8　患者静注美托洛尔后心电图

◇—F 波

　　停止应用普罗帕酮后，患者次日复查心电图（图 4-9）提示：房扑 3∶1 下传，未再出现宽 QRS 波心动过速。

　　病例 2　患者为 77 岁，男性，既往高血压病史，口服卡托普利降压治疗，否认器质性心脏病，心功能正常，入院前曾因阵发性房颤行电复律治疗。本次入院行射频消融术，术中患者窦性心律，放置圆形多极导管激发患者房颤，持续 10min，当决定终止房颤静脉给予维纳卡兰 3mg/kg 后，患者由房颤转为宽 QRS 波心动过速（红色箭头所示）（图 4-10）。

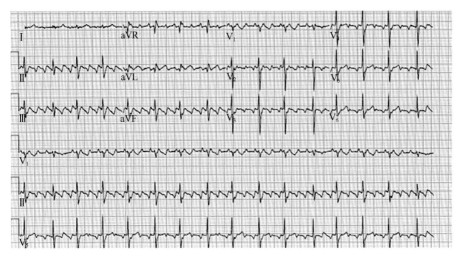

图 4-9　患者次日心电图

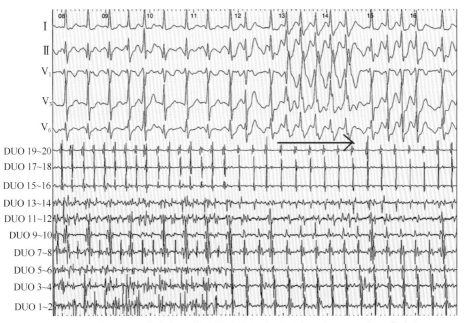

图 4-10　患者术中激发房颤，静脉输注维纳卡兰后出现宽 QRS 波心动过速

如图 4-10 所示，体表心电图下为同步记录的心腔内心电图，DUO 为右心房放置的 Halo 电极。可见，心房颤动时，Halo 电极记录到紊乱的心房电活动，宽 QRS 波心动过速时心房电活动趋于有序，心房电活动的周期接近相等。

心电图检查［图 4-11（a）］提示宽 QRS 波心动过速，右束支传导阻滞。后经电生理检查［图 4-11（b）］提示为房扑 1∶1 下传，心房周期 320ms，与心室周期传导一致，无房室分离，证实为房扑 1∶1 下传。

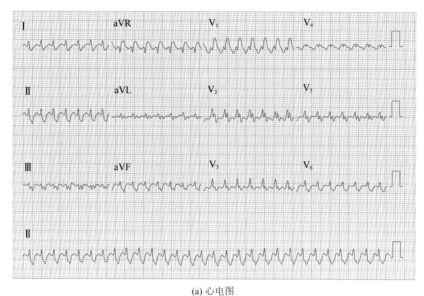

(a) 心电图

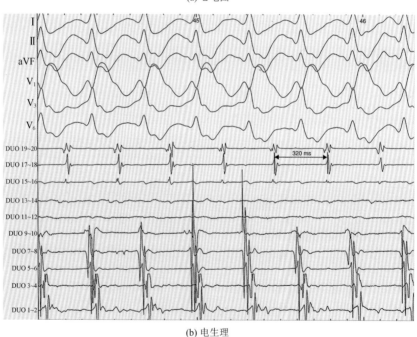

(b) 电生理

图 4-11　心电图及其电生理

房扑1∶1下传（DUO 为 Halo 电极，激动顺序表明是逆钟向激动的典型房扑）

三、病例分析

病例 1 中的患者阵发性房颤病史，在口服普罗帕酮后出现宽 QRS 波心动过速，类似于室性心动过速，因为钠通道阻滞药在治疗房性心律失常时，可减慢心房频率使室上性激动对于房室结干扰减少，从而可能使心房扑动变为 1∶1 下传。钠通道阻滞药有很强的频率使用依赖性，心室率越快所阻断的心室肌钠通道越多，则 QRS 波越宽。这种钠通道阻滞药中毒的宽 QRS 波心动过速，极易被认定为室速，若不及时停用钠通道阻滞药，患者宽 QRS 波心动过速难以纠正。

维纳卡兰是新型的 III 类抗心律失常药物，于 2010 年 9 月欧盟批准用于房颤持续＜7 天（超过 7 天的房颤，维纳卡兰的转复成功率只有 8%）的非手术患者，或用于心脏外科术后发生房颤持续≤3 天的患者。本品作用于心房 $Kv_{1.5}$ 离子通道，抑制心房组织的复极过程，通过阻断多种速率依赖性离子通道（K^+、Na^+ 通道）减慢心房传导。本例应用维纳卡兰出现了宽 QRS 波心动过速，可能是由于 Na^+ 通道被阻断，心房传导减慢，由最初房颤变为房扑 1∶1 下传，同时随着 Na^+ 通道的阻断，Na^+ 离子内流减少，影响了 0 相斜率，使 QRS 波增宽。

四、相关知识拓展——钠通道阻滞药中毒与宽 QRS 波心动过速

心肌细胞膜具有跨膜通透性，在 0 相去极化过程中，部分 Na^+ 通道开放，少量 Na^+ 内流，阈电位激活快 Na^+ 通道，使 Na^+ 离子快速内流。钠通道阻滞药是一类能够抑制 Na^+ 离子内流，从而抑制心肌细胞动作电位振幅及超射幅度，减慢传导，延长有效不应期的药物，因而有良好的抗心律失常作用。

当应用过量的钠通道阻滞药时（图 4-12），使进入细胞内的 Na^+ 离子浓度减少，会影响 0 相速率，使 0 相斜率降低，QRS 波增宽（虚线部分）。

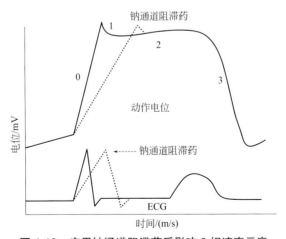

图 4-12　应用钠通道阻滞药后影响 0 相速率示意

值得强调的是：临床中应用奎尼丁或者 I_C 类抗心律失常药物治疗房性心律失常时，发生宽 QRS 波心动过速时，房扑或房速伴 1∶1 传导伴室内差异性传导可能性远远大于单形性室速。当发生这种情况时，首先我们应该立即停药，然后选择应用阻断房室结的药物，如 β 受体阻滞药、非二氢吡啶类钙通道阻滞药等药物。

但是尽管如此，钠通道阻滞药作为 I 类抗心律失常药物并未被淘汰，对于心脏无结构功能异常的患者还应推荐应用 I 类抗心律失常药物，例如奎尼丁是目前唯一能够明显抑制 Ito 的药物，能够恢复心外膜动作电位穹隆，抑制 2 相折返的形成与室速的发生，可使 Brugada 综合征患者 Brugada 波恢复正常等。

五、总结

（1）抗心律失常药物往往有致心律失常作用，在应用抗心律失常药物的同时，要密切监测，防止出现其他恶性心律失常。

（2）临床中宽 QRS 波心动过速的患者，也应询问病史，是否有钠通道阻滞药口服病史，如果有，要考虑到中毒的可能。

（3）钠通道阻滞药中毒引起的宽 QRS 波心动过速，房扑 1：1 下传的可能性大于室速，建议及时停药，然后选择应用阻断房室结的药物，如 β 受体阻滞药、非二氢吡啶类钙通道阻滞药等药物。

参考文献

[1] Bhardwaj B, Lazzara R, Stavrakis S. Wide complex tachycardia in the presence of class I antiarrhythmic agents: a diagnostic challenge[J]. Annals of Noninvasive Electrocardiology, 2014, 19(3):289.

[2] Silva M D R, Cabezas J M M, Aranda R S, et al. 1：1 atrial flutter after vernakalant administration for atrial fibrillation cardioversion [J]. Rev Esp Cardiol, 2012, 65(11):1062-1064.

[3] Delk C, Holstege C P, Brady W J. Electrocardiographic abnormalities associated with poisoning[J]. American Journal of Emergency Medicine, 2007, 25(6):672.

专题四 ♥ 心动过速性心肌病：double fire，不同寻常的病因

本文介绍的心电图是房室结双径路非折返性心动过速。一次心房激动通过两条径路分别下传至心室，引起心室两次激动。

一、病例分享

43 岁，男性，心悸伴气短 5 年，辗转于多家医院，诊断为"扩张型心肌病"，经过倍他乐克、地高辛等药物治疗无效。入院常规 12 导联心电图（图 4-13）第一眼看上毫无头绪，QRS 波群有宽有窄，RR 间期长短不等，险些诊断"心房颤动伴差异性传导"。再仔细看心电图，P 波规律出现，宽 QRS 波考虑"室性早搏"，故诊断"室性早搏二联律"，红色箭头所示为"室性早搏"，超声心动图提示左室舒张末期内径 67mm，左心室射血分数 23%。考虑室性早搏性心肌病可能性大。

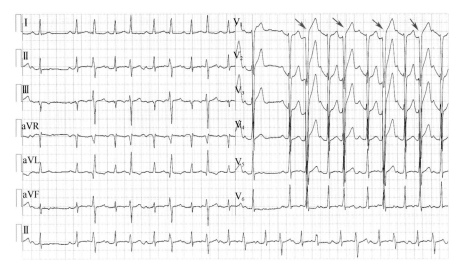

图 4-13　入院常规 12 导联心电图

我们最开始考虑，入院时常规 12 导联心电图 V_1 导联红色箭头所示宽 QRS 波有规律出现，如同"室早二联律"；但动态心电图检查时（图 4-14），我们特别注意到 PR 间期长短不一，出现了长 PR（蓝色线）及短 PR（绿色线）。

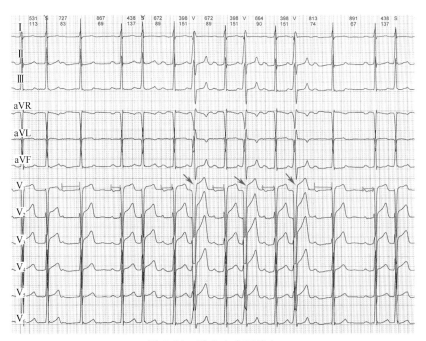

图 4-14　动态心电图检查

由此我们猜测该患者有可能存在房室结双径路，为方便大家理解，我们绘制梯形图（图 4-15），如下。

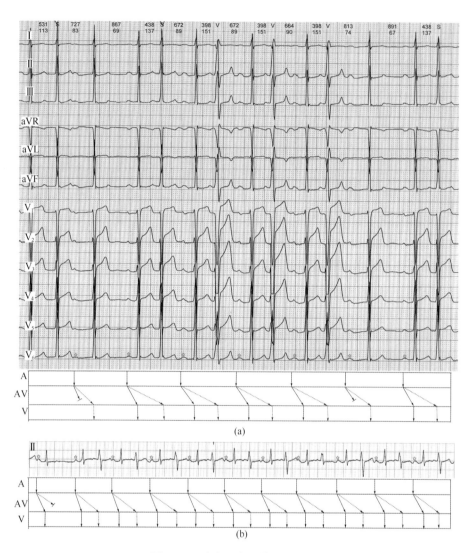

图 4-15　动态心电图检查梯形图

由此我们推测，这是一例房室结双径路导致的 1∶2 房室传导，一个 P 波后面跟随两个 QRS 波，第一个窄，第二个宽（由于心房冲动落入心室相对不应期），并非我们之前考虑的"室性早搏二联律"。于是我们进行心脏电生理检查（图 4-16），发现一个心房 A 波后跟随 2 个 HV 波（H_1V_1 及 H_2V_2），证实了我们的推测，该患者为房室结双径路，并进行慢径路射频消融治疗。

术后 1 个月后患者心悸及气短症状消失，复查超声心动图左室舒张末期内径缩小到 56mm，左室射血分数上升至 52%。胸片提示心影缩小。如图 4-17 所示。

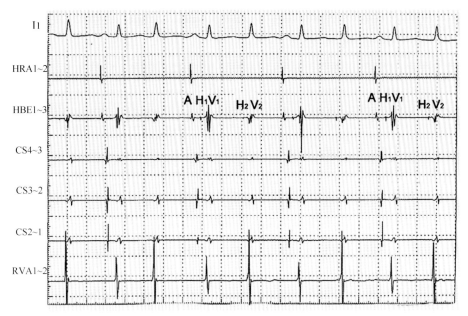

图 4-16　心脏电生理检查

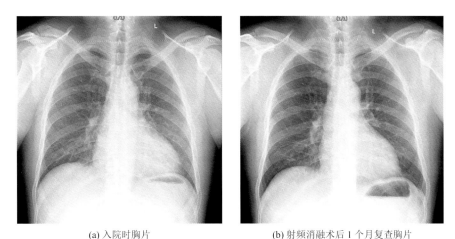

(a) 入院时胸片　　　　　　　　　　(b) 射频消融术后 1 个月复查胸片

图 4-17　入院及术后 1 个月胸片

3 年后随访心电图如图 4-18 所示。

对房室结双径路折返性心动过速我们并不陌生，但房室结双径路非折返性心动过速却比较少见。图 4-19 显示了房室结双径路非折返性心动过速的机制：在心脏的传导系统中，房室结存在快慢两条径路，于是心房激动（P 波）可以分别沿两条径路下传，分别激动心室，形成两个 QRS 波，从而形成心动过速。

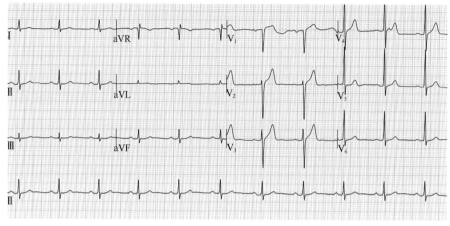

图 4-18　3 年后随访心电图

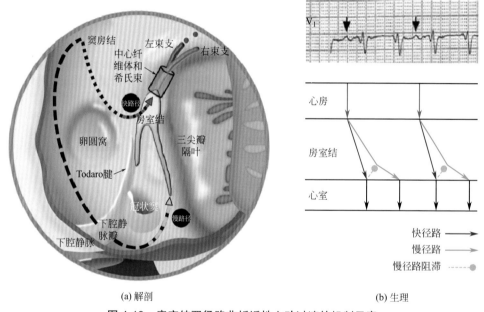

(a) 解剖　　　　　　　　　　　　　　　(b) 生理

图 4-19　房室结双径路非折返性心动过速的机制示意

二、讨论

该病容易导致心动过速性心肌病。根治的方法是进行慢径路射频消融术治疗，术后扩大的心脏可以恢复正常。所以正确诊断该病十分重要，这需要临床医生有一双敏锐的眼睛及缜密的思维。

① 仔细寻找，观察波形是否有规律地出现。

② 观察 P 波及 QRS 波的下传关系，PR 间期是否固定。

③ 利用梯形图分析房室传导关系。

切记，房室结双径路非折返性心动过速需要和房性早搏、交界区早搏、心房颤动及室性早搏相鉴别。

房室结双径路非折返性心动过速的形成条件：

① 房室结存在快、慢两条径路。

② 快、慢径路传导时间相差较多，当一次心房激动分别经过两条径路下传时，快径路首先激动心室，由于慢径路传导时间足够长，当慢径路激动下传至心室时，心室肌已经脱离有效不应期，可以再次被兴奋。

③ 快径路不具备逆传功能，或者因快径路不应期长，无法进行逆传，形成折返。

三、总结

综上所述，当遇到类似的心律失常心电图，我们要仔细分析每一次心搏，不要放过任何一个蛛丝马迹。该患者病史 5 年，反复辗转于各家医院，因"室性早搏"的 QRS 波形态不同，考虑"多形性室早"，未能行心脏电生理检查，所以未能明确诊断。房室结双径路非折返性心动过速是可以通过射频消融术根治的，所以我们要更加注意此类疾病，射频消融治疗可以让患者不用再为疾病困扰。

参考文献：

[1] Zhao Y T, Wang L, Yi Z.Response by Zhao et al to Letter Regarding Article, "Tachycardia-Induced Cardiomyopathy in a 43-Year-Old Man". Circulation, 2017, 135: 684-685.

[2] Zhao Y T, Wang L, Yi Z. Tachycardia-Induced Cardiomyopathy in a 43-Year-Old Man. Circulation, 2016, 134(16):1198-1201.

[3] Richter S, Berruezo A, Mont L, et al. Pseudo-atrial fibrillation, rare manifestation of multiple anterograde atrioventricular nodal pathways. The American journal of cardiology, 2007, 100(1): 154-156.

[4] Temple I P, Fitchet A, Fox D J. Irregular narrow complex tachycardia: what is the mechanism？ Pacing and clinical electrophysiology：PACE, 2012, 35(9):1154-1157.

[5] Wilton S B, Derval N, Shah A J, et al. An unusual cause of irregularly irregular supraventricular tachycardia. Pacing and clinical electrophysiology：PACE, 2012, 35(4): 489-491.

专题五 ♥ 怎样区别新发或陈旧性左束支传导阻滞

现行指南中没有针对新发抑或是陈旧性左束支传导阻滞（LBBB）的明确的诊断标准。急诊收治胸痛伴心电图显示 LBBB 的患者中有两种情况：①急性 ST 段抬高型心肌梗死（STEMI）造成的新发 LBBB 伴胸痛症状，则需要再灌注治疗（中华医学会心血管病学分会《2015 年急性 ST 段抬高型心肌梗死诊断和治疗指南》中强烈推荐视为心肌缺血的 I 级指征）；②陈旧性 LBBB，无需再灌注治疗。如何有把握地正确诊断并评估是否需要再灌注治疗？

有人说，如果有患者以往的心电图，则可以简单判断出新发或陈旧的 LBBB。不幸的是，多数患者往往不会好好留着自己的档案。因此，这次本文将详细解读 A. Shvilkin 等学者提出关于判断新发与陈旧性 LBBB 的新观点。

一、判断新发与陈旧性左束支传导阻滞

首先，请同仁判断图 4-20 中两张心电图，何为新发 LBBB（<24h）？何为陈旧性 LBBB（>24h）？

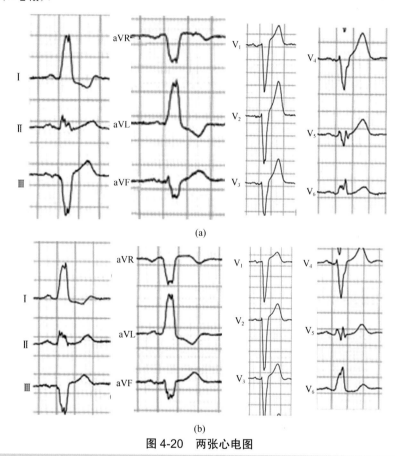

图 4-20　两张心电图

答案：（a）为新发 LBBB，小于 6h；（b）为陈旧 LBBB，15 天后。

二、新发与陈旧性左束支传导阻滞的鉴别方法

A. Shvilkin 等学者于 2010 年在 *Heart Rhythm* 中提出取胸导联中 QRS 波群最深的 S 波振幅与最大 T 波的振幅（不一定在同一胸导联）进行比较（S/T），若 S/T<2.5 可以初步判定为新发 LBBB。

图 4-21（a）中 S/T（测量见图中 V_2 导联的 S 波及 T 波）为 19/14=1.35<2.5；

图 4-21（b）中 S/T（测量见图中 V_2 导联的 S 波及 T 波）为 25/8=3.12＞2.5。因此，初步断定图（a）为新发 LBBB，图（b）是陈旧性 LBBB。

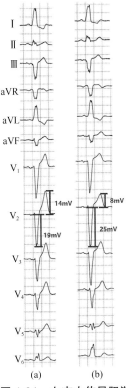

图 4-21　左束支传导阻滞

同时，A. Shvilkin 等学者也对新发 LBBB 和陈旧性 LBBB 做了定义（表 4-5）。

表 4-5　新发 LBBB 和陈旧性 LBBB 的定义

新发 LBBB	陈旧性 LBBB
1. 患者先前的心电图（＜24h）表现为正常的 QRS 波群（时限＜110ms）且无异常 T 波 2. 患者既往没有 LBBB 病史，但新发的疾病伴随 24h 内自行消失的 LBBB 且窄的 QRS 波群后没有出现 T 波异常，也可诊断为新发 LBBB	患者已经先被诊断存在 LBBB 超过 24h

三、讨论

为什么可以用 QRS 波群振幅与 T 波振幅的比值来分辨新发与陈旧性 LBBB？

T 波记忆是指在一段时间的异常心室激动（间歇性左束支阻滞、室性期前收缩、右室起搏、室性心动过速、心室预激）终止后，能引起随后的窦性心律出现时间依赖性 T 波倒置。以 LBBB［图 4-22（a）、（b）］为例，由于心脏记忆 T 波向量会追随异

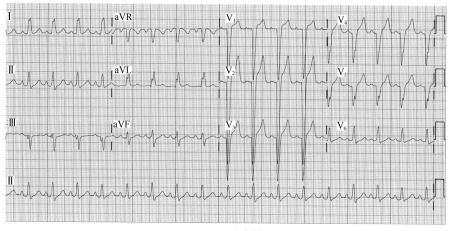

(a) LBBB 心电图

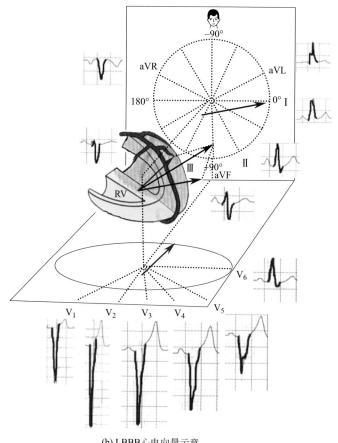

(b) LBBB心电向量示意

除极时异常心电向量的额面向量（紫色箭头所示）朝向Ⅰ、Ⅱ、aVL 导联，故Ⅰ、Ⅱ、aVL 导联多表现为 R 型，Ⅲ导联为 QS 型，aVF 导联为 rS 型，胸导联背离 $V_1 \sim V_5$ 导联为 QS 型（红色箭头所示）

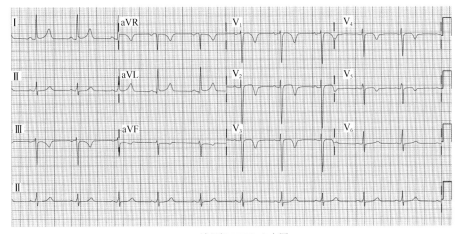

(c) T 波记忆 LBBB 心电图

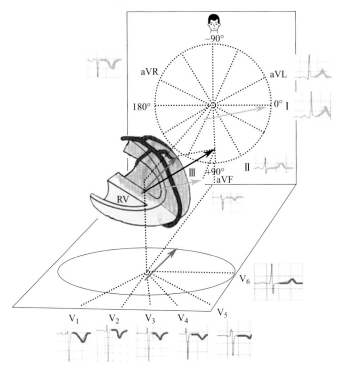

(d) T 波记忆心电向量示意

额面电轴的复极方向（蓝色箭头所示）记忆 LBBB 时的除极方向，故 I、II、aVL 导联 T 波直立，III、aVF 导联 T 波倒置；在胸导联复极方向一样背离 V₁~V₅ 导联（绿色箭头所示），记忆 LBBB 时的除极方向，故 T 波倒置

图 4-22　LBBB、T 波记忆 LBBB 心电图及心电向量示意

常的心室激动向量，因此可在相应的导联（Ⅲ、aVF 及 V₁～V₅ 导联）出现 T 波倒置 [图 4-22（c）、（d）]。T 波记忆分为短期记忆和长期记忆。短期记忆常发生在短时间的异常心室激动后，T 波倒置一般持续数分钟至数小时不等。长期记忆常发生于长时间的异常心室激动后（如持续右室起搏），T 波倒置持数小时至数天。不管是短期记忆还是长期记忆，开始时 T 波振幅都是最低的或最高的，随着时间的延长，逐步恢复正常。

根据上述 T 波记忆随时间逐步恢复的原理，A. Shvilkin 等学者类推新发及陈旧性 LBBB 产生的复极电重构也会造成继发性 T 波改变。这一点目前已众所周知。A. Shvilkin 接着再进一步推测 LBBB 产生的继发性 T 波改变也会随着时间的延长而振幅减低。尤其在发病的第一个 24h 内对 T 波向量的方向、时限及振幅影响最大。

此外，A. Shvilkin 等学者用图 4-20 描绘了新发与陈旧性 LBBB 的心电向量图（图 4-23）。从心电向量图发现陈旧性 LBBB 的 QRS 波群的向量大于新发 LBBB（T 波则是新发 LBBB 大于陈旧性 LBBB），推测是因为心脏的结构性重构（向心性肥大或心

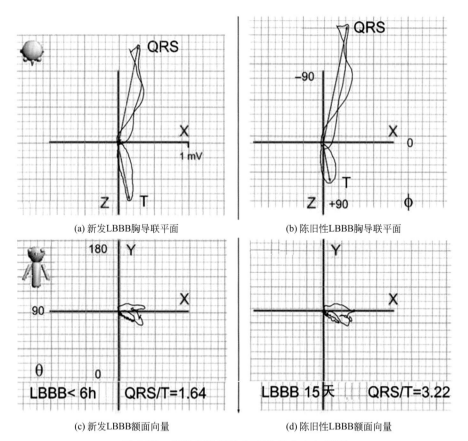

(a) 新发LBBB胸导联平面　　　　　　　(b) 陈旧性LBBB胸导联平面

(c) 新发LBBB额面向量　　　　　　　(d) 陈旧性LBBB额面向量

图 4-23　新发与陈旧性 LBBB 的心电向量图

胸导联平面可见新发 LBBB 及陈旧性 LBBB 的 QRS 波群振幅与 T 波振幅相对关系；但新发 LBBB 及陈旧性 LBBB 的 QRS 波群振幅与 T 波振幅在额面相差不大

腔扩大）。心电向量图（图4-23）取 QRS 波群向量环最远端与 T 波向量环最远端之比，得出的结论是图4-23（a）的 QRS/T 约是1.6，而图4-23（b）的 QRS/T 约为3.2。

A. Shvilkin 等学者统计：若以12导联胸导联 S/T（最大值）<2.5 诊断新发 LBBB，其灵敏性为100%，特异性为89%；若以心电向量图 QRS/T<2.25 诊断新发 LBBB，其灵敏性为100%，特异性为96%。因此 A. Shvilkin 结合上述两者的特点，得出：胸导联 S/T（最大值）<2.5，同时心电向量图 QRS/T<2.25，诊断新发 LBBB 的灵敏性可高达100%，特异性高达96%～98%。

最后，本文运用图4-24带领读者回顾经历急性心肌梗死（AMI）后3位不同患者，新发（小于24h）到超过24h LBBB 的 QRS 波群及 T 波的演变：图4-24（a）、（b）与（c）比较，（a）、（b）均为新发 LBBB，QRS 波群振幅低、T 波振幅较高，经过心电向量图计算，（a）、（b）、（c）中 QRS/T 比值分别是2.18、1.56、4.38。符合 A. Shvilkin 提出判断新发与陈旧性 LBBB 的诊断标准。

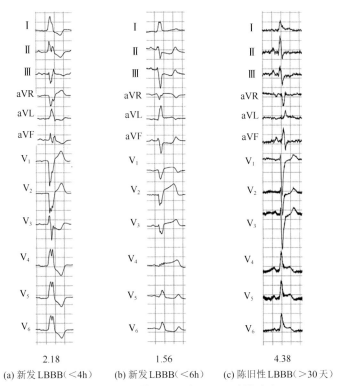

(a) 新发 LBBB（<4h）　　(b) 新发 LBBB（<6h）　　(c) 陈旧性 LBBB（>30天）

图 4-24　LBBB 的 QRS 波群及 T 波的演变
下方数值代表 QRS/T

四、总结

尽管2013年 AHA/ACC《急性 ST 段抬高型心肌梗死处理指南》指出新发或疑

似新发 LBBB 视为急性 ST 段抬高型心肌梗死（STEMI）等危症，但是多数病例出现 LBBB 时，不知道是陈旧性还是新发，因为没有之前的心电图可供比较。A. Shvilkin 等学者提出的方法，在无既往心电图参考下，以 12 导联胸导联 S/T（最大值）<2.5 为准则，不失为初步诊断新发 LBBB 的良策。临床中，若心内科和急诊科同仁可以根据入院心电图判断为陈旧性 LBBB 而非新发，除可以大大减少患者进行有创的心导管治疗，还可以避免漏诊，此乃患者一大福音。

参考文献

[1] Shvilkin A, Bojovic B, Vajdic B, et al. Vectorcardiographic and electrocardiographic criteria to distinguish new and old left bundle branch block. Heart Rhythm the Official Journal of the Heart Rhythm Society, 2010, 7(8): 1085-1092.

[2] Malozzi C, Wenzel G, Karumbaiah K, et al. Chest pain associated with rate-related left bundle branch block and cardiac memory mimicking ischemia. Journal of Cardiology Cases, 2014, 9(3): 87-90.

[3] Rosenbaum M B, Blanco H H, Elizari M V, et al. Electrotonic modulation of the T wave and cardiac memory. American Journal of Cardiology, 1982, 50(2): 213-222.

[4] Shvilkin A, Huang H D, Josephson M E, Cardiac memory: diagnostic tool in the making. Circ Arrhythm Electrophysiol, 2015, 8(2): 475-482.

专题六 ♥ LBBB 还有分型

相信大家在心电图中都会识别 LBBB，但是你知道 LBBB 还有分型，甚至会影响预后吗？

一、判断分型

LBBB 分为两型：协调性 LBBB（concordant LBBB，cLBBB）及非协调性 LBBB（discordant LBBB，dLBBB）。请大家猜猜图 4-25 中（a）、（b）何者为 cLBBB？何者为 dLBBB？

二、LBBB 的追本溯源

LBBB 是指各种原因致左束支传导发生延迟或阻滞，激动由右心室经心肌细胞传入左心室 [图 4-26（a）蓝色箭头]，导致左心室激动明显延迟，此种激动往往会损害左心室收缩功能和同步性，造成心室心肌渐进性退行性疾病，因此 Van Oosterhout 学者于 1998 年在 *Circulation* 上提到心室非同步的电活动产生的效应可能会导致扩张型心肌病或是肥厚型心肌病。因此发现不同类型的 LBBB 预后与心力衰竭有关。

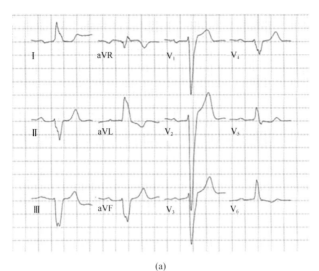

(a)

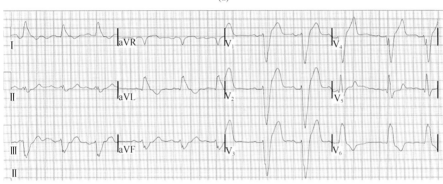

(b)

图 4-25　两种 LBBB

答案：（a）为 cLBBB；（b）为 dLBBB。

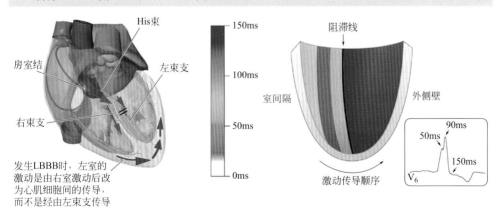

发生LBBB时，左室的
激动是由右室激动后改
为心肌细胞间的传导，
而不是经由左束支传导

(a) LBBB传导原理　　　　　（b）左室激动传导顺序示意及V₆导联呈现切迹型LBBB

图 4-26　LBBB 传导原理及左室激动传导顺序

《2009 年 AHA、ACCF 和 HRS 心电图指南》对 LBBB 的制定标准如下：

① QRS 间期＞120ms。

② V_1 导联主波为 S 波。

③ Ⅰ、aVL、V_5～V_6 导联为宽大单向 R 波。

④ Ⅰ、aVL、V_5～V_6 导联 Q 波消失（aVL 可有小 Q 波）。

⑤ V_5～V_6 导联 R 波时限＞60ms。

LBBB 的 QRS 波群形态在侧壁导联可分为以下几种（图 4-27）：

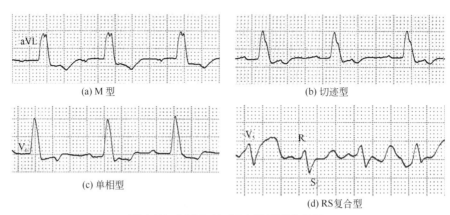

图 4-27　LBBB 的 QRS 波群形态分类

Strauss 学者提出新的标准：

① QRS 间期＞140ms（男性）；QRS 间期＞130ms（女性）。

② V_1 和 V_2 导联呈 QS 或 rS。

③ Ⅰ、aVL、V_5 和 V_6 导联出现增宽切迹或粗钝的 R 波。

④ V_1、V_2、V_5、V_6、Ⅰ、aVL 导联中至少两个导联 QRS 波群出现切迹型。

在 Strauss 提出的标准下再将 LBBB 分为真性 LBBB（符合 Strauss 标准）和不符合 LBBB 的非特异性心室内传导延迟（intra-ventricular conduction delays，IVCDs）。在此分类（图 4-28）下再将 LBBB 分为 cLBBB 和 dLBBB。

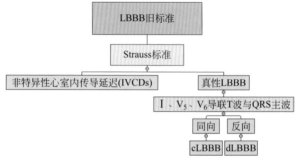

图 4-28　LBBB 诊断流程

那么 cLBBB 和 dLBBB 分别是什么呢？请见图 4-29。cLBBB 指的是 I、V₅、V₆ 3 个导联满足其中两个导联以上的 T 波与 QRS 主波呈同向，且 T 波为正向或正负双向；dLBBB 指的是 I、V₅、V₆ 满足其中两个导联以上的 T 波与 QRS 主波呈反向（图 4-29）。

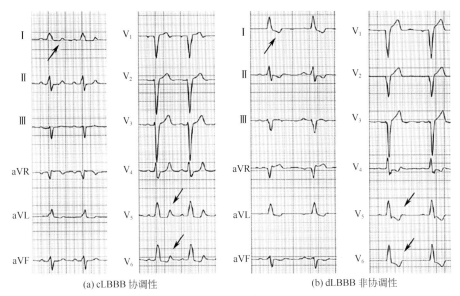

(a) cLBBB 协调性　　　　　　　(b) dLBBB 非协调性

图 4-29　cLBBB 和 dLBBB

三、讨论

Khalil 学者在 2016 年 *The Journal of Electrocardiology* 统计数据显示 dLBBB 比 cLBBB 普遍（69% 比 31%），而且 dLBBB 往往比 cLBBB 严重，因为 dLBBB 患者通常年纪较大、肾功能较差、左心室射血分数（LVEF）较差、左房扩大、左心室舒张末期容积及收缩末期容积比较高（不完全收缩），并且有更高浓度的神经递质激素继发造成较高的 BNP/ 氨基末端脑钠肽前体（NT-proBNP）、肾素、去甲肾上腺素等。由于有较高浓度的神经递质激素，因此 dLBBB 在收缩性心力衰竭会造成更差的预后。但是目前 Khalil 学者并未对 dLBBB 倒置的 T 波机制作出详细的解释。

2017 年 *Europace* 上提及 Kaplan-Meier 对满足 Strauss 标准的 1270 名 LBBB 患者分为 cLBBB（361 人）及 dLBBB（909 人），对这些患者施以心脏再同步化治疗（cardiac resynchronization therapy，CRT）后的统计（图 4-30、4-31）。图 4-30（a）图显示 dLBBB 比 cLBBB 罹患心力衰竭的概率逐年攀升，图 4-30（b）为 cLBBB 及 dLBBB 患者接受心脏再同步化治疗，统计显示 CRT 可以降低 cLBBB 及 dLBBB 患者引起心力衰竭的概率。

图 4-31 为 cLBBB 及 dLBBB 后期出现 VT/VF 的概率 [图 4-31（a）] 以及接受 CRT 治疗后 [图 4-31（b）] 发生 VT/VF 的概率。同样地，接受 CRT 治疗后 cLBBB 及 dLBBB

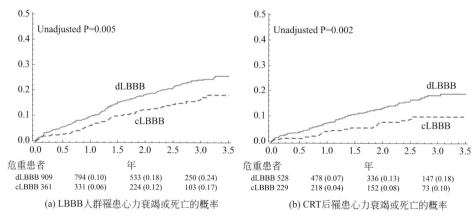

(a) LBBB人群罹患心力衰竭或死亡的概率

(b) CRT后罹患心力衰竭或死亡的概率

图 4-30　cLBBB 及 dLBBB 患者后期引起心力衰竭以及接受 CRT 后的效果

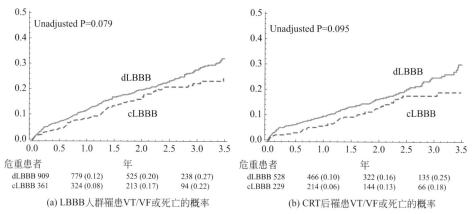

(a) LBBB人群罹患VT/VF或死亡的概率

(b) CRT后罹患VT/VF或死亡的概率

**图 4-31　cLBBB 及 dLBBB 后期出现 VT/VF 的概率以及接受 CRT 治疗后
发生 VT/VF 的概率**

患者发生 VT/VF 的概率皆下降。

由于心脏再同步化治疗是使心脏再同步化，纠正 LBBB 造成异常的电活动，因此 CRT 可以有效治疗 dLBBB 引起的心力衰竭、减少住院率，并有逆转心室重构的可能。

四、结论

相对于 cLBBB，dLBBB 有更高的心力衰竭并发症以及致死率，因此早期从心电图上观察到 cLBBB 和 dLBBB 的不同之处，可以帮助临床医生为患者规划好更严密的治疗计划。

参考文献

[1] Padeletti L, Aimo A, Vishenvsky B, et al. The prognostic benefit of cardiac resynchronization therapy is greater

in concordant vs. discordant left bundle branch block in the Multicenter Automatic Defibrillator Implantation Trial-Cardiac Resynchronization Therapy (MADIT-CRT). Europace, 2017.

[2] Khalil J, Bernard A S, Maurice K, et al. Discordant vs. concordant left bundle branch block: A potential clinical significance. J Electrocardiol, 2016, 49(1): 69-75.

[3] Padeletti L, Valleggi A, Vergaro G, et al. Concordant versus discordant left bundle branch block in heart failure patients: novel clinical value of an old electrocardiographic diagnosis. J Card Fail, 2010, 16(4): 320-326.

[4] Matthijs F M van Oosterhout, Prinzen Frits W, et al. Asynchronous Electrical Activation Induces Asymmetrical Hypertrophy of the Left Ventricular Wall. Circulation, 1998, 98(6): 588.

专题七 ♥ 容易被人忽略的胸痛病因——左束支传导阻滞

一、前言

当然，临床上各位大夫遇到胸痛患者时，心中一定有千千万万的头绪飘过，是不是 AMI、主动脉夹层、急性肺栓塞、气胸、带状疱疹等。本文介绍 M. E. Josephson 教授在 2016 的 *Heart Rhythm* 发表的另一种造成胸痛的病因——LBBB！(*Painful left bundle branch block syndrome: Clinical and electrocardiographic features and further directions for evaluation and treatment*）

二、病例分享

74 岁患者，因劳力性胸痛逐渐加重 6 个月就诊。静息心电图、心脏超声、心肌酶未见异常。冠状动脉造影显示左前降支（LAD）中段 70% 狭窄、左回旋支（LCX）50% 狭窄，LAD 置入支架并予以 β 受体阻滞药治疗。8 个月后患者因劳力性胸痛未缓解再次就诊，静息心电图和心肌酶依然未见异常。冠状动脉造影见 LAD 支架无异常。5 个月后劳力性胸痛加重，甚至静息时也出现胸痛。此次静息心电图依然未见异常［图 4-32（a）］，但是运动负荷下则观察到胸痛与 LBBB 同时出现［图 4-32（b）］，休息 10min 后症状缓解，LBBB 同时消失。在 LBBB 出现及消失的过程中未见心肌缺血的表现。24h 动态心电图则记录到了两次胸痛伴随着 LBBB 出现。

三、讨论

上述病例在疼痛的时候出现的 LBBB 就是本文想传达给大家的另一种胸痛。在没有心肌缺血的状况下，胸痛综合征伴随着间歇性 LBBB 被称为疼痛性 LBBB 综合征（painful LBBB syndrome）。这个概念早在 1990 年前就出现了，但是其机制一直尚未被确认。

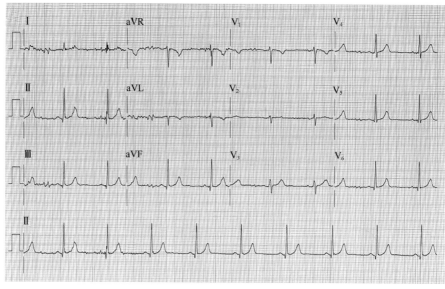

(a) 静息心电图

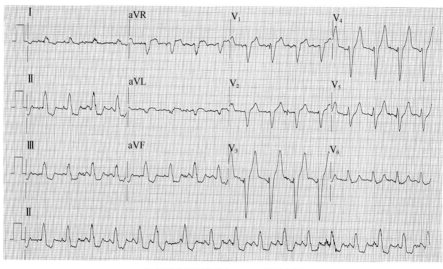

(b) 运动负荷下胸痛与 LBBB 同时出现

图 4-32　74 岁患者心电图

　　较早报道因间歇性 LBBB 导致胸痛都被认为与冠状动脉有关，例如：血管痉挛、血流动力学改变等。但是 M. E. Josephson 却持相反的意见：首先，符合疼痛性 LBBB 综合征的定义已经限定为"正常的冠状动脉血管造影下发生的胸痛伴随间歇 LBBB"；其次，当这类胸痛伴 LBBB 的发病及停止时与心肌缺血的证据不一致，也就是硝酸甘油非但无法缓解疼痛反而诱发了疼痛，推测是因为硝酸甘油加速心率的药物作用造成。由于血管痉挛一直是推测的病因，但在胸痛伴间歇性 LBBB 患者的冠状动脉注入麦角胺的造影中证实血管痉挛并没有发生，因此痉挛为病因被排除了。间歇性 LBBB 转为持续性 LBBB 反而让疼痛的症状消失的现象也不支持此疼痛与心肌缺血有关。

那么，胸痛伴间歇 LBBB 的原因是什么呢？ K. S. Virtanen 是第一位推测由 LBBB 造成的胸痛与室间隔异常运动有关。临床上记录右心室及双心室起搏在心室收缩时，偶然地患者出现了胸痛，这种现象在导线置入与右心室起搏时很普遍，此时冠状动脉没有病变，与食管和皮肤异常感受有关（abnormal esophageal and cutaneous sensitivity）。

上述感受性的神经传导通路包含了脑干内的神经核［孤束核、臂旁核（parabrachial nucleus）、下丘脑、丘脑］和皮质区［前扣带皮质区（anterior cingulate cortex）、脑岛（insula）］。在这些神经传导的通路整合了内态（internal state），例如：在脑岛中被记录到传入心肌机械受体的信息，伴随着同步心跳的激发电位振幅与心跳感知的强度、血流动力改变、心理压力造成的心电图改变等。

此外，疼痛性 LBBB 的心电图（造成电轴右偏，uniformly inferior axis）反映了特异的收缩力模式。这种收缩力与上述提及患者增加的异常感受一同让患者感受到胸痛的症状。在 M.E. Josephson 的文献中提到如果改变心室激动的方式，由 LBBB 转变为右心室心尖起搏，则疼痛的症状可以被消除。因此 M.E. Josephson 认为可以从以下两点来观察电生理与疼痛性 LBBB 的关系。

第一，改变起搏位置以及电流强度可以改变患者症状的感受性。第二，心室起搏的模式是控制疼痛的最佳办法。心室起搏可以是右心室、左心室或是双室起搏。因此由 LBBB 造成的顽固性胸痛可以考虑置入右心室或双室起搏器。

在 M. E. Josephson 的文献中，疼痛性 LBBB 发作时的 S/T 值为比 1.47，$p<0.05$，但是 M. E. Josephson 对疼痛性 LBBB 与无痛性 LBBB 之间的关系尚未下定论。值得一提的是多数疼痛性 LBBB 患者并未出现 T 波记忆的异常 T 波形态，说明疼痛性 LBBB 的时限很短，不至于造成 T 波记忆。

最后，M. E. Josephson 整理了几条诊断疼痛性 LBBB 的诊断标准：
① 突发胸痛与 LBBB 发作同时；
② 胸痛症状与 LBBB 同步消失；
③ LBBB 发作前及发作后心电图无明显异常；
④ 平板负荷试验时无心肌缺血证据；
⑤ 左心室功能正常无其他造成胸痛的可能器质性病变；
⑥ 胸痛发作时的低 S/T 比值（<1.8）。

四、结论

本文希望通过介绍 M. E. Josephson 的文章，提醒临床大夫遇到胸痛患者时，第一时间的心电图真的很重要，认识此篇的疼痛性 LBBB 后可以帮助医生简单排除危急的胸痛。

参考文献

[1] Josephson M E, Ellis E R, Gervino E V, et al. Painful left bundle branch block syndrome: Clinical and electrocardiographic features and further directions for evaluation and treatment. Heart Rhythm, 2016, 13(1): 226-232.

[2] Jaume Candell-Riera, Enrique Gordillo, Guillermo Oller-Martínez, et al. Long-Term Outcome of Painful Left Bundle Branch Block. American Journal of Cardiology, 2002, 89(5): 602-604.

[3] Emerson Perin, Fernando Petersen, Massumi A. Rate-Related Left Bundle Branch Block as a Cause of Non-Ischemic Chest Pain. Catheterization & Cardiovascular Interventions, 1991, 22(1): 45.

[4] Virtanen K S, Heikkilä J, Kala R,et al. Chest Pain and Rate-Dependent Left Bundle Branch Block in Patients with Normal Coronary Arteriograms. Chest, 1982, 81(3): 326-331.

专题八 ♥ 不可思议！运动也会诱发疼痛的左束支传导阻滞

一、前言

运动对多数人来说是有益身心健康的，但 Daniel Czuriga 等学者借由发表在 *Journal of Cardiovascular Electrophysiology* 上的一篇文章，统计运动诱发左束支传导阻滞（LBBB）的普遍性达 0.4%~1.1%，若同时有心血管疾病，则预后相对较差并拥有较高的致死率及高风险心血管发生事件。

二、病例分享

54 岁中年女性因间断胸痛、心悸、劳力性心绞痛伴呼吸困难反复就诊某医院 5 年，行 24h 心电图（Holter）、心脏彩超、冠状动脉造影等检查。Holter 示间断 LBBB 与患者症状发生无明显关系；心肌灌注未见明显心肌缺血的证据。某医院诊断为 X 综合征，并尝试给予患者普萘洛尔、阿替洛尔、维拉帕米、硝酸甘油，但这些药物都没办法缓解患者的症状，因此患者求助 Daniel Czuriga 所在的 St. George's 大学附属医院，此时患者规律使用硝酸甘油喷雾及阿替洛尔 50mg，以"劳累时左侧胸痛"为主诉，伴随左上肢放射痛及呼吸困难，疼痛性质为达到相同程度的运动量时疼痛缓慢发生，休息后缓解。运动平板试验证实当心率达到 97 次 /min 时出现运动诱发的左束支传导阻滞（exercise induced left bundle block, EI-LBBB），此时恰好与患者的胸痛发作同步（进入低负荷量 stage 1 后 42s），心电图示如图 4-33 所示，患者必须停下试验稍做休息。当患者休息时心电图不再表现 LBBB，心电图示如图 4-34 所示，胸痛症状亦随之消失。

stage1

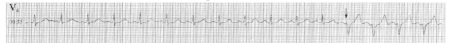

图 4-33　运动平板试验心电图

休息时

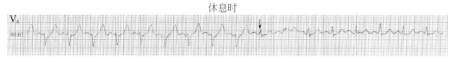

图 4-34　运动平板试验结束后患者休息时心电图

冠状动脉及心室造影示冠状动脉无明显狭窄［图 4-35（a）、（b）］，但远段血管管径迂曲（tortuous）［图 4-35（c）、（d）］；左室舒张末期压力为 20mmHg 伴左室收缩功能正常（preserved）。

在右心房（RA）放置临时起搏电极时，当起搏频率达 110 次 /min 时，出现 LBBB，此时患者也同步出现胸痛，当右房起搏频率达 130 次 /min 时，胸痛症状加剧；放置心室电极于左室，右房（RA）—左室（LV）顺序起搏时，尽管起搏频率已达 140 次 /min，胸痛症状依然未发生；一旦停止左室起搏，胸痛及 LBBB 立即复发，并且血压下降了 30mmHg 以上［图 4-36（a）、（b）］。

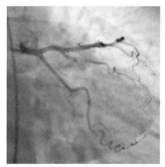

（a）左冠状动脉（LCA）远段右前斜位（RAO）- 足位（CAU）

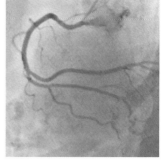

（b）右冠状动脉（RCA）远段左前斜位（LAO）- 头位（CRA）

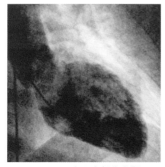

（c）RAO，左心室舒张末期

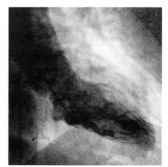

（d）RAO，左心室收缩末期

图 4-35　冠状动脉及心室造影

第4章　QRS波　**75**

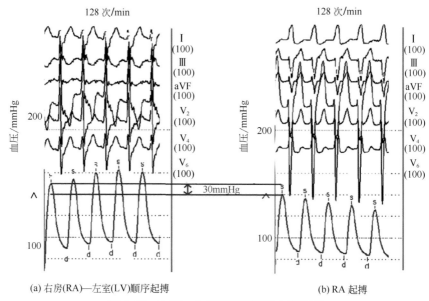

(a) 右房(RA)—左室(LV)顺序起搏   (b) RA 起搏

图 4-36   右房—左室顺序起搏及右房起搏

　　患者心脏核磁（cMRI）示正常左室收缩功能及心腔未见异常扩大，考虑患者对上述起搏电极的反应，置入了双室起搏器（BiV PM），左室电极放置在基底节段冠状静脉窦分支的外侧，并停用 β 受体阻滞药一周后复查平板试验，在平板上待了5min15s，胸痛只出现在心率超过 130 次 /min 时，Daniel Czuriga 等学者将此心率定为起搏器的上限跟踪频率（upper tracking rate，UTR），超过心率上限时起搏器自动关闭，患者心电图出现 LBBB；一个月后复查发现患者上限跟踪心频超过 372 次，因此调整起搏器的上限跟踪频率至心房心室最佳充盈化的时间，也就是房室延迟时间（AV delay time）——110ms，如此二尖瓣 A 峰截尾程度最小；虽然房室充盈程度随着房室延迟时间调整为 130ms 改善，心电图却显示融合伴右束支传导阻滞，因此还是将房室延迟时间设置成 110ms、心室内延迟时间为 20ms，且左心室领先起搏。

　　5 个月后患者再次接受平板测试，患者顺利完成 6min 的测试；2 年后的复查一样顺利完成未受限制的运动。患者后续治疗继续服用阿替洛尔，结果令人满意；再隔 2年后，患者回诊诉心绞痛复发，通过了 8min 的平板试验，最高心率 122 次 /min，虽然胸痛再次出现，但心电图未见 LBBB，并且在试验中左心室持续起搏，给予地尔硫草后无胸痛。

三、讨论

　　1976 年 Vieweg 等学者才第一次报道与心率相关的 LBBB，EI-LBBB 的机制目前还不清楚，但可以推测与心率增快后心肌缺血或差异性传导有关。心肌缺血及差异性传导可导致左心室不协调，心排血量下降，充盈增加，临床表现为心绞痛和呼吸困难。Hirzel 学者借由放射性核素心肌灌注显像推断运动时 LBBB 造成室间隔不协调运动和灌注缺损，这种现象也被认为是心力衰竭伴 LBBB 导致顽固性心绞痛的机制，可借由双腔起搏改善并缓解症状。

本文的患者虽然没有心力衰竭，静息状态下的 LVEF 未见异常，但当使用电极左心室起搏后血压回升提示患者的心功能因 LBBB 造成左心室不协调运动导致血流动力学改变。此现象 Higgins 也证实过 LBBB 时舒张期室间隔延迟运动会损害冠状动脉灌注；同样地，Bajraktari 也发现特别是快速心率时，心力衰竭伴左心室运动不协调会因腔室高张力增加左心室充盈压力且损害冠状动脉灌注，造成内膜下缺血。Koepfli 发现 LBBB 时室间隔灌注缺损是因为心室外侧壁高张力而不是室间隔直接灌注减少造成。上述学者的研究都说明了 LBBB 对左心室的机械力学、血流动力学的影响，解释了 EI-LBBB 的病理生理现象。

参考文献

[1] Czuriga D Lim P O. Cardiac Resynchronization Therapy Relieves Intractable Angina Due to Exercise-Induced Left Bundle Branch Block Without Left Ventricular Systolic Dysfunction: A Detailed Case Study. J Cardiovasc Electrophysiol, 2016, 27(5): 609-612.

[2] Jaume Candell Riera, Guillermo Oller Martínez, Juan Vega, et al. Exercise-Induced Left Bundle-Branch Block in Patients with Coronary Artery Disease versus Patients with Normal Coronary Arteries. Rev Esp Cardiol, 2002, 55(5): 474-480.

专题九 ♥ V₁ 导联高 R 波到底对应于左心室壁何处梗死？如何确定梗死相关血管？

以往认为急性冠状动脉（冠脉）综合征患者 V₁ 导联高 R 波提示"正后壁"梗死。然而目前心肌梗死的诊断及治疗相关指南已经指出，原称为"正后壁"的部位只是左心室下壁的一部分（基底部），单纯该部位梗死非常少见，而且由于该部位除极时间较晚，很难影响 QRS 波的初始向量，那么 V₁ 导联高 R 波到底对应于何处梗死？如何确定梗死相关血管呢？

一、V₁ 导联高 R 波到底对应于左心室壁何处梗死？ "正后壁"名称的由来是什么呢？

20 世纪 60 年代，Grant 和 Massie 将紧邻膈肌上方的左心室壁改称为"下壁"，而将游离的、凹面向上的"真正"与前壁相对应的部分单独称为"正后壁"，并将该部位梗死称为"正后壁"梗死。1964年，Perloff等提出 V₁ 导联高 R 波是"正后壁"梗死的特征性心电图表现。然而，受当时检测技术的限制，其对于在体心脏的左心室壁定位均为推测。事实上，约2/3的人没有单纯的下壁离开膈肌的直立部分，即没有"正后壁"；而另外一部分人即使有，其除极时间较晚，对左心室除极初始向量的影响也不大，几乎不会形成明显的病理性 Q 波（图4-37）。

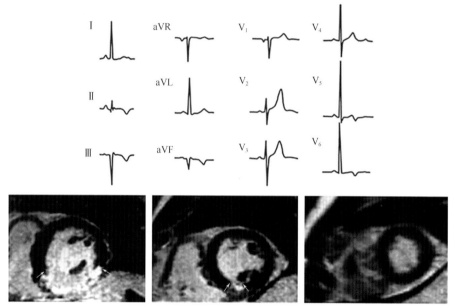

图4-37 左心室下壁基底部梗死的心电图及磁共振增强扫描定位

无 V₁ 导联高 R 波。引自：Bayesde Luna Aetal. European Heart Journal, 2015,36: 959-964.

"正后壁"的名称命名由来：原有左心室壁命名系统以胸廓为参照，取额面和水平面观察心脏。因而，水平面观察时有了前后方向；额面观察时，有上下、高低，左右方向均用侧壁和间隔壁代表。额面观时，胸廓的前壁大部分对应于右心室，小部分对应于左心室前壁，大部分左心室，尤其是左心室的侧壁向后下方向延展，背离了观察的视线，几乎成为盲区。"正后壁"的名称产生于此背景下。

随着心脏超声、胸部 CT、冠状动脉 CT 以及磁共振等影像学技术的进步，心电图导联与梗死部位及梗死冠脉的对应关系得到了非常清晰的描述，澄清了以往心电图导联与心室壁对应关系的错误理解。例如，经心脏磁共振增强扫描（DE-CMR）证实，所谓"正后壁"，只是下壁基底部很小的范围，而心电图 V₁（高 R 波），V₇～V₉（QS型）导联对应的是左心室侧壁，该部位梗死范围较大，病情通常相对较重（图4-38、图4-39）。如图4-38所示，侧壁心肌梗死导致 QRS 除极向量背离 V₇～V₉ 导联（黄色箭头），指向 V₁ 导联，因此左心室侧壁梗死时 V₁ 导联出现高 R 波，而 V₇～V₉ 导联投影为 Q 波。

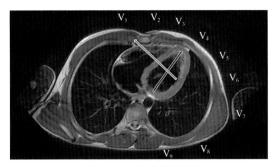

图 4-38　心脏额面观

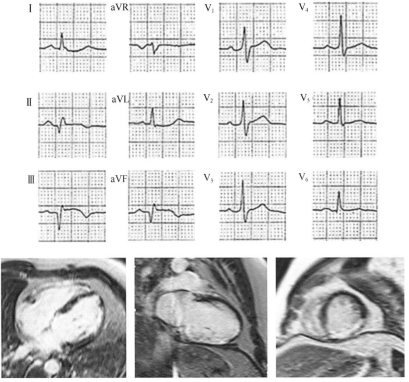

图 4-39　心电图 V₁ 导联高 R 波对应于左心室侧壁梗死
引自：Bayesde Luna Aetal. European Heart Journal, 2015, 36: 959-964.

因此，V₁ 导联高 R 波对应的是左心室侧壁。

"正后壁"梗死到底归属心脏哪部分的梗死呢？

近年来，影像学取左心室自身的长轴和短轴进行分区（图 4-40），共分为 17 区。鉴于此，心电图原有的一些名称需要更新。2006 年，Bayesde Luna A 等代表国际动态心电图及无创心电学会（ISHNE）发表的共识及 2007 年"心肌梗死统一定义"均将"正后壁"梗死改称为下壁基底部梗死，归属于下壁梗死。

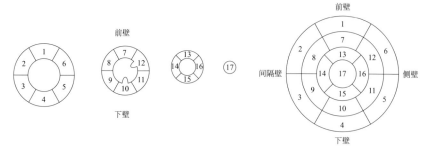

图 4-40　2002 年 AHA 影像学的左室分区

取互相垂直的左室长轴和短轴切面进行分区，将左心室共分为 17 区，基底部（1～6 区）、中部（7～12 区）、心尖部（13～16 区）及心尖（17 区）

二、V₁ 导联高 R 波对应于何处的梗死血管呢?

心脏的供血主要依靠 3 条冠状动脉：左前降支、左回旋支和右冠状动脉。目前应用的左心室分区法能非常贴切地描述各个冠状动脉的供血区（图 4-41）。例如，单纯 Ⅰ、aVL 导联 ST-T 改变对应罪犯冠状动脉为前降支的对角支，累及部位为左心室局限前壁，而以往称其为"高侧壁"，可能错误地提示其梗死罪犯冠状动脉为回旋支。因而，需要根据新的命名法加以纠正。

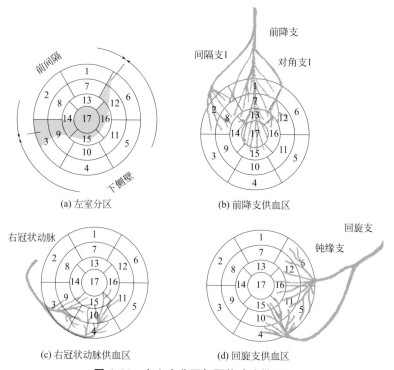

图 4-41　左心室分区与冠状动脉供血区

但需要注意的是，Ⅰ、aVL 导联代表了向左的除极向量，当其伴有 $V_5 \sim V_9$ 导联 ST-T 改变时，特别是 V_1 导联高 R 波时，应考虑回旋支闭塞所致。我们曾经在 2009 年发表 5 例 V_1 导联新出现 R 波增高的急性心肌梗死患者的心电图、冠状动脉造影及 DE-CMR 结果，5 例患者中 4 例罪犯冠状动脉为回旋支近段（2 例累及钝缘支），1 例在回旋支发出钝缘支后次全闭塞。

三、小结

　　按影像学左心室分区再定义某些心电图表现是十分必要的，有助于观察在体心脏位置与心电图的对应关系，迅速定位和开通罪犯冠状动脉和初步判断梗死面积大小、预后。并且应重新认识心电图 V_1、$V_7 \sim V_9$ 导联对应于较大面积的左心室侧壁，并且当心电图示 V_1 导联高 R 波、$V_7 \sim V_9$ 导联 QS 波时，提示该部位梗死的罪犯冠状动脉通常为回旋支。

参考文献

[1] Bayesde Luna A, Cino J M, Pujadas S, et al. Concordance of electrocardiographic patterns and healed myocardial infarction location detected by cardiovascular magnetic resonance. Am J Cardiol, 2006, 97(4): 443-451.

[2] Bayesde Luna A, Wagner G, Birnbaum Y, et al. A new terminology for left ventricular walls and location of myocardial infarcts that present Q wave based on the standard of cardiac magnetic resonance imaging: a statement for hcalthcarc professionals from a committee appointed by the International Society for Holter and Noninvasive Electrocardiography. Circulation, 2006, 114(16): 1755-1760.

[3] Bayesde Luna A. Location of Q-wave myocardial infarction in the era of cardiac magnetic resonance imaging techniques: an up date. J Electrocardiol, 2007, 40(1): 69-71.

[4] deLuna A B. Evolution of electrocardiographic terminology for walls of the heart and "Q-wave" myocardial infarction. Journal of Electrocardiology, 2008, 41(5): 423-424.

[5] deLuna A B, Cino J, Goldwasser D, et al. New electrocardiographic diagnostic criteria for the pathologic R wave sinleads V_1 and V_2 of an atomically lateral myocardial infarction. J Electrocardiol, 2008, 41(5): 413-418.

[6] Selvester R H. Nomina an atomicacontradictarevisited: especially as itrelatestocar diaciimaging and electrocardiology. J Electrocardiol, 2008, 41(5): 421-422; authorreply 3-4.

[7] BayesdeLuna A, Rovai D, PonsLlado G, et al. The end of an electrocar diographic dogma: aprominent R wave in V_1 is caused by alateralnot posteriormyocardial infarction-new evidence base doncontrast-enhanced cardiac magnetic resonance-electro cardiogramcorrelations. Eur Heart J, 2015, 36(16): 959-964.

[8] 陈琪，程流泉，吴兴利，等 . 磁共振定位的左室侧壁心梗与心电图诊断的比较 . 临床心电学杂志，2009, 18(6): 424-428.

第5章 ST段

专题一 ♥ 正本溯源——左主干缺血心电图："8+2"而非"6+2"

急性 ST 段抬高型心肌梗死的诊断需要涵盖定位诊断，不同部位心肌梗死治疗方法以及预后也并不相同。众所周知，左主干急性闭塞所致的 ST 段抬高型心肌梗死，不论是急诊或是择期经皮冠状动脉介入术（percutaneous coronary intervention，PCI）的患者，对于术者技术要求往往非常高。临床心电图工作者以及许多文章中均认为左主干心电图中表现为：aVR、V_1 导联 ST 段抬高，并且 $ST_{aVR} > ST_{V_1}$，大于或等于 6 个导联 ST 段压低，这种被称作"6+2 现象"；但是甘肃省人民医院曹云山通过阅读指南、文献，发现指南中描述左主干病变心电图表现多数为"eight or more"也就是 8 个以上的导联，在此，我们区别于"6+2 现象"改其为"8+2 现象"。

一、左主干心电图的理论基础

由图 5-1 可以看出，Ⅱ、Ⅲ、aVF 导联指向心脏下壁，Ⅰ、aVL 导联指向心脏侧壁。aVR 导联投影轴的方位由左下方指向右上方，与心脏的长轴基本平行，这个方位在常规 12 导联中是独一无二的。aVR 导联是反映心电向量总体变化趋势的一个导联，与心电向量环的长轴基本一致。在心脏除极 / 复极过程中，凡是与 aVR 导联投影轴平行或夹角小的向量，aVR 导联投影最大；凡是与 aVR 导联投影轴垂直或接近垂直的向量，aVR 导联投影最小，等于或接近于零。

虽然 aVR 导联背离室间隔，但室间隔的除极向量是由左上方指向右下方，与 aVR 导联几乎垂直，所以 aVR 导联并不是反映室间隔病变的最好导联，恰恰是表达室间隔病变最不清楚的一个导联，而反映室间隔病变最敏感的导联是 $V_1 \sim V_2$、Ⅰ、aVL 等导联，所以从向量与解剖角度来讲，把 aVR 导联的 ST 段抬高归结为室间隔的缺血或损伤是不正确的。如前所述，aVR 导联位于额面右上方，循心脏长轴方向探查整个心脏的电活动，故 aVR 导联对心脏弥漫性病变的表达最为敏感。

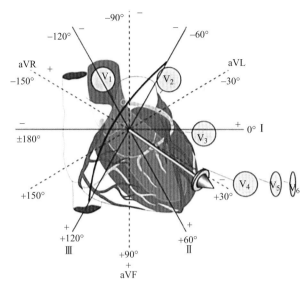

图 5-1　心脏六轴系统

　　因此，左主干严重狭窄时，左心室弥漫性的心内膜下心肌缺血或损伤，引起的 ST 损伤向量也几乎与心脏的长轴一致，故而在 aVR 导联的投影最大，引起的 ST 段移位最明显；而 V_1 导联探查的是室间隔基底部，投影并不与心脏的长轴一致，此时必有 $ST_{aVR} > ST_{V_1}$。在急性心包炎时，左右心室外膜普遍受损，心房心室的"损伤电流"所形成的综合心电向量必然与心脏的长轴一致，此时不论是 PR 段移位还是 ST 段的弓背向下抬高，都只有 aVR 导联最明显。这里需要指出的是，生理情况下，无论是 QRS 波还是 T 波的电轴，均与解剖学的室间隔方向存在一定角度，并非完全平行或重叠，即电轴和解剖轴并不完全一致。

二、左主干严重狭窄时 aVR 导联 ST 段抬高的意义

　　在六轴系统中，aVR 导联的负向位于 Ⅰ 和 Ⅱ 导联之间，与 V_5、V_6、aVL、Ⅰ 导联呈镜像关系。从右肩位看，aVR 导联面对左心室腔，捕获的信息位于心脏右上方，即右室流出道和室间隔基底部的心电活动信息。aVR 导联反映出室间隔基底部的心电向量，当左主干病变时会引起心脏心内膜下心肌缺血，可引起 aVR 导联 ST 段抬高。

　　结合图 5-2（c）心电图：心房颤动，aVR、V_1 导联 ST 段抬高，Ⅰ、Ⅱ、aVF、$V_2 \sim V_6$ 导联 ST 段压低，为一例典型"8+2 现象"心电图，其额面 ST 段向量如图 5-2（a）所示，Ⅲ 导联 ST 段位于等电位线，因此额面 ST 段向量方向应与 Ⅲ 导联呈 90°，与 Ⅲ 导联垂直的导联为 aVR 导联，并且 aVR 导联 ST 段抬高，因此 ST 段额面向量与 aVR 导联平行（黑色箭头所示）。如图 5-2（b）所示水平面 ST 段向量，V_1 导联为 ST 段抬高，因此水平面 ST 段向量与 V_1 导联呈锐角，$V_4 \sim V_6$ 导联 ST 段压低，因此水平面 ST 段向量与 $V_4 \sim V_6$ 导联呈钝角，水平面 ST 段向量方向如黑色箭头所示。

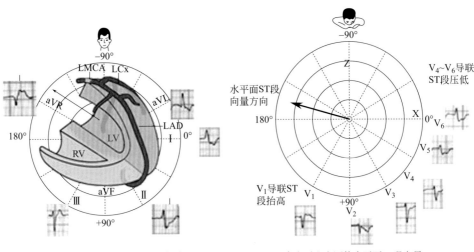

(a) 左主干心电图的额面ST段向量　　　　(b) 左主干心电图的水平面ST段向量

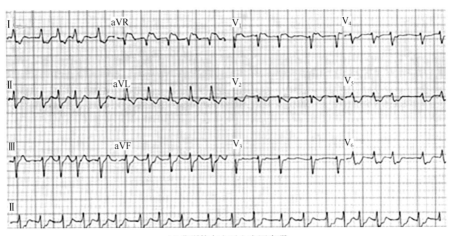

(c) 典型的左主干心电图表现

图 5-2　向量及心电图

三、文献中关于左主干心电图的描述

　　1993 年荷兰的 Gorgels 等通过对 113 名冠状动脉造影（显示至少一支冠状动脉血管病变）患者的心电图特点进行研究，提出冠心病左主干和三支病变特定的心电图特点：即Ⅰ、Ⅱ和 $V_4 \sim V_6$ 导联 ST 段压低伴 aVR 导联 ST 段抬高，其阴性预测价值为 78%，阳性预测价值为 62%；当总的 ST 段改变超过 12mm 时，其阳性预测价值增加到 86%。Yamaji 等人研究了左主干闭塞患者的心电图（图 5-3）特征发现，aVR 导联 ST 段抬高伴较低程度 V_1 导联 ST 段抬高是左主干病变的一个重要预测因素，并且 aVR 导联 ST 段抬高可以预测患者的临床结局。通过对 GRACE 研究中的 5064 名非 ST 段抬高急性冠脉综合征（ACS）患者（NSTEACS）心电图进行分析也发现，aVR

导联 ST 段抬高大于 1mm 是左主干（LM）/ 三支病变的独立预测因素。也有研究认为，aVR 导联 ST 段抬高≥1mm 预测左主干病变的灵敏性和特异性分别是 100% 和 33.5%；aVR 导联 ST 段抬高伴 V_1 导联 ST 段抬高预测左主干病变的灵敏性和特异性分别是 74.4% 和 68.5%；aVR 和 V_1 导联 ST 段抬高伴其他导联 ST 段压低预测左主干病变的灵敏性和特异性分别是 59%、74.4%。同时也有研究发现心电图无 aVR 导联 ST 段抬高几乎可以完全排除明显的 LM 病变。

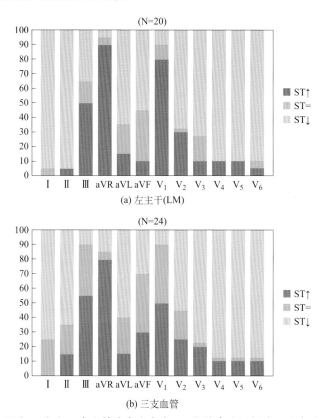

图 5-3　左主干（LM）和三支血管病变患者中 ST 段抬高或压低或无改变（ST=）的频率

四、指南中关于左主干心电图表现为"8+2"的描述

2009 年美国心脏病学会（AHA）/ 美国心脏协会（ACC）/ 心律协会（HRS）心电图标准化和解析指南（图 5-4）中指出："静息心电图 8 个或以上导联 ST 段压低大于 0.1mV，伴 aVR 和（或）V_1 导联 ST 段抬高，而其他方面表现不明显时，提示多支冠状动脉或左主干狭窄。"

2012～2017 年欧洲心脏病学会（ESC）关于急性心肌梗死的相关指南中也先后提及了这种心电图特点（图 5-5～图 5-7），即大于等于 8 个导联中 ST 段压低≥0.1mV 伴 aVR 和（或）V_1 导联 ST 段抬高提示左主干或相当于左主干病变或严重的 3 支血管缺血，

Journal of the American College of Cardiology
© 2009 by the American Heart Association, In… …ndation, … Heart Rhythm Society
Published by Elsevier Inc.
Vol. 53, No. 11, 2009
ISSN 0735-1097/09/$36.00
doi:10.1016/j.jacc.2008.12.016

8+2

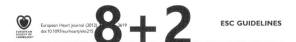

AHA/ACCF/HRS Recommendations for the Standardization and Interpretation of the Electrocardiogram

Recommendation

1. When the resting ECG reveals ST-segment depression greater than 0.1 mV (1 mm) in 8 or more body surface leads coupled with ST-segment elevation in aVR and/or V_1 but is otherwise unremarkable, the automated interpretation should suggest ischemia due to multivessel or left main coronary artery obstruction.

图 5-4　2009 年美国心脏病学会（AHA）/ 美国心脏协会（ACC）/ 心律协会（HRS）心电图标准化和解析指南

European Heart Journal (2012) …2619
doi:10.1093/eurheartj/ehs215

8+2

ESC GUIDELINES

ESC Guidelines for the management of acute myocardial infarction in patients presenting with ST-segment elevation

- *Left main coronary obstruction—lead aVR ST elevation and inferolateral ST depression*: The presence of ST-depression >0.1 mV in eight or more surface leads, coupled with ST elevation in aVR and/or V_1 but an otherwise unremarkable ECG, suggests ischaemia due to multivessel or left main coronary artery obstruction, particularly if the patient presents with haemodynamic compromise.[28]

图 5-5　2012 欧洲心脏病学会（ESC）ST 段抬高急性心肌梗死患者管理指南

2015 ESC Guidelines for the management of acute coronary syndromes in patients presenting without persistent ST-segment elevation

Diffuse precordial ST depression more pronounced in leads V_4～V_6 may indicate a culprit lesion located in the mid left anterior descending coronary artery, while changes more evident in leads V_2～V_3 may be more suggestive of a culprit lesion located in the left circumflex artery.[314] Diffuse ST depression including both precordial and extremity leads associated with ST-elevation ≥1 mm in lead aVR may indicate either left main coronary artery as the culprit lesion or proximal occlusion of the left anterior descending coronary artery in the presence of severe three-vessel CAD.[315,316] The correlation of ECG changes with the culprit lesion is weakened in the presence of left coronary artery dominance, multivessel disease and distal location of the culprit lesion.[317] Echocardiography or

图 5-6　2015 欧洲心脏病学会（ESC）非持续性 ST 段抬高型急性冠脉综合征管理指南

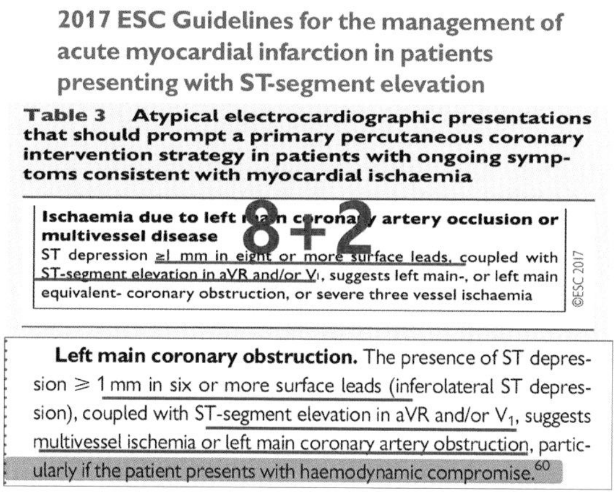

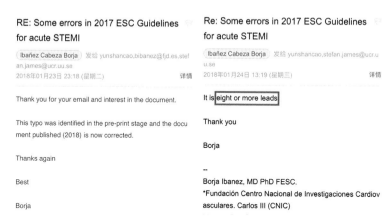

2017 ESC Guidelines for the management of acute myocardial infarction in patients presenting with ST-segment elevation

Table 3 Atypical electrocardiographic presentations that should prompt a primary percutaneous coronary intervention strategy in patients with ongoing symptoms consistent with myocardial ischaemia

Ischaemia due to left main coronary artery occlusion or multivessel disease

ST depression ≥1 mm in eight or more surface leads, coupled with ST-segment elevation in aVR and/or V_1, suggests left main-, or left main equivalent- coronary obstruction, or severe three vessel ischaemia

©ESC 2017

8+2

Left main coronary obstruction. The presence of ST depression ≥ 1 mm in six or more surface leads (inferolateral ST depression), coupled with ST-segment elevation in aVR and/or V_1, suggests multivessel ischemia or left main coronary artery obstruction, particularly if the patient presents with haemodynamic compromise.[60]

图 5-7　2017 年欧洲心脏病学会（ESC）急性 ST 段抬高型心肌梗死管理指南

尤其是患者血流动力学不稳定时。

仔细阅读的朋友一定注意到 2017 年指南中有一处文字提到的是“eight or more”（8+2）另外一处表述为“six or more”（6+2），到底是“eight”还是“six”？为此我们专门给 2017 年指南撰写发布的负责人写邮件询问了此事（图 5-8），得到的答复是“eight”是正确的，“six”是排版错误（图 5-8）。

RE: Some errors in 2017 ESC Guidelines for acute STEMI

Ibañez Cabeza Borja 发给 yunshancao,bibanez@fjd.es,stefan.james@ucr.uu.se

2018年01月23日 23:18 (星期二)　详情

Thank you for your email and interest in the document.

This typo was identified in the pre-print stage and the document published (2018) is now corrected.

Thanks again

Best

Borja

Re: Some errors in 2017 ESC Guidelines for acute STEMI

Ibañez Cabeza Borja 发给 yunshancao,stefan.james@ucr.uu.se

2018年01月24日 13:19 (星期三)　详情

It is eight or more leads

Thank you

Borja

--

Borja Ibanez, MD PhD FESC.

*Fundación Centro Nacional de Investigaciones Cardiovasculares. Carlos III (CNIC)

图 5-8　作者与指南撰写发布的负责人的来往邮件截图

因此，基于指南可以肯定地说，指南建议的左主干病变心电图表现为“8+2”而非“6+2”。

五、讨论

既往被我们熟知的“6+2 现象”通过本文探寻既往指南以及咨询相关“错误当事人”可以证明真正被肯定的左主干及三支病变心电图表现为“8+2”，也就是 aVR 导联及 V_1 导联 ST 段抬高 8 个或更多导联 ST 段压低。

但是心电图毕竟具有一定局限性，难道所有的"8+2 现象"均为左主干病变吗？下篇文章我们为各位带来心电图为典型的"8+2 现象"，但是结果貌似恰恰并非尽如人意。

专题二 ♥ "8+2 现象"就是左主干病变？

在左主干狭窄心电图中，以往被我们熟知的"6+2 现象"通过我们正本溯源以及回顾指南，已经被我们更正为"8+2 现象"了，然而心电图作为诊断疾病的第一手资料，往往对于疾病的诊断以及鉴别有一定局限性，难道所有的"8+2 现象"都可以提示左主干病变吗？本文给各位讲述一例另类的"8+2 现象"。

一、病例分享

女性，49 岁，无明显诱因间断胸闷 1 周，每次持续 30min 左右，休息或口服丹参滴丸可缓解，加重 1h；既往史有高血压病史 10 年；体格检查：生命体征平稳，心肺查体未见明显异常。入院后心电图检查（图 5-9）示：

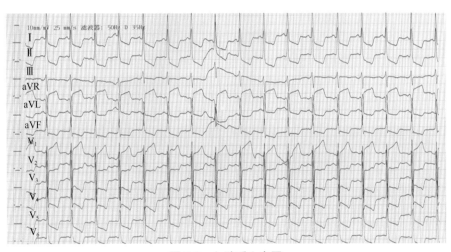

图 5-9　入院后心电图

广泛导联的 ST 段压低>0.1mV 及 T 波倒置，包括 Ⅰ、Ⅱ、Ⅲ 和 aVF 导联及 $V_2 \sim V_6$ 导联，其中 $V_4 \sim V_6$ 导联改变最明显，而 V_1 和 aVR 导联 ST 段抬高，而且 aVR 导联 ST 段抬高振幅大于 V_1 导联。心电图学专家把这种心电图表现称为"8+2 现象"，即广泛导联中至少有 8 个导联 ST 段压低和 2 个导联 ST 段抬高。

作为一个临床医生我们的大脑就会思索哪种临床情况会出现该心电图表现：

A. 冠心病——左主干病变；

B. 扩张型心肌病;

C. 肥厚型心肌病;

D. 高血压心肌肥厚。

连续监测血生化（图 5-10）：肌酸激酶同工酶（CK-MB）正常，超敏肌钙蛋白 T（hsTNT）略升高，NT-proBNP 增高，血氧饱和度（未吸氧状态下）91%，其他未见明显特殊异常指标。

总蛋白	TP	78.8		65.0~85.0	g/L	20钙	CA	2.27	2.11~2.52	mmol/L
白蛋白	ALB	45.1		40.0~55.0	g/L	21镁	MG	0.78	0.75~1.02	mmol/L
球蛋白	GLB	33.7		20.0~40.0	g/L	22磷	P	1.32	0.81~1.51	mmol/L
白球比例	A/G	1.34		1.2~2.4		23二氧化碳结合力	CO2	32.6	20.0~32.0	mmol/L
总胆红素	TBIL	39.3	↑	5.1~29.6	umol/L	24胆固醇	CHOL	3.94	2.80~5.85	mmol/L
直接胆红素	DBIL	11.3	↑	0.0~6.8	umol/L	25甘油三脂	TG	1.12	0.34~1.80	mmol/L
间接胆红素	IBIL	28.0	↑	5.0~24.3	umol/L	26高密度胆固醇	HDL-C	1.44	1.04~1.68	mmol/L
丙氨酸转氨酶	ALT	74	↑	7~40	U/L	27低密度胆固醇	LDL-C	2.62		mmol/L
天冬氨酸转氨酶	AST	40	↑	13~35.0	U/L	28淀粉酶	AMY	63	35~135	U/L
AST/ALT	AST/AL	0.54				29总胆汁酸	TBA	2.0	0.0~15.0	umol/L
谷氨酰转移酶	GGT	18.2		7.0~45.0	U/L	30肌酸激酶	CK	76.7	26.0~140.0	U/L
碱性磷酸酶	ALP	179	↑	35~100	U/L	31乳酸脱氢酶	LDH	262	120~250	U/L
尿素	Ur	6.5		2.0~7.5	mmol/L	32 CK同工酶 MB	CK-MB	20.0	0.0~24.0	U/L

检验项目	英文缩写	结果		单位	参考范围
氧饱和度	sO2	91	↓	%	93~98
酸碱度	pH	7.43			7.35~7.45
二氧化碳分压	pCO2	36		mmHg	35~45
氧分压	pO2	60	↓	mmHg	83~108
实测总血红蛋白	ctHb	14		g/dl	12~17.5
全血氧含量	ctO2	18		ml/dl.	16~22
标准碱剩余	SBE	0			-2~+2
标准碳酸氢盐浓度	SBC	25		mmol/L	22~26
脑利钠肽前体(NT-proBNP)		1366	↑	<125	pg/ml
超敏肌钙蛋白T		14.2	↑	<14.0	ng/L
乳酸浓度	cLac	2.0	↑	mmol/L	0.5~1.6

图 5-10 连续监测患者血生化化验单

心脏超声示：左心室向心性肥厚，节段性室壁运动异常，二、三尖瓣少量返流，左室舒张功能减低，左心室收缩功能减低（EF 45%）。

综上所述，是左主干吗？冠状动脉造影（图 5-11）告诉我们答案。

二、病例分析

结合上文心电图可以看出已经不止 8 个导联 ST 段压低，并伴有 aVR 以及 V_1 导联 ST 段抬高，可是为何冠状动脉造影提示冠状动脉未见明显狭窄呢？答案为 ST 段的抬高以及压低是继发于 QRS 波高电压，因此通过心电图中 "8+2 现象" 来诊断左主干狭窄一定要符合以下几点：

① 患者有胸痛病史，或以胸痛就诊;

② 心电图 R 波振幅，若为冠状动脉狭窄所致心肌缺血，患者心电图 R 波则应降低;

③ 血流动力学改变，急性左主干狭窄患者不仅胸痛剧烈，且生命体征尤其是血流动力学有明显改变。

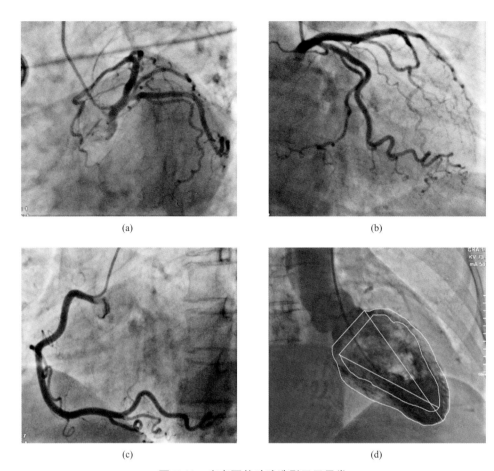

（a）　　　　　　　　　　　　　　　（b）

（c）　　　　　　　　　　　　　　　（d）

图 5-11　患者冠状动脉造影示无异常

该患者有高血压病史，临床症状不典型，虽然心电图表现为"8+2"特点，但从以往文献数据来看，LM 病变或等同左主干病变的概率并不高（23%），经冠脉造影证实患者冠脉正常，hsTnT 略增高多考虑与左心室肥厚有关，NT-proBNP 增高多考虑与患者心功能状态有关。

三、文献中关于左主干心电图描述

通过检索文献发现虽然这种"8+2"模式心电图对冠心病患者 LM/3 支病变及其预后有相当高的预测价值（图 5-12），但是这种心电图模式并不总是由 LM/ 相当左主干（LMEQ）病变所导致，其他临床情况如急性肺栓塞、心肌肥厚、微血管病变、急性主动脉夹层等也可以出现"8+2"心电图特点，临床上要根据不同的临床状况考虑（图 5-13）。总之，在表现为"8+2"心电图特点的 ACS 患者中，LM、三支病变及相当于左主干病变的发生率为 56%～71%；如果不考虑临床情况，仅从心电图入手，那

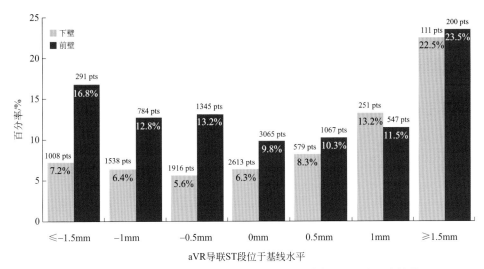

图 5-12 下壁和前壁心肌梗死 aVR 导联 ST 段抬高与 30 天病死率的关系

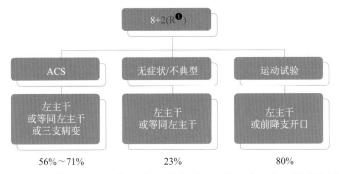

图 5-13 不同临床情况下"8+2"心电图特点对 LM 或相当于左主干病变的预测价值

么表现为"8+2"心电图特点的无症状或症状不典型患者中 LM/ 等同左主干病变的发生率为 23%；运动后 aVR 导联 ST 段抬高 1mm 对于 LM 或前降支开口病变总的预测价值是 80%。

四、总结

心电图作为临床医师的第一手资料，可以通过 ST 段抬高的导联大体预测急性冠脉综合征的罪犯血管。aVR 导联、V_1 导联 ST 段抬高及多导联（不少于 8 个）ST 段压低的心电图特点被称为"8+2 现象"，尤其是伴有血流动力学不稳定时，多提示冠状动脉左主干或相当于左主干（三支病变）病变。但值得强调的是，心电图具有一定局限性，并非所有的"8+2 现象"均为左主干病变，所以，要结合具体临床情况，不能就图论图。

---

❶ R：2 个抬高的导联中，必须存在 aVR 导联抬高（ST elevation in aVR and/or V_1）。

专题三 ♥ 急性左主干完全闭塞心电图呈 STEMI 表现

我们所熟悉的左主干病变心电图是非 ST 段抬高型心肌梗死（NSTEMI），即≥8个导联 ST 段压低，伴 aVR 或 V$_1$ 导联抬高。本文介绍一下急性左主干完全闭塞心电图呈 ST 段抬高型心肌梗死（STEMI）表现。

一、病例分享

78 岁，男性，因间断胸痛 3 天伴胸部紧缩感和出汗入院，胸痛症状休息后可缓解。查体，血压 76/62mmHg，心率 130 次/min，双肺有湿啰音。入院心电图［图 5-14（a）］提示：房颤，右束支传导阻滞（RBBB）、左前分支传导阻滞（LAH），Ⅰ、aVL 和 V$_3$～V$_6$ 导联 ST 段抬高，下壁和 V$_1$ 导联 ST 段压低。肌钙蛋白＞25ng/mL。患者行冠状动脉造影检查［图 5-14（b）］提示左主干完全闭塞，且无侧支循环。

二、讨论

许多文献报道，左主干病变的心电图通常表现为 NSTEMI，其心电图特征是大于或等于 8 个导联 ST 段压低，伴 aVR 和（或）V$_1$ 导联 ST 段抬高。然而，M. Fiol 等人

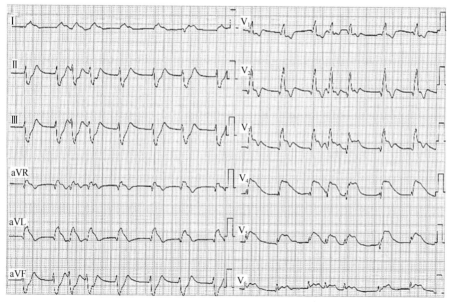

(a) 入院心电图

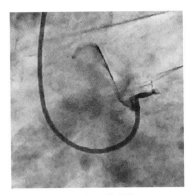

(b) 冠状动脉造影

图 5-14　患者心电图和冠状动脉造影

观察 7 例急性左主干完全闭塞且无侧支循环患者的心电图发现，急性左主干完全闭塞患者的心电图呈类似左前降支（LAD）近段病变的 STEMI 表现，即 Ⅰ、aVL 导联 ST 段抬高，下壁导联 ST 段压低，前壁 $V_2 \sim V_4$ 导联 ST 段抬高，且无 aVR 导联与 V_1 导联 ST 段的抬高。以上病例同样展示了急性左主干完全闭塞且无侧支循环患者的心电图呈现 STEMI 表现。

M. Fiol 指出，当急性左主干完全闭塞且无侧支循环时会累及 LAD 与左回旋支（LCX），而 LCX 血流中断时会产生指向侧壁的缺血向量，会部分抵消 LAD 闭塞所导致的 aVR 和 V_1 导联 ST 段抬高，进而出现无 aVR 导联与 V_1 导联 ST 段抬高的类似于 LAD 近段病变的 STEMI 心电图表现。右束支与左前分支由 LAD 供血，左后分支粗短，且由 LAD 与 RCA 双重供血，因此左主干病变会出现 RBBB 与 LAH。

因此在临床中，当我们遇到心电图呈无 aVR 导联与 V_1 导联 ST 段抬高的类似于 LAD 近段病变的 STEMI 表现，伴 RBBB 与 LAH，且患者伴血流动力学障碍时要高度警惕此患者为急性左主干完全闭塞。

参考文献

[1] Zhao Y T, Zhou H, Shi R, et al. Total occlusion of the left main coronary artery presenting as ST-elevation myocardial infarction. Journal of electrocardiology, 2018, 51: 479-480.

[2] Fiol M, Carrillo A, Rodriguez A, et al. Electrocardiographic changes of ST-elevation myocardial infarction in patients with complete occlusion of the left main trunk without collateral circulation: differential diagnosis and clinical considerations. J Electrocardiol, 2012, 45: 487-490.

[3] Aygul N, Salamov E, Dogan U, et al. Acute occlusion of the left main trunk presenting as ST-elevation acute coronary syndrome. J Electrocardiol, 2010, 43: 76-78.

专题四 ♥ 胸导联 ST 段抬高伴 T 波倒置：并非是急性前壁心肌梗死

深入人心的急性前壁心肌梗死心电图表现为胸导联 ST 段抬高、T 波倒置。但我们是否可以根据心电图胸导联 ST 段抬高伴 T 波倒置表现瞄准为急性前壁心肌梗死呢？答案一定是否定的。本文用两个病例分析一下。

一、病例分享

病例 1　65 岁，男性，因发作性胸闷、胸痛 10 年余，加重 1 个月入院；既往高血压病史 12 年，脂肪肝及右肾结石 1 年余。化验结果肌钙蛋白 I（TnI）0.43ng/mL，NT-proBNP 91.1pg/mL。心电图如图 5-15 所示：$V_2 \sim V_6$ ST 段抬高伴 T 波倒置，I、II、aVL、$V_1 \sim V_6$ 导联 T 波倒置，III、aVF 导联 T 波低平，aVR 导联 T 波直立；且 $V_2 \sim V_6$ 导联 ST-T 形成穹隆样改变。

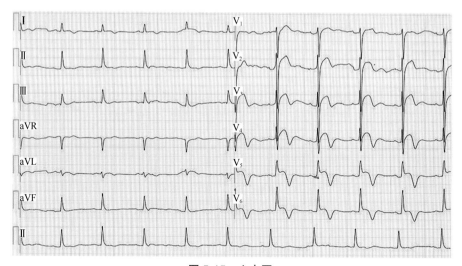

图 5-15　心电图

一线大夫看到心电图后随即向赵运涛医生报告，怀疑患者发生急性前壁心肌梗死。赵运涛医生仔细查看心电图后，遂向一线大夫说此患者有心尖部室壁瘤，并让一线大夫为患者预约心脏超声，结果提示心尖部室壁瘤形成，且心肌厚度正常，证实了赵运涛医生的诊断。并且患者冠状动脉造影结果未见明显异常（图 5-16），而左心室造影结果（图 5-17）可见心尖部室壁瘤形成。

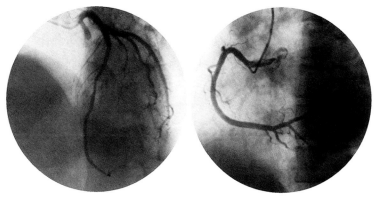

图 5-16　冠状动脉造影

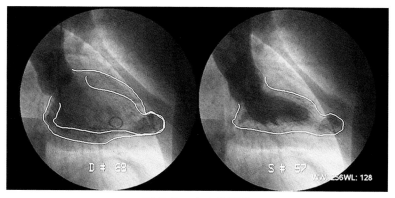

图 5-17　左心室造影

病例 2　76 岁，男性，因阵发性心前区疼痛伴后背痛 3 年入院，既往有高脂血症 7 年，痛风 2 年。化验结果 TnI 为阴性，NT-proBNP 为 1664ng/L。入院心电图如图 5-18

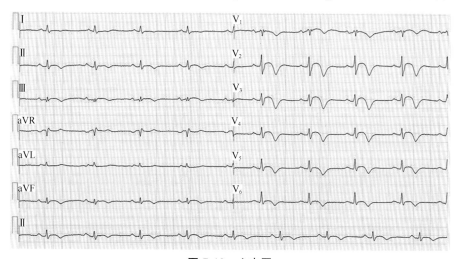

图 5-18　心电图

所示：V_2～V_5 导联 ST 段抬高伴 T 波倒置，Ⅰ、Ⅱ、Ⅲ、aVF、V_1～V_6 导联 T 波倒置，aVL、aVR 导联 T 波直立；且 V_2～V_5 导联 ST-T 形成穹隆样改变。

　　一线大夫看到心电图后仍向赵运涛医生报告怀疑患者发生急性前壁心肌梗死。赵运涛医生仔细查看心电图后，遂向一线大夫说此患者有心尖部室壁瘤。心脏超声结果提示心尖部室壁瘤形成，且心肌厚度正常，最终证实了赵运涛医生的诊断。并且患者冠状动脉造影结果未见明显异常，而左心室造影结果（图 5-19）可见心尖部室壁瘤形成。

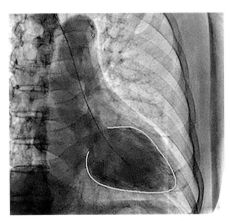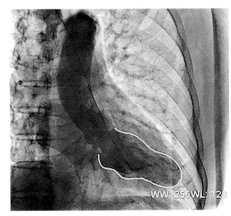

图 5-19　左心室造影

二、知识拓展——心尖部室壁瘤与急性前壁心肌梗死的心电图鉴别诊断

　　二者的鉴别点在于：①全导联 T 波倒置；②胸导联 ST 段抬高伴 T 波倒置，ST-T 形成穹隆样改变。

　　两个病例均出现了全导联 T 波倒置，因此心室复极向量（T 波综合向量）被离心尖部而指向第三象限（图 5-20）。

　　心尖部室壁瘤常为急性心肌梗死的并发症，有报道称其与肥厚型心肌病、Chagas 病、结节病等相关，心尖部室壁瘤也可是先天性或医源性所致。有研究显示 V_4～V_6 导联 ST 段抬高形成 ST-T 穹隆样改变，在肥厚型心肌病患者中有助于诊断心尖部室壁瘤，具体机制不明。而此两位患者的心脏超声未提示心肌肥厚，因此两位患者应为先天性心尖部室壁瘤。

三、心尖部室壁瘤与其他情况鉴别诊断

　　由于心尖部室壁瘤患者心电图有胸导联 ST 段抬高伴 T 波倒置，因此其需要与急性前壁心肌梗死心电图进行鉴别。二者主要区别为：①急性前壁心肌梗死超急性期有

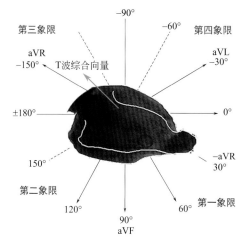

图 5-20　左心室心尖部室壁瘤 T 波综合向量示意

T 波高尖直立，急性期出现 T 波倒置伴 ST 段上斜性抬高，ST 段与 T 波可形成红旗飘飘样改变，而不是穹隆样改变；②急性前壁心肌梗死心电图往往有胸导联 R 波递增不良，而心尖部室壁瘤由于室间隔未受累，故心电图无此表现；③急性心肌梗死患者 TnI 水平会有大幅度升高，而心尖部室壁瘤患者 TnI 水平正常或轻度升高。

　　心尖部室壁瘤患者心电图有胸导联 T 波倒置，需要与心尖肥厚型心肌病的 T 波倒置（图 5-21）进行鉴别，二者区别为：①心尖肥厚型心肌病有 QRS 高电压，而心尖部室壁瘤 QRS 无高电压；②心尖肥厚型心肌病无胸导联的 ST 段抬高，仅有 T 波倒置，心尖部室壁瘤胸导联 ST 段抬高伴 T 波倒置形成穹隆样改变。

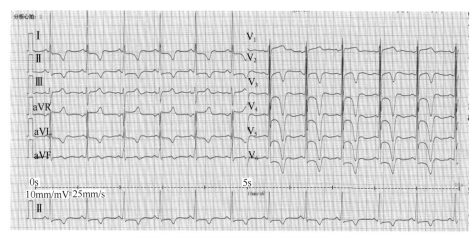

图 5-21　心尖肥厚型心肌病的 T 波倒置心电图

　　因此，当心电图有胸前导联 ST 段抬高伴 T 波倒置时，我们不要单纯地怀疑其是否发生了心肌梗死，而要仔细观察分析心电图；并且心电图出现全导联 T 波倒置，胸前导联 ST 段抬高伴 T 波倒置，ST-T 形成穹隆样改变时（图 5-22），我们要高度怀疑患者是否存在心尖部室壁瘤。

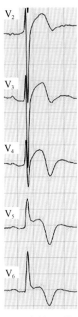

图 5-22　胸前导联心电图

参考文献

[1] Ozeke O, Cagalay Ertan, Gokhan Keskin, et al. Association of ST elevation with apical aneurysm in hypertrophic cardiomyopathy. Indian Heart Journal, 2015, 67(5): 434-439.

[2] Ozeke O, Edipoglu E, Karakurt M, et al. Association of ST elevation with not only post-infarction ischemic apical aneurysm but also apical aneurysm associated with hypertrophic cardiomyopathy. International Journal of Cardiology, 2016, 208: 92-94.

[3] Kenichiro Suwa, Hiroshi Satoh, Makoto Sano, et al. Functional, morphological and electrocardiographical abnormalities in patients with apical hypertrophic cardiomyopathy and apical aneurysm: correlation with cardiac MR. Open Heart, 2014, 1(1): 124.

[4] Ozcan Ozeke, Serkan Cay, Firat Ozcan, et al. Lateral ST elevation as a practical electrocardiographic clue for apical aneurysm in hypertrophic cardiomyopathy patients. International Journal of Cardiology, 2016, 207: 194-195.

[5] Li Cui, Ya suo, Yun tao Zhao, et al. Mid-Ventricular Obstructive Hypertrophic Cardiomyopathy and Apical Aneurysm Mimicking Acute ST-Elevation Myocardial Infarction. Annals of Noninvasive Electrocardiology, 2016, 21(1): 98-101.

专题五 ♥ $V_1 \sim V_3$ 导联 ST 段抬高就是前壁心肌梗死吗?

急性前壁 ST 段抬高型心肌梗死因病死率高、预后差、心力衰竭发生率高等因素,在 ST 段抬高型心肌梗死类型中属于尤为危重的类型。以往我们通常认为 $V_1 \sim V_3$ 导联 ST 段抬高罪犯血管多为左前降支,梗死部位多在左心室前壁,但本文介绍一种不同寻常的右胸导联的 ST 段抬高。

一、病例分享

病例 1 患者是一位 60 岁的老年男性,主因"突发胸痛 2h"就诊于急诊科,否认既往慢性病史,心电图(图 5-23)提示:快速心房颤动,$V_1 \sim V_4$ ST 段抬高(红色箭头所示),无下壁导联 ST 段抬高及病理性 Q 波。

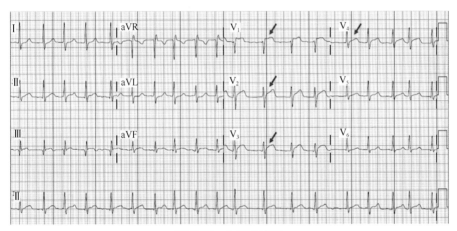

图 5-23 入院心电图

结合心电图表现考虑罪犯血管可能为前降支近段,于导管室行冠状动脉造影检查,然而出乎意料的是,患者前降支血流良好,未见明显狭窄 [图 5-24(a)],但是右冠状动脉近段完全闭塞 [图 5-24(b)中黄色箭头所示]。拟针对右冠状动脉行介入治疗,但是患者血流动力学不稳定,未给予支架治疗,患者安返病房。

入院第 5 天后,患者血流动力学稳定,拟对患者行心脏核磁检查。心脏核磁显示右心室前壁及侧壁运动异常 [图 5-25(a)、(b)中绿色箭头所示],在延迟钆增强核磁成像中有水肿 [图 5-25(c)中黄色箭头所示]和对比剂保留 [图 5-25(d)中红色箭头所示]。

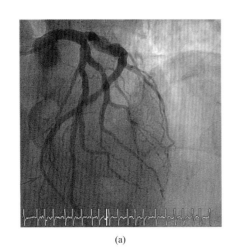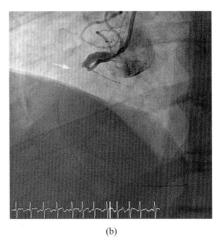

(a)　　　　　　　　　　　　　　(b)

图 5-24　冠状动脉造影

患者为回旋支优势血管（红色箭头所示）

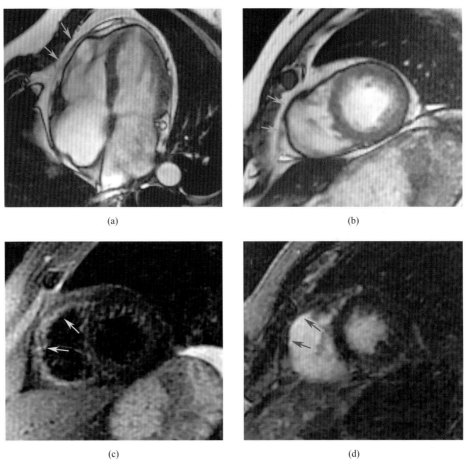

图 5-25　心脏核磁

病例2 患者是一位58岁的男性，主因胸骨后疼痛3h，突发意识不清就诊于急诊科，查心电图提示为心室颤动，经4次电除颤后恢复自主心律，复苏后患者心电图（图5-26）提示为 V_1、V_2、Ⅲ、aVF导联ST段抬高，Ⅰ、aVL导联ST段压低。

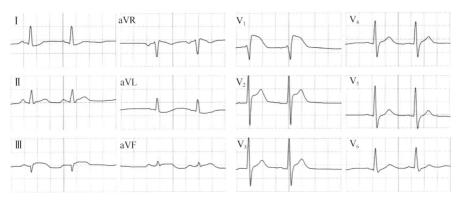

图 5-26　复苏后患者心电图

随即患者行冠状动脉造影，检查结果却出乎所有人预料。造影显示患者右冠状动脉近段完全闭塞［图5-27（a）］，前降支及回旋支未见明显狭窄，患者为非右冠状动脉优势型；经球囊扩张后右冠状动脉开通［图5-27（b）］。

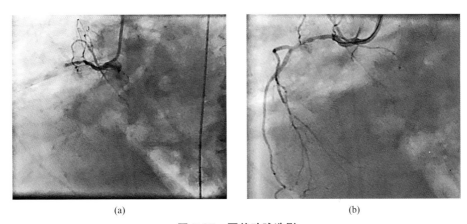

(a)　　　　　　　　　　　　(b)

图 5-27　冠状动脉造影

心脏核磁显示患者右心室梗死伴扩大，左心室未见扩大及其他改变（图5-28）。

入院7天后患者复查心电图，提示 $V_1\sim V_4$ 导联T波倒置，Ⅰ、aVL、Ⅲ、aVF导联ST段未见抬高（图5-29）。

二、病例分析

病例2中患者因胸痛突发室颤就诊于急诊，复苏后心电图 V_1、V_2 导联ST段抬高，提示缺血位于前降支支配区域，病变位置大约在前降支近段，但是若闭塞处位于前降

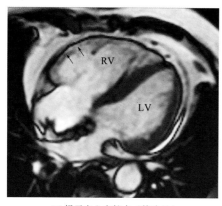

(a) 提示右心室扩大（箭头处）

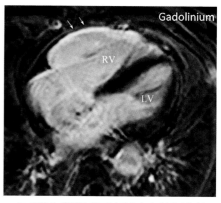

(b) 延迟钆增强核磁可以看出右室广泛对比剂
保留（箭头所指），右心室梗死，在左心室中
未见病理性钆保留

图 5-28　心脏 MRI

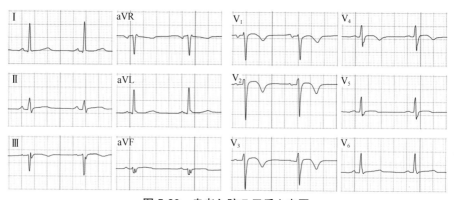

图 5-29　患者入院 7 天后心电图

支近段，则下壁导联（Ⅱ、Ⅲ、aVF）ST 段呈镜像性压低。而本例心电图提示下壁导联 ST 段抬高，只有当前壁心肌梗死，前降支远段闭塞时，下壁导联才会抬高（前提是前降支足够长，包绕心尖处），因此心电图表现与罪犯血管不一致，前壁导联（V_1、V_2 导联）ST 段抬高也许并非缺血所致。同时，患者心电图 V_1、V_2 导联 ST 段抬高呈Ⅰ型 Brugada 波表现，但是有很多情况，包括缺血也会出现 Brugada 拟表型心电图改变，因此，在诊断 Brugada 综合征之前，排除其他原因导致的 Brugada 拟表型更为重要。所以，考虑患者 ST 段抬高呈 Brugada 拟表型心电图改变，也是由于右心室心肌梗死所致，心脏 MRI 也证实如此。

　　病例 1 中同样为 $V_1 \sim V_4$ 导联 ST 段抬高，相应下壁导联未见 ST 段镜像性压低，因此与前降支近段闭塞心电图表现不一致，考虑患者 $V_1 \sim V_4$ 导联 ST 段抬高原因为右心室心肌缺血向量朝向 $V_1 \sim V_4$ 导联所致。

三、讨论

临床中前壁 ST 段抬高在何种情况下要考虑为右心室心肌梗死呢？在 2010 年 *Journal of Electrocardiology* 中 Becker S. N. Alzand 对比观察了 7 例右冠状动脉闭塞（为右心室梗死心电图，表现为 $V_1 \sim V_3$ 导联 ST 段抬高）与 6 例前降支近段闭塞（表现为前壁 ST 段抬高），发现以下几个鉴别点：

1. ST 段呈穹隆样（dome-like）抬高

Becker 发现 7 例右冠状动脉闭塞的前壁 ST 段抬高均为穹隆样抬高，而前降支近段闭塞胸导联很难见到穹隆样 ST 段抬高。

2. V_1 导联 ST 段抬高

所有右冠状动脉闭塞的前壁心肌梗死 V_1 导联均有抬高，而前降支病变（中远段）则 V_1 导联未必全抬高。

3. V_6 导联 ST 段

在急性右心室梗死时，胸前导联 ST 段最大的投影向量往往在 V_1、V_2 导联［图 5-30（a）红色箭头大于蓝色箭头］，然而在前降支闭塞的前壁 STEMI，胸前导联 ST 段向量指向缺血向量，故胸前导联最大向量应在 $V_3 \sim V_6$ 之间［图 5-30（b）蓝色箭头］。因此，右冠状动脉闭塞的急性前壁 STEMI 中 V_6 导联一般不会抬高，而在前降支闭塞的前壁 STEMI 中 V_6 导联可抬高。

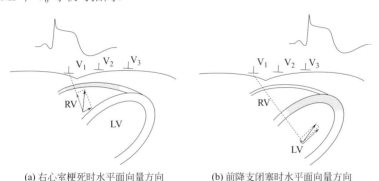

(a) 右心室梗死时水平面向量方向   (b) 前降支闭塞时水平面向量方向

图 5-30　两种水平向量

4. ST 段的额面向量

当前降支近段闭塞时，心电图多表现为胸前导联 ST 段抬高，同时伴有下壁导联 ST 段镜像性压低，在前降支远段闭塞时，下壁导联 ST 段会抬高（前提仍为前降支足够长，长到包绕心尖部），且 $ST_{II} > ST_{III}$。但当右心室梗死心电图表现为前壁 STEMI 患者心电图中，下壁导联 ST 段多不抬高，若出现 ST 段抬高，也与前降支远段闭塞下壁 ST 段抬高情况不匹配。

5. ST 段的水平面向量

前降支闭塞的胸前导联抬高多超过 V_3 导联，而右心室梗死心电图表现为前壁 ST 段抬高患者，胸前导联 ST 段抬高多不超过 V_3 导联，且 V_1 导联多抬高。

6. 右胸导联

加做右胸导联（$V_3R \sim V_5R$）有助于诊断右心室梗死。

7. 胸前导联 QRS 波初始向量

右心室梗死不会影响室间隔向量，因此不会影响 QRS 波初始向量，在前降支近段闭塞的前壁 STEMI 中，QRS 波 R 波丢失，起始多为 QS 型，而右心室梗死的前壁 STEMI 中，胸前导联起始多为 R 波或不呈 QS 型。

四、总结

心电图是诊断心肌梗死的第一手资料，在 PCI 开通血管前，通过心电图表现推测罪犯血管尤为重要。急性前壁 ST 段抬高型心肌梗死，最易出现泵衰竭，因此在心肌梗死后要注意保护心功能，但是右心室梗死因灌注不足则应补液治疗，二者在心肌梗死后治疗上截然相反。若笼统地认为 $V_1 \sim V_3$ 导联 ST 段抬高就是急性前壁心肌梗死，忽略了右心室心肌梗死的情况，在错过急诊 PCI 时间窗后至行挽救性 PCI 之前这段时间内，若不予扩容治疗，则会贻误病情。

本文撰述了两例右心室梗死心电图表现为前壁 ST 段抬高的情况，以此类推，在肺栓塞时右心室负荷增大，同样也会出现胸前导联的 ST 段抬高，甚至出现 Brugada 拟表型，因此同样也说明 ST 段抬高不等于前壁心肌梗死，所以，在错综复杂的临床中，需要有一双慧眼来去伪存真。

参考文献

[1] Belén Arroyo Rivera, Álvaro Aceña, Pepa Sánchez-Borque, et al. Cardiac Arrest With ST-Segment–Elevation in V_1 and V_2: Differential Diagnosis[J]. Circulation, 2018, 137(16):1742-1744.

[2] Birnbaum Y. Combined anterior and inferior ST-segment elevation. Electrocardiographic differentiation between right coronary artery occlusion with predominant right ventricular infarction and distal left anterior descending branch occlusion.[J]. Journal of Electrocardiology, 2011, 44(3):383-388.

专题六 ♥ 不要惧怕 ST 段抬高

一、概述

临床上看到心电图 ST 段抬高，想必许多同仁心里都会紧张，但是本文提醒同仁，不要惧怕 ST 段抬高心电图，最好的办法就是多了解 ST 段抬高背后的原因。本文介绍的是电复律（Electrical Cardioversion）后出现的 ST 段抬高。

二、病例分享

56 岁女性因为肺动脉高压（表现气短、低血压）而入院，入院心电图（图 5-31）
显示：右束支传导阻滞、房扑伴房室 2∶1 传导、心室率 100 次 /min。由于血流动力
学不稳定，临床医生用了 360J 电击将患者心律转为窦性心律。

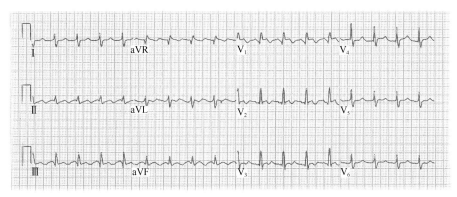

图 5-31　入院心电图

就在转为窦性心律即刻，体表心电图［图 5-32（a）］记录到 $V_3 \sim V_6$ 导联 ST 段抬
高，但是此时患者并未表现任何不适。短暂的几秒后重新复查心电图［图 5-32（b）］，
此时抬高的 ST 段已经回落至基线。患者转复窦性心律后的心肌标志物及电解质未见
任何异常。

三、讨论

当心律失常造成血流动力学不稳定时，直流电复律常被用来终止心律失常，转复
为窦性心律，但是直流电复律对心肌的影响至今尚未被研究透彻。除了电复律及除颤
以外，碍于记录的难处，目前只有少数病例已被记录到直流电复律还可以带来暂时性
的 ST 段抬高。

P. Rumeau 教授等人统计，发现经过电除颤后的患者中有 46% 出现短暂 ST 段改变，
其中 34% 的患者 ST 段抬高＞0.1mV，而 12% 的患者出现 ST 段压低。至今电复律后
的 ST 段改变的机制依然未得到验证，记录到的 ST 段改变多发生在胸导联，意味着电
生理改变与电极板放置的位置有关。

早期曾有学者怀疑电除颤后出现短暂 ST 段改变与冠状动脉痉挛有关，但是实验
模型并不成功，因此直流电复律造成冠状动脉痉挛只是一种猜测。因为直流电复律
后造成冠状动脉痉挛使 ST 段改变需要一段时间，并不是 ST 段抬高急性期的表现。

也有学者认为电流直接损伤心肌似乎是更直接的原因。但是在 P. Rumeau 教授的

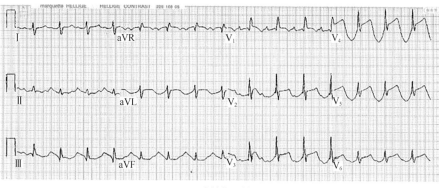

(a) 电转复即刻

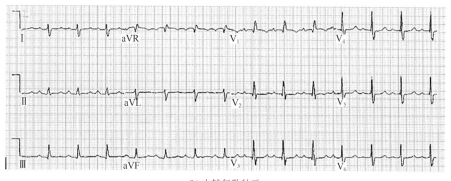

(b) 电转复数秒后

图 5-32　电转复即刻及数秒后心电图

研究中不支持电损伤心肌是造成 ST 段改变的原因。因为直流电复律后电流没有对心肌造成伤害性的后果以及特异性的心肌酶没有明显地增加，但升高的肌酸激酶（CK）水平可以用损伤外周肌肉解释。

因此 P. Rumeau 教授认为可以用直流电复律后造成沿着心室壁持续的电压梯度后，部分的心肌层呈现"持续性 - 非透壁的除极化"来解释 ST 段改变。这种除极化被猜测是由于继发于电穿孔（electroporation）后细胞膜上的导电性改变所造成的。电穿孔可以持续数秒至数分钟。

以电穿孔的角度来解释，因为双相直流电复律比单相能量更低，并且双相电流会使细胞膜的极性反转，因此电穿孔对双相直流电复律影响不如单相直流电复律。此外能量较低的双相电流减少了流经过皮肤电流的强度，解释了肌酸激酶（CK）增加的程度不如单相电流。

四、结论

此文解释了 ST 段抬高不是只有 STEMI，直流电复律也可以引起暂时性的 ST 段抬高，因此临床上即便是电复律后出现的 ST 段抬高，临床医生无须太慌张，只要记得几分钟后复查心电图、心脏超声，当然心肌酶、电解质等化验结果也不能忽略，如此一来，患者的病情都在临床医生的掌握中了。

参考文献

[1] Ben-Dov I Z, Leibowitz D, Weiss A T. ST-segment elevation post cardioversion: a current of injury without injury. Int J Cardiol, 2006, 106(2): 255-256.

[2] Peiren Shan, Jie Lin, Xu Weiwei, et al. ST-segment elevation after direct current shock mimicking acute myocardial infarction: a case report and review of the literature. American Journal of Emergency Medicine, 2014, 32(11): 1-3.

[3] Rumeau P, Fourcade J, Duparc A, et al. ST-segment changes after direct current external cardioversion for atrial fibrillation. Incidence, characteristics and predictive factors. Int J Cardiol, 2011, 148(3): 341-346.

[4] Shafiq Q, Bashir R. Images in cardiovascular medicine. ST-segment elevations secondary to electrical cardioversion. Circulation, 2007, 116(19): 519-520.

专题七 ♥ 急性脑血管病出现 ST-T 改变是心肌梗死吗？

在临床工作中，我们经常会遇到急性心脑血管病的患者。但两者的治疗往往大相径庭，如脑出血患者禁忌抗凝治疗，而抗凝治疗是急性冠脉综合征患者治疗的基石。因此当我们碰到急性脑血管病患者出现心电图 ST-T 变化时，我们必须与急性冠脉综合征进行鉴别。

一、病例分享

病例 1 71 岁，女性，因"言语不利、右侧肢体瘫痪、口角歪斜"收入急诊科，患者于 8h 睡眠后清醒状态下出现此症状。到达急诊科 30min 后，患者突发胸部左侧压迫感伴后背中上部疼痛。患者此前从未发生过类似症状。既往患有高血压。体格检查：患者呈焦虑状态，血压 195/95mmHg，心率 102 次 /min。神经查体：构音障碍，右侧中枢性面瘫，右侧肢体偏瘫。入院心电图（图 5-33）提示：前壁及侧壁导联出现 ST 段抬高，Ⅱ 导联 ST 段轻度抬高。胸片正常，CK 及肌钙蛋白 T（TnT）均正常。头颅 CT 检查未见明显异常。

在入院 8h 后，再次复查心肌酶，TnT 0.67ng/mL，CK-MB 40.25ng/mL。头颅核磁检查证明左侧基底节急性脑梗死。

行冠状动脉造影未见明显血管狭窄。心室造影（图 5-34）可见心尖部运动障碍，左心室基底部运动增强。

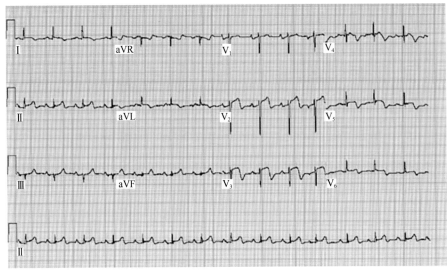

图 5-33　入院心电图

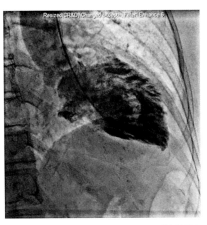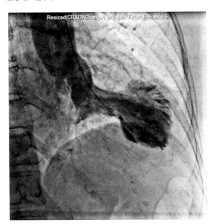

图 5-34　心室造影

病例 2　52 岁，女性，因不典型胸痛及上腹痛急诊入院，神经查体未见任何异常，入院心电图（图 5-35）示：广泛导联对称性 T 波深倒置（Ⅰ、Ⅱ、Ⅲ、aVF 导联及 $V_3 \sim V_6$ 导联）。在行心电图检查 50min 后，患者出现左侧肢体偏瘫、口角歪斜、双眼向右侧凝视。头颅 CT（图 5-36）显示右侧大脑中动脉疑似出现高密度影。血管造影（图 5-37）显示右侧大脑中动脉起始段有血栓。再次细看头颅 CT 发现，患者右侧脑岛有低密度影，表明此区域的缺血早于患者神经受损症状的发生。

研究报道，因右侧脑岛皮质对自主心血管神经系统有调节作用，所以它在急性脑血管事件或头颅外伤所导致的心电图 ST-T 改变中起着重要的作用。因此认为病例 2 的患者，先为小的血栓形成后引起右侧脑岛皮质缺血，进而引起心电图的变化，并且预示着更大面积卒中的发生。

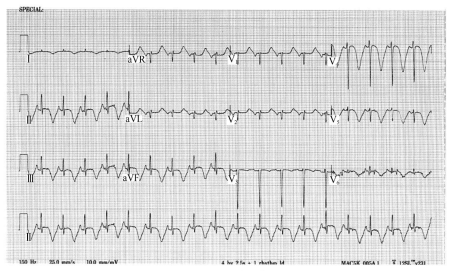
图 5-35　入院心电图

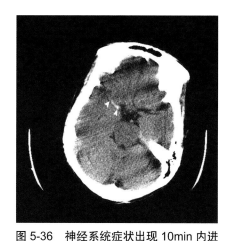
图 5-36　神经系统症状出现 10min 内进
行的头颅 CT 检查
示右侧大脑中动脉疑似出现高密度影（箭头所指）

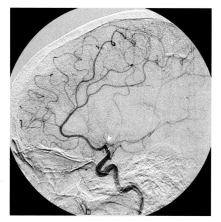
图 5-37　血管造影
右侧大脑中动脉完全闭塞（箭头所指）

二、讨论

无心脏病史的急性脑病或颅脑外伤患者血管可表现出心电图 ST-T 改变，其中大于 90% 的患者（缺血性脑卒中、颅内出血、蛛网膜下腔出血等）可出现心电图异常。文献报道右侧大脑梗死较左侧大脑梗死更易出现心电图异常。

1. 脑血管病患者心电图出现 ST 段抬高、T 波倒置及 QT 间期延长的机制是什么

2015 年 ESC 心力衰竭分会发表的应激性心肌病声明（*Current state of knowledge on Takotsubo syndrome: a position statement from the task force on Takotsubo syndrome of* the Heart Failure Association of the European Society of Cardiology）中指出，应激性心肌病可分为原发性与继发性，其中继发性应激性心肌病为患者因某些疾病、手术、麻醉、分娩或精神疾病而引起突发的交感神经兴奋及儿茶酚胺分泌增多，最终引起应激性心肌病的发生。其病因也包括急性脑血管事件或颅脑损伤。

　　研究报道，急性脑血管病患者会有儿茶酚胺增多和交感神经兴奋性增高。因此急性脑血管病或颅脑外伤患者，因由脑血管病引起应激性心肌病的发生，进而出现心电图的变化。因此我们认为急性脑血管病或颅脑外伤患者，其心电图出现 ST 段抬高、T 波倒置及 QT 间期延长改变与应激性心肌病相关。

　　应激性 ST 段抬高可能部分或完全由心肌动力障碍所致，其 ST 段抬高可能由于心尖或中段心肌的球囊改变使得心电图曲线中的 ST 段变形。应激性心肌病也会使心肌出现广泛的心肌水肿，随着心肌水肿的进展及恶化，心肌僵硬度发生改变，而运动障碍进展为无运动，心电图中 ST 段抬高消失，而出现 T 波的变化。

　　2. 既然我们知道了脑血管病患者心电图出现 ST-T 改变与继发性应激性心肌病发生有关，那我们如何将其与脑血管病伴发急性冠脉综合征进行鉴别呢

　　应激性心肌病与急性冠脉综合征鉴别点主要表现为四点不匹配。

　　（1）应激性心肌病急性期心电图表现为前壁导联广泛 ST 段抬高，与急性前壁心肌梗死心电图鉴别要点为：Ⅱ 导联 ST 段抬高程度＞Ⅲ 导联。病例 1 的心电图就是表现为 Ⅱ 导联 ST 段抬高程度＞Ⅲ 导联。

　　应激性心肌病急性期过去之后，心电图将表现为 T 波倒置及 QT 间期延长，这也是急性脑血管病或颅脑外伤患者最常见的心电图表现。此时应激性心肌病心电图与急性前壁心肌梗死心电图鉴别要点为 T 波倒置范围不一样。因应激性心肌病常累及左心室侧后壁及心尖部，因此应激性心肌病心电图表现为 aVR 及 V₁ 导联 T 波直立，余导联 T 波倒置，且 T 波倒置程度深；而前降支闭塞导致的急性冠脉综合征，缺血累及左心室前壁及侧壁，其心电图表现为 Ⅰ、aVL、V₁～V₆ 导联 T 波倒置。

　　（2）应激性心肌病肌钙蛋白轻度升高，其升高程度与心电图 ST 段或 T 波改变的导联范围不匹配，肌钙蛋白升高程度也与室壁运动障碍范围不匹配。

　　（3）应激性心肌病 BNP 或 NT-proBNP 升高程度远大于肌钙蛋白升高程度，即 BNP 或 NT-proBNP 升高程度与于肌钙蛋白升高程度不匹配。因应激性心肌病不同于心肌梗死，仅为心肌在儿茶酚胺的毒性作用下，出现心肌坏死或凋亡，主要表现为室壁运动差，即心力衰竭。因此会出现 BNP 或 NT-proBNP 升高程度远大于肌钙蛋白升高程度。

　　（4）冠状动脉造影可发现，应激性心肌病冠状动脉狭窄部位与左心室运动减弱部位不匹配，应激性心肌病冠状动脉狭窄部位也与心电图 ST 段或 T 波改变的导联范围不匹配。

三、总结

此篇文章解释了急性脑血管病或颅脑外伤患者心电图出现 ST-T 改变是因继发性应激性心肌病的发生所导致。因此，当我们在临床中遇到急性脑血管病患者出现 ST 段抬高、T 波倒置及 QT 间期延长等改变的时候，不要急切地认为患者发生了心肌梗死。当出现以上四点不匹配时，我们要考虑患者发生了应激性心肌病。尤其当我们遇到发生急性脑出血、缺血性脑卒中或颅脑外伤患者心电图发生改变时，由于急性冠脉综合征与急性脑出血或颅脑外伤治疗通常矛盾，因而要更详细地区分患者是发生了急性冠脉综合征还是应激性心肌病，为下一步诊疗做准备。

参考文献

[1] Narang A T, Alian A. Clinicopathological conference: A 71-year-old female with neurological deficits, chest pain, and electrocardiographic changes. Acad Emerg Med, 2010, 17(10): 102-109.

[2] Lindberg D M, Jauch E C. Images in cardiovascular medicine. Neurogenic T waves preceding acute ischemic stroke. Circulation, 2006, 114(9): 369-370.

[3] Patel A P, Ibrahim B I, Dockery F. The ischaemic ECG: is it all in the head？ BMJ Case Rep, 2013.

[4] Lyon A R, Bossone E, Schneider B, et al. Current state of knowledge on Takotsubo syndrome: a Position Statement from the Taskforce on Takotsubo Syndrome of the Heart Failure Association of the European Society of Cardiology. Eur J Heart Fail, 2016, 18(1): 8-27.

[5] 土立群 . 应激性心肌病 ST-T 变化机制 . 临床心电学杂志，2014, 3(23): 209-211.

[6] 赵运涛 . 应激性心肌病心电图的再认识 . 心电图杂志（电子版），2015,4(2): 65-70.

专题八 ♥ ST 段抬高的奇特病因——膈肌上抬

临床中 ST 段抬高常见于急性心肌梗死、急性心包炎、室壁瘤等与心肌损伤有关的疾病，但是许多另类的原因也会引起 ST 段抬高，故 ST 段抬高不等于心肌梗死，应结合临床情况以及具体病史加以判断，切勿就图论图。本文介绍膈肌位置变化所导致的心电图改变以及当 ST 段抬高时的分析思路。

一、病例分享

病例 1 男性，62 岁，既往有高血压、高脂血症以及心功能不全病史。因 Ogilvie 综合征（急性结肠假性梗阻症）就诊于当地普外科，行全结肠切除术和回肠造瘘术治疗。住院期间发现在回肠造瘘术附近有严重的擦伤，为促进伤口愈合、防止感染，加强对于造瘘处的护理，并决定行回肠直肠吻合术，但造瘘口处仍有渗出，未见好转。住院第 5 天患者诉胸闷不适，气短，呼吸困难。

体格检查：血压 136/78mmHg，脉搏 136 次 /min，呼吸 22 次 /min，经鼻吸氧氧饱和度 95%，心前区未闻及明显杂音及摩擦音，腹部检查可见腹部膨隆，全腹胀，外科伤口愈合良好。

辅助检查：胸闷发作时心电图提示：Ⅱ、Ⅲ、aVF 导联 V₄～V₆ 导联 ST 段抬高（图 5-38）。

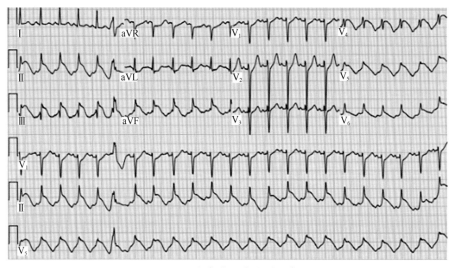

图 5-38　患者胸闷发作时心电图

TNI：正常。

二维超声心动图（图 5-39）：左心室收缩功能减退，EF 值：30%～35%；值得注意的是：①左室侧壁及后壁由于心脏外来的力量使心肌在舒张期变扁平，收缩期心肌凹陷（indentation）；②膈肌抬高导致右房游离壁外部机械性压缩 / 塌陷。

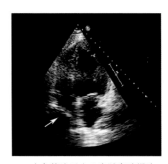 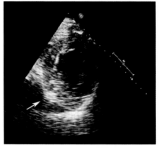 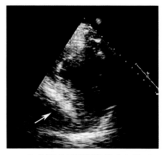

(a) 白色箭头示右心房游离壁塌陷　(b) 白色箭头收缩期左室切面的　(c) 白色箭头示随膈肌抬高心脏下
　　　　　　　　　　　　　几何形状　　　　　　　　外侧段变形

图 5-39　二维超声心动图

由此分析，抬高的膈肌使左心室侧壁以及后壁受压，同时也使右心房游离壁外部受压，那么抬高的膈肌是否就是导致下壁 ST 段抬高的原因？但是仍不能排除冠状动脉问题！

随即，进入导管室行冠状动脉造影，造影显示左前降支无狭窄，右冠状动脉轻度狭窄。返回住院病房对症治疗，行腹部平片［图 5-40（a）］与腹部 CT［图 5-40（b）、（c）、（d）］示：肠梗阻以及气腹，胃肠积液、膨胀（图 5-40）。更进一步证实 ST 段上抬是因外力压迫导致，而这个外力则为患者严重的肠梗阻以及极度的胃肠积液。

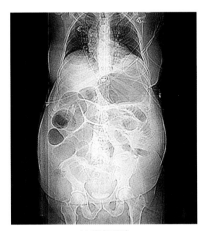

(a) 腹部平片
显示极度扩张的肠管和胃导致膈肌上移

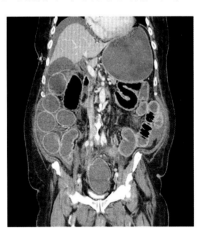

(b) 腹部 CT 平扫
五角星示高出的膈肌从下面压迫心脏

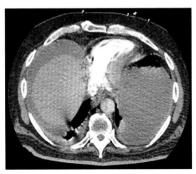

(c) CT 横切面
五角星和三角形示抬高的膈肌压迫左心室侧壁
（三角形所示）以及右心房（五角星所示）

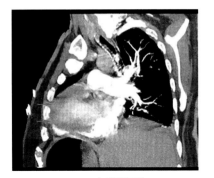

(d) CT 矢状面切面
绿色箭头所指由于膈肌的上抬，致心脏与肋
骨压迫，左前降支受肋骨压迫

图 5-40　腹部平片与腹部 CT

经鼻胃肠减压后，患者腹胀消失，胸闷症状减轻，行心电图检查，示 ST 段正常（图 5-41）。

病例 2　34 岁，女性。在当地医疗机构诊断为肠梗阻，因心电图异常转诊至我院。入院后主诉：渐进性腹部胀痛，恶心，呕吐 9h。17 年前因车祸导致截瘫，入院前曾于当地医院行结肠造瘘术。

体格检查：脉搏 99 次 /min，血压 124/84mmHg，体温 36.8℃，血氧饱和度 96%，腹部膨隆，肠鸣音减弱。

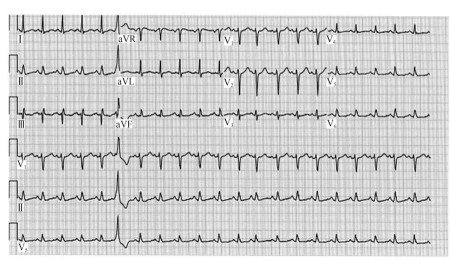

图 5-41　患者腹胀消失后心电图

实验室检查：血红蛋白 13.4g/L，白细胞计数 14.4×10⁹/L，肌酐 0.48 mg/dL，钠 135mmol/L，钾 3.7mmol/L，二氧化碳 28mmol/L，氯化钠 94mmol/L，阴离子间隙 13（正常 5～18）、钙 10.3mg/dL，镁 1.9mg/dL，淀粉酶 48IU/L。

入院心电图显示：窦性心动过速，下壁 ST 段抬高（图 5-42）。

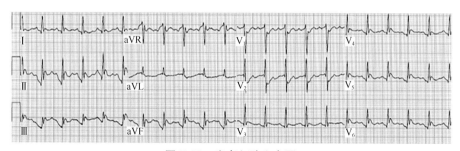

图 5-42　患者入院心电图

腹部 CT 示：小肠梗阻，胃扩张明显（图 5-43）。

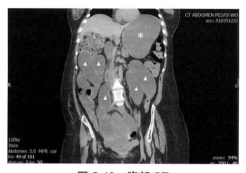

图 5-43　腹部 CT

星号（＊）示胃液充满胃体导致胃体扩张；三角形（△）示扩张的肠型

患者拒绝经鼻胃肠减压、补液以及止吐治疗。就诊后 9h，外科会诊发现严重肠梗阻，患者再次拒绝经鼻胃肠减压，复查心电图可见，下壁以及 V_4～V_6 导联 ST 段持续抬高，且较前明显（图 5-44）。

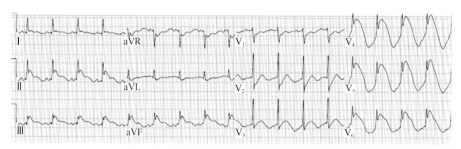

图 5-44　复查心电图

分析患者心电图随时间延长 ST 段逐渐抬高，但并无胸痛症状，且肌钙蛋白自始至终为阴性，故不考虑急性心肌梗死可能性。为排除本次为急性冠脉事件，行床旁心脏彩超示 EF 65%～70%，冠状动脉 CT 血管造影（CTA）排除冠脉问题以及肺栓塞。

患者因肠梗阻入院，本次主诉以腹胀为主，腹部 CT 示极度扩张的胃体以及肠型已经使膈肌上抬（图 5-43），压迫心脏，故考虑本次下壁导联出现的 ST 段抬高，为心外原因导致，治疗方向以改善胃肠动力，缓解肠梗阻为主。

随着胃肠动力以及肠梗阻的改善，3 天后，患者自诉腹胀症状减轻，心电图转为正常（图 5-45）。

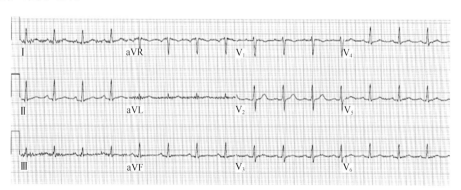

图 5-45　患者腹胀减轻后心电图

二、讨论

肠梗阻是外科手术后常见的并发症，偶尔也可以见到极度胃肠积液导致膈肌上抬。第一例患者经过冠状动脉造影检查排除了因为冠状动脉闭塞引起的 ST 段抬高。但如果抬高的膈肌压迫心脏下壁中的右冠状动脉，则会出现下壁心肌梗死表现；如果压迫左前降支下段，也会导致下壁以及 V_4～V_6 导联的 ST 段抬高。本病例不能排除冠状动脉痉挛的可能，但结合 ST 段抬高随腹胀减轻而回落，考虑膈肌上抬机械性压迫冠状动脉是合理的。

同时，作者通过 Medline 检索文献报告，由于冠状动脉受压引起的 ST 段改变的病例共有 7 篇，其中 1 例为极度胃内胀气引起的 ST 段变化，5 例为食管裂孔疝导致的膈肌上抬引起的 ST 段改变，还有 1 例为膈疝所导致。具体参阅第 2 至第 8 篇参考文献。

三、结论

ST 段抬高的原因多为心肌损伤，引起 ST 段抬高的疾病主要有急性心肌梗死、急性心包炎、肺栓塞、Tako-Tsubo 综合征、左心室室壁瘤、高钾血症、早复极综合征、Brugada 综合征、完全性左束支传导阻滞、低温以及变异型心绞痛等疾病，甚至是心电图伪差，然而本文两个病例又增加了由于膈肌上抬导致的 ST 段抬高的相关报道。

由此可见，ST 段抬高不等于急性心肌梗死，当心电图表现出 ST 段抬高时，分析步骤如下：

① 首先要考虑到急性心肌梗死的可能，但是若要诊断急性心肌梗死，则要结合相关酶学的改变以及相应的临床症状，动态观察心电图和酶学是否符合心肌梗死的演变，冠状动脉造影则为确诊本病的金标准，必要时可建议患者检查；

② 如果 ST 段抬高呈一过性，这种不典型心肌梗死动态改变，则更要考虑到变异型心绞痛；

③ 要重视心肌酶学的动态改变；

④ 要结合病史以及查体，切勿就图论图；

⑤ 不要忽视心电图伪差或其他心外原因引起的 ST 段抬高（例如膈肌上抬、低温等）。

本节通过撰述这种"奇特"少见的外因导致的 ST 段抬高，用以阐述临床相关病史的重要性，且明确阐明 ST 段抬高并非都为急性心肌梗死。然而，我们在临床中关注点往往在心脏内，而忽略心脏周围结构的改变引起的心电图改变，甚至阅读心电图时"就图论图"而忽略了病史以及查体的重要性。

参考文献

[1] Singh M, Sood A, Rehman M U, et al. Elevated Hemi-diaphragms as a Cause of ST-segment Elevation: A case report and review of literature. J Electrocardiol, 2017.

[2] Hibbs J, Orlandi Q, Olivari M T, et al. Giant J Waves and ST-Segment Elevation Associated With Acute Gastric Distension. Circulation, 2016, 133(11): 1132-1134.

[3] Rossington J A, Balerdi M, et al. Noncardiac pathology exposed at coronary angiography for ST-segment elevation. JACC Cardiovasc Interv, 2014, 7(5): 41-43.

[4] Narala K, Banga S, Hsu M, et al. Hiatal hernia mimicking ST elevation myocardial infarction. Cardiology, 2014, 129(4): 258-261.

[5] Basir B, Safadi B, Kovacs R J, et al. A Rare Case of Transient Inferior ST Segment Elevation. Heart Views,

2013, 14(3): 117-120.

[6] Gard J J, Bader W, Enriquez-Sarano M, et al. Uncommon cause of ST elevation. Circulation, 2011, 123(9): 259-261.

[7] Hokamaki J, Kawano H, Miyamoto S, et al. Dynamic electrocardiographic changes due to cardiac compression by a giant hiatal hernia. Intern Med, 2005, 44(2): 136-140.

[8] Buonavolonta J J, O' Connor W H, Weiss R L. Pseudoinfarction ECG pattern caused by diaphragmatic hernia uniquely resolved by transthoracic echocardiography. J Am Soc Echocardiogr, 1994, 7(4): 425-428.

专题九 ♥ 心脏肿瘤也可以导致 ST 段抬高

临床中 ST 段抬高常见于急性心肌梗死、急性心包炎、室壁瘤等与心肌损伤有关的相关疾病中，但值得强调的是，临床中 ST 段抬高不等于急性心肌梗死。许多心外的原因也会引起 ST 段抬高，例如膈肌上抬、肺栓塞、电复律后、高钾血症等，本文介绍心脏继发性肿瘤引起的 ST 段抬高。

一、病例分享

病例 1　患者为一例 37 岁男性，5 个月前被诊断为口腔鳞状细胞癌，现正接受化疗治疗。本次因胸闷、喘憋入院，入院后查心电图 [图 5-46（a）] 提示：窦性心律，V_3～V_5 导联 ST 段抬高，但是 TnI 持续阴性（在 6h、12h、18h、24h 分别查心肌酶均＜0.04ng/mL）。

虽然患者 TnI 正常，但是仍不能排除 ST 段抬高型心肌梗死（STEMI）可能，考虑患者肾功能不全 [肾小球滤过率：29.7mL/（min·1.73m²）] 以及其癌症晚期状态，未给予行冠状动脉造影检查，住院过程中动态观察患者心电图以及 TnI 均未见变化，因此考虑引起患者 ST 段持续抬高（急性心肌梗死心电图上的 ST 段均应呈动态变化）另有原因，并回顾其 2011 年 10 月 18 日的心电图 [图 5-46（b）]，发现 ST 段未见偏移。

行心脏超声检查心尖部呈高回声，可见随心动周期固定活动的肿物，为明确诊断，患者行肺部 CT 检查 [图 5-46（c）] 提示：心尖部以及左室存在持续性缺损，可见左室心尖部息肉样占位（3.8cm×3.7cm×4.2cm 低密度）并浸润心包。对比患者 2011 年 10 有 18 日的肺部 CT [图 5-46（d）]：心尖部未见充盈缺损。

病例 2　患者是一位 68 岁既往曾诊断肺鳞状细胞癌的老人，本次因突发呼吸困难就诊于急诊室，入院后心电图（图 5-47）提示：V_1～V_2 导联 ST 段抬高，V_3 导联轻度抬高伴 T 波倒置，心电图不能排除 STEMI 可能，但患者否认胸痛病史，查肌钙蛋白在正常范围内，为明确诊断，患者被送入导管室行冠状动脉造影检查。

患者冠状动脉造影提示前降支近段及中段狭窄，并置入支架治疗，返回病房后，患者仍未诉胸痛及胸闷症状，患者心电图仍未见明显改变（图 5-48），肌钙蛋白为阴性。

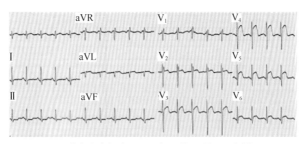

(a) 患者本次入院（2012 年 3 月 11 日）心电图

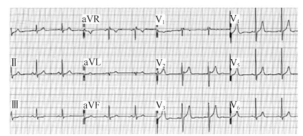

(b) 患者 2011 年 10 月 18 日的心电图

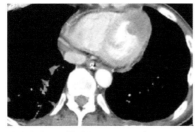

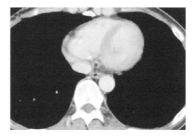

(c) 患者本次入院的肺部 CT（2012 年 3 月 11 日）　　　(d) 患者 2011 年 10 月 18 日的肺部 CT

图 5-46　患者同期心电图及肺 CT 对比

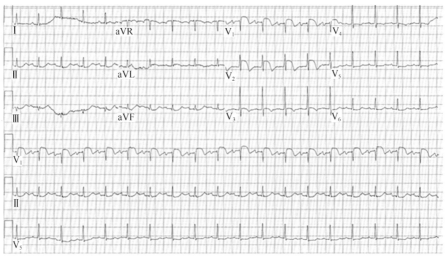

图 5-47　患者入院心电图

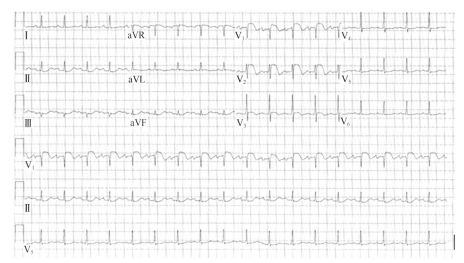

图 5-48　患者 PCI 术后心电图

　　行心脏彩超，提示右室上存在一个明显肿物，并随心动周期固定活动，行胸部CT 检查（图 5-49）提示前纵隔肿块浸润心包间隙、右心室游离壁和右室流出道。

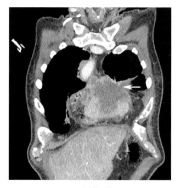
(a) 冠状面

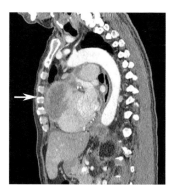
(b) 矢状面

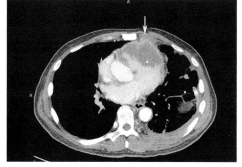
(c) 横切面

图 5-49　胸部 CT
三种不同角度可见肿瘤浸润

患者至此也未诉胸痛症状，复查心电图 ST 段也未见任何改变。

二、病例分析

病例 1 患者因胸闷、喘憋症状就诊于急诊，心电图呈 V_3～V_5 导联 ST 段抬高，肌钙蛋白持续阴性，因化疗后身体情况较差以及肌酐清除率低未行冠状动脉造影检查，但是持续阴性的肌钙蛋白以及不能定位的 ST 段抬高的导联，排除了急性 ST 段抬高型心肌梗死的可能，通过回顾其既往心电图及肺 CT，肺 CT 正常时心电图也未见改变。本次入院行心脏超声及胸部 CT 均提示心尖部占位，并结合心电图 ST 段抬高的导联为 V_3～V_5（因为左室心尖部朝向此导联，具体如图 5-50 所示），说明心尖部的肿瘤浸润影响了心肌复极变化。

病例 2 患者以呼吸困难为主诉收入急诊，心电图 V_1～V_2 导联 ST 段抬高，呈 STEMI 改变，但 TnI 持续阴性。为了明确冠状动脉病变行冠状动脉血管造影（CAG）检查，CAG 提示前降支近段中段狭窄，但是不能解释持续阴性的 TnI，以及 ST 段的持续抬高，因此 ST 段抬高另有隐情。结合图 5-50 可见，患者右室恰好处于 V_1～V_2 导联，也是因为继发于右室的肿瘤浸润影响了心肌复极变化。

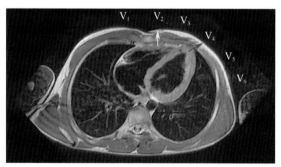

图 5-50　心脏各部位与导联对应关系
黄色箭头示右室心肌面向 V_1～V_2 导联；红色箭头示左室心尖部朝向 V_3～V_4 导联

三、讨论

（1）心电图读图切忌就图论图，脱离临床。ST 段抬高不等于急性心肌梗死，对于 STEMI 呈不典型心电图演变的患者，一定要找到持续引起 ST 段抬高或压低的原因。

（2）超声心动图是首选的心脏肿瘤影像学检查方法。心脏 MRI 在心肌肿瘤的大小、形状和浸润范围方面提供了极好的解剖学细节。CT 在诊断钙化和鉴别可能的冠状动脉疾病方面比 MRI 敏感，但其在组织特征方面的效果不如 MRI。然而，最终的诊断仍然基于典型的组织病理学特征。值得注意的是，心律失常（包括 ST-T 波改变）是一种不常见的表现，但恰好是心肌受累最常见的表现。

（3）既往有肿瘤病史的患者，随着癌症患者的寿命延长，心脏转移的发生率将继续增加。对于潜在的危及生命的并发症应早期诊断，不明原因的持续性 ST 段抬高多提示为癌症患者可能发生心脏转移。

参考文献

[1] Chen T. Persistent ST-segment elevation due to cardiac metastasis. BM J Case Rep, 2017.

[2] Chou R H, et al. Pseudoischemic electrocardiography: cardiac metastasis masquerades as myocardial infarction. J Formos Med Assoc, 2014, 113(9): 668-669.

[3] Okwuosa T M, Williams K A. "Mass-ive" infarction: case report and review of myocardial metastatic malignancies. J Nucl Cardiol, 2008, 15(5): 719-726.

专题十 ♥ 奇葩 ST 段抬高——心包缺陷

一、概述

临床工作心电图见到 ST 段抬高（STE）想必不是一件新鲜事，但是排除了急性心肌梗死、心包炎、早复极、尖顶军盔征，还有什么可能性呢？

二、病例分享

43 岁，女性，在静息时突发胸骨后剧烈疼痛，伴轻度呼吸困难，就诊于急诊，急诊予以硝酸甘油口服后不缓解；患者既往无特殊病史及烟酒史。查体：生命体征除血压升高（179/94mmHg）外，其余无明显异常。入院心电图（图 5-51）提示：Ⅰ、Ⅱ、

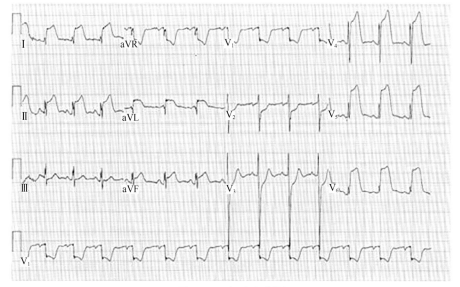

图 5-51　入院心电图

aVL、V₄~V₆导联 ST 段抬高，血清肌钙蛋白（TnI）11.1ng/mL（正常值＜0.033ng/mL），肝肾功能正常。

心电图显示 ST 段抬高，作者考虑 ST 段抬高型心肌梗死（STEMI）可能性大，因此急诊开通绿色通道，行冠状动脉造影（图 5-52）后发现，左前降支远段 99% 狭窄，第一、第二、第三对角支 95% 狭窄［图 5-52（a）、（b）中箭头所示］，第一、第二钝缘支分别为 95% 及 90% 狭窄，但左室射血分数正常；因此作者首先考虑血栓使冠状动脉狭窄，故行球囊血管成形术扩张左前降支远段及第二对角支的狭窄处行血栓抽吸，但是术后发现效果不佳，多根冠状动脉依然有 95% 的狭窄存在且呈现动态的阻塞变化，并且发现是继发于血管受到外部压迫。

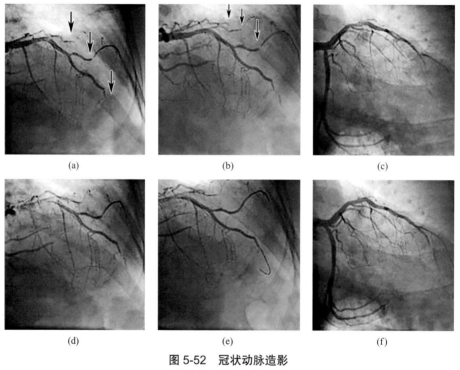

(a)　　　　　　　　(b)　　　　　　　　(c)

(d)　　　　　　　　(e)　　　　　　　　(f)

图 5-52　冠状动脉造影

图（c）、（f）示右冠良好

复查心脏彩超（图 5-53）示左室射血分数轻度降低，环心尖部心室壁运动不良，外侧壁远端一半的室壁轻度增厚；超声多普勒示可逆性限制的模式，提示左室舒张顺应性减少，左房压力增加伴 3 级舒张功能不全。

作者为明确诊断，行胸部 CT 检查（图 5-54），发现心尖部存在一突出物（图中箭头示），此突出物造成冠状动脉血流动态的阻塞变化；心脏 MRI 确认此患者心包部分缺失造成了心脏实质突出，形成了"疝"。"疝"限制了心尖的运动，在心脏搏动时压迫了冠状动脉血流，是冠状动脉血流呈动态阻塞变化的主因。

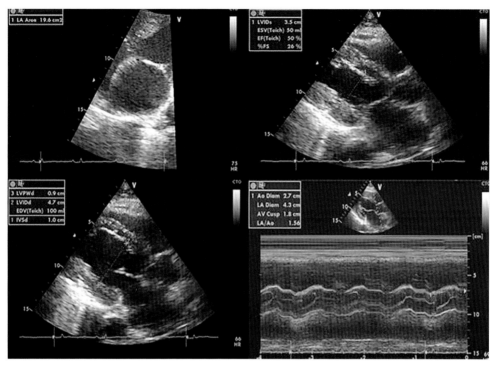

图 5-53　心脏彩超

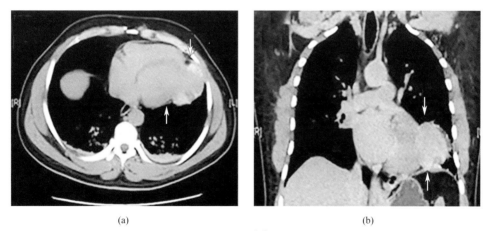

(a)　　　　　　　　　　　　　　　　　(b)

图 5-54　胸部 CT

遂对患者行手术，患者术后心电图（图 5-55）恢复正常。

三、讨论

先天性心包缺陷可分为完全或部分，左心包缺陷最常见，占了 76%。心包缺陷通常源于 Cuvier 管（在正常胚胎发育过程中，左 Cuvier 管逐渐萎缩构成左上肋间静脉的

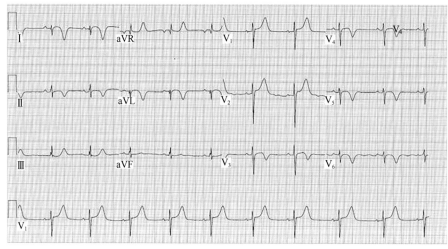

图 5-55 术后心电图

一部分，若其过早萎缩，将使胸膜心包皱襞血液供应不良，使心包发育不全，产生大小不一的缺损）过早萎缩而导致心包缺少血供，若心包缺失的范围小，则通常表现为心绞痛、心悸，更甚者则表现为心脏嵌顿（cardiac incarceration）。临床上诊断心包缺陷较为困难，因为查体、心电图、胸片缺少特征性的病理变化。只有少数案例以心脏彩超作为第一线影像学证据。

完全性心包缺陷可以表现为心脏过度运动、心脏水滴状、收缩期室间隔矛盾或平静 / 平坦的运动、重度三尖瓣反流、右室扩大；部分性心包缺陷则表现为左房扩大、左室局部膨出。

冠状动脉造影可以看到血流动态的阻塞性变化，行 PCI 后未见明显改善，血管阻塞是来源于心包缺陷后形成的疝，位于心脏外部随着心动周期的收缩舒张压迫冠状动脉。

若冠状动脉造影发现血流呈现线性、环形的（circumferential）动态阻塞现象，应该要考虑是否存在心包缺陷导致心脏形成疝。与之相鉴别的是左室动脉瘤、心脏肿物、心包肿物、胸腔肿物等，临床上用 MRI 作为诊断上述的异常形成物的金标准。

四、总结

（1）若冠状动脉造影发现血流呈现线性、环形的（circumferential）动态阻塞现象，应该要考虑是否存在心包缺陷导致心脏形成疝。

（2）心脏 MRI 是诊断异常形成物的金标准。

（3）临床上发现类似本文的病例时，影像学检查应该不能忽略；早期应该行手术治疗，避免心脏实质形成疝，预防不可逆的心肌损伤、心源性休克和死亡。

参考文献

Kaushik Mandal, Apurwa Karki, Mangla A. ST segment elevation myocardial infarction of a rare aetiology: an unexpected diagnosis, 2015. BMJ Case Rep, 2015: 1-6.

专题十一 ♥ Brugada 拟表型的其他原因——心脏受压

Brugada 综合征是一种与编码心脏 Na^+ 通道基因突变有关的疾病，以右胸导联 ST 段抬高为特征，具有潜在恶性心律失常及心脏性猝死的遗传性疾病。然而，有很多其他的临床状况也可以诱发典型的 Brugada 心电图样表现，称为 Brugada 拟表型（Brugada phenocopies，BrP）。

首先来熟悉一下拟表型（phenocopy）这个概念，又称为表型模拟，是一个遗传生物学概念，是指由于环境因素的作用使某一个体的表型与某一特定基因突变所产生的表型相同或相似。拟表型是由于环境因素的影响，并非生殖细胞中基因本身发生的改变所致，因此这种表型改变不会遗传给后代。

Brugada 拟表型与真正的 Brugada 综合征具有相同的心电图波形，但前者是由各种临床状况诱发的。在某种相关的潜隐状况下，Brugada 拟表型的特征表现为心前区导联 $V_1 \sim V_3$ 呈 1 型或 2 型 Brugada 心电图波形。随着潜隐状况的纠正，这些心电图波形恢复正常。

一、病例分享

79 岁，女性，因心前区疼痛 6 个月、加重 2 天入院，向上腹部放射痛，伴呼吸困难和干咳。家族无猝死和晕厥史。查体：呼吸音减低，左肺基底部啰音，右上季肋部压痛，右肋下缘 3cm 可触及肝脏，肌钙蛋白轻度升高（0.320ng/mL），电解质正常。入院心电图（图 5-56）提示：aVR 和 $V_1 \sim V_3$ 导联穹隆样 ST 段抬高，1 型 Brugada 波表现，下壁和侧壁导联 ST 段压低。

怀疑患者存在右室心肌梗死，遂对患者进行冠状动脉造影，发现右冠近段 70% 狭窄，且心室造影无运动异常表现。患者右冠植入支架，术后 TIMI 血流 3 级。但是术后患者心电图的右胸导联 ST 段仍未回落。

胸部后前位 X 线（图 5-57）发现 [图 5-57（a）]右侧大量胸腔积液，治疗后消失 [图 5-57（b）]。胸部 CT（图 5-58）示肿物压迫右肺动脉和右室流出道。心脏超声示左室向心性肥厚（12mm），肺动脉收缩压 65mmHg。

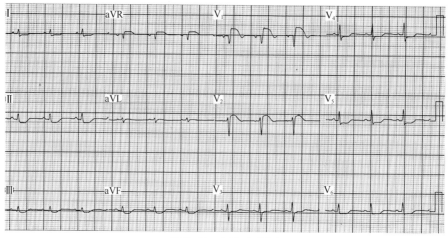

图 5-56 入院心电图

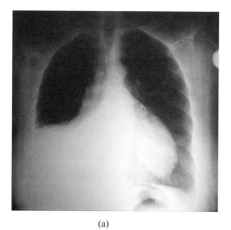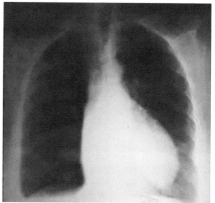

(a)   (b)

图 5-57 胸部后前位 X 线片

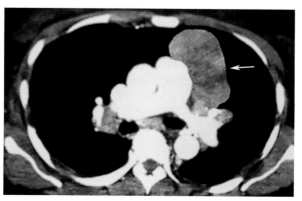

图 5-58 胸部 CT
箭头所指为纵隔的肿物

经胸腔穿刺检查示非霍奇金淋巴瘤。遂开始化疗、放疗与单克隆抗体和细胞因子等免疫疗法。随着治疗的应用，心电图（图5-59）恢复正常，1型Brugada波拟表型消失。进一步检查，阿义马林药物激发试验阴性。

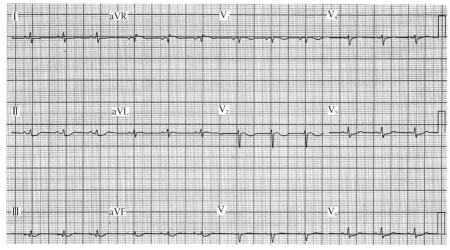

图 5-59　心电图

上述病例展示了肿瘤压迫心脏导致心电图呈现Brugada拟表型。

二、讨论

1. Brugada综合征

Brugada综合征是以心电图上特征性的Brugada波，即右胸导联$V_1\sim V_3$导联ST段穹隆型抬高为特征，伴致死性室性心律失常或心脏性猝死或家族史，并具有遗传特异性的心脏电紊乱疾病。

心电图表现主要分为3型：1型，穹隆型ST段抬高，J波幅度≥2mm，ST段下斜型抬高，T波倒置；2型，马鞍形ST段抬高，J波幅度≥2mm，ST段抬高幅度≥1mm，T波直立或者双向，呈马鞍型；3型，混合型ST段抬高（低马鞍形），J波幅度≥2mm，ST段抬高幅度<1mm，T波直立。如表5-1所示。

表 5-1　Brugada波及分型

Brugada波及分型	1型	2型	3型
J波	≥2mm	≥2mm	≥2mm
ST段	下斜型抬高后逐渐下降	抬高≥1mm	抬高<1mm
T波	倒置	双向或直立	直立

诊断：Brugada综合征的诊断不但需要具有1型Brugada综合征的心电图表现，还需要有心悸、晕厥、夜间濒死样呼吸等临床症状，明确的恶性心律失常，猝死家族

史，或电生理检查阳性等。

治疗：ICD 是治疗 Brugada 综合征的最有效的措施。奎尼丁通过阻滞 Ito，使 Brugada 综合征的 ST 段正常化，减少室颤的发生。

2. Brugada 拟表型

Brugada 拟表型与 Brugada 综合征相似，具有相同的心电图表现，但 Brugada 拟表型可由多种临床情况引起，包括代谢因素（低钾血症、高钾血症、高钙血症等）、机械受压（漏斗胸、纵隔肿瘤等）、心肌和心包疾病（心肌炎、急性心包炎等）等因素。如图 5-60、图 5-61 为多种临床因素导致的 Brugada 拟表型。

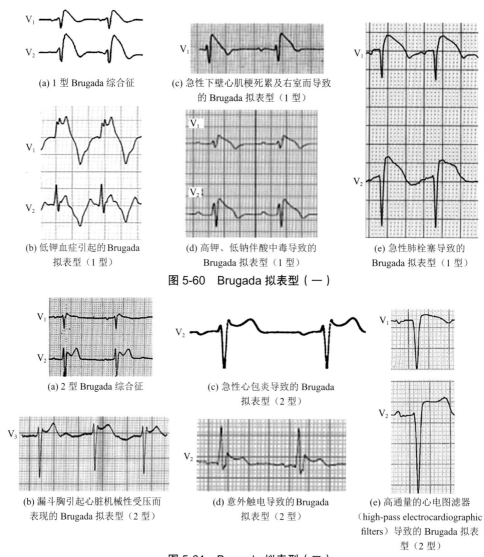

(a) 1 型 Brugada 综合征

(b) 低钾血症引起的 Brugada 拟表型（1 型）

(c) 急性下壁心肌梗死累及右室而导致的 Brugada 拟表型（1 型）

(d) 高钾、低钠伴酸中毒导致的 Brugada 拟表型（1 型）

(e) 急性肺栓塞导致的 Brugada 拟表型（1 型）

图 5-60　Brugada 拟表型（一）

(a) 2 型 Brugada 综合征

(b) 漏斗胸引起心脏机械性受压而表现的 Brugada 拟表型（2 型）

(c) 急性心包炎导致的 Brugada 拟表型（2 型）

(d) 意外触电导致的 Brugada 拟表型（2 型）

(e) 高通量的心电图滤器（high-pass electrocardiographic filters）导致的 Brugada 拟表型（2 型）

图 5-61　Brugada 拟表型（二）

Brugada 拟表型的诊断：

① 心电图具有 1 型或 2 型 Brugada 波心电图表现。

② 患者具有可识别的潜在病因。

③ 潜在病因消除后典型 Brugada 波表现消失。

④ 无确定 Brugada 综合征的症状、病史和家族史等资料。

⑤ 钠通道阻滞药（氟卡尼、普鲁卡因胺等）激发试验的结果为阴性。

⑥ 若 96h 内进行右室流出道手术，钠通道阻滞药激发试验可为非强制性。

⑦ 基因检测结果为阴性（非强制性标准，因为 SCN5A 突变仅在 20%~30% 的 Brugada 综合征患者中被确定）。

治疗：对有 Brugada 拟表型的患者，临床医生需要准确找到病因，并且针对病因做治疗。

三、小结

临床工作中，我们经常会遇到其他因素引起的 Brugada 波样心电图表现。当遇到此类心电图表现的时候，我们一定要仔细分析，正确区分 Brugada 综合征与 Brugada 拟表型，从而进行正确的诊治。

参考文献

[1] Perez-Riera A R, Barbosa Barros R, Daminello-Raimundo R, Resende Barbosa M P C, de Abreu L C. Brugada phenocopy caused by a compressive mediastinal tumor. Annals of noninvasive electrocardiology, 2018, 23(3): 12509.

[2] Anselm D D, Gottschalk B H, Baranchuk A. Brugada phenocopies: consideration of morphologic criteria and early findings from an international registry. The Canadian journal of cardiology, 2014, 30(12): 1511-1515.

专题十二 ♥ "尖顶军盔征" —— 一种不被人知晓的心电图波形

在普鲁士统一德意志诸邦及其之后的腾飞时期，我们可以看到许多华丽的普鲁士军盔，无论是俾斯麦首相、威廉二世大帝或兴登堡元帅都曾头戴过这华美、荣耀的象征——普鲁士军盔（Spiked Helmet）（图 5-62）。

但在 2011 年一个特殊的心肌缺血图形被 L. Littmann 在 *Mayo Clinic Proceedings* 杂志上阐述，因其图形特征类似于普鲁士军盔 [图 5-63（c）]，从而命名为 "Spiked Helmet"，国内鲜有报道，因此本文翻译其为 "尖顶军盔征"，其心电图 [图 5-63（a）、（b）] 表现为 ST 段抬高伴 QRS 波之前的基线上斜型抬高，多表现在下壁或前壁导联中。这种 "尖顶军盔征" 被认为是与心脏疾病的高院内死亡风险相关，在随后的相关

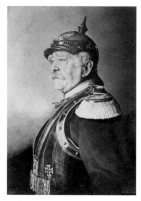

图 5-62　头戴军盔的俾斯麦首相（1815 年 4 月 1 日—1898 年 7 月 30 日）

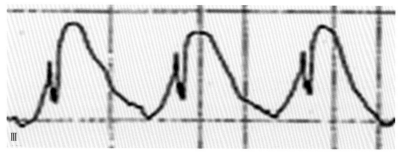

(a) 放大的"尖顶军盔征"

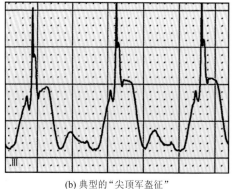

(b) 典型的"尖顶军盔征"

(c) 普鲁士军盔

图 5-63　Spiked Helmet 心电图及军盔

文献中就阐明了这类图形与急腹症或气胸有关。本文的目的是通过撰述此类心电图表现，从而提高临床医生对于此类图形的识别以及重视。

一、病例分享

病例 1　患者为 83 岁，女性，近期因急腹症行腹部手术而出现了脓毒血症，心电监护提示 ST 段抬高，行床旁心电图提示：除 ST 段抬高之外伴随 QRS 波之前的基线上斜型抬高［图 5-64（a）］，形态与"尖顶军盔征"一致，患者否认胸痛症状，但主诉有严重的腹胀，经鼻置入胃管，经胃肠减压后，患者腹胀消失，40min 后心电图提示 ST 段回落［图 5-64（b）］，心肌酶学为阴性；故排除心肌梗死的可能性。患者出现"尖顶军盔征"考虑与急腹症的腹腔压力增大有关。

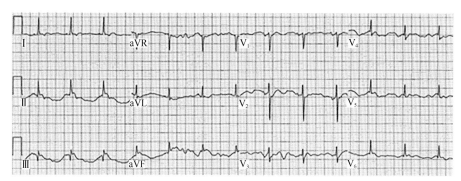

(a) 腹部术后心电图

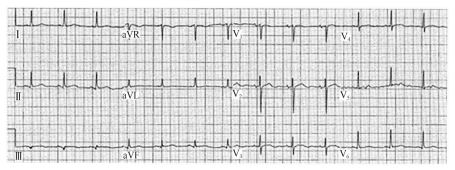

(b) 胃肠减压后心电图

图 5-64　脓毒血症患者心电图

病例 2　患者为 56 岁，女性，因获得性长 QT 综合征和尖端扭转型室速经右侧锁骨下静脉置入临时起搏器失败，数小时后出现呼吸窘迫症状，行心电图检查提示 $V_2 \sim V_6$ 导联出现 ST 段抬高，其形态与"尖顶军盔征"一致，胸部 X 线片显示右肺大量气胸［图 5-65（a）］，患者经吸痰及闭式引流，排出胸膜腔内气体后，右肺逐渐扩大，同时心电图上出现"尖顶军盔征"导联数变少［图 5-65（b）］，3 天后，患者气胸症状改善，胸膜腔内无气体，肺部完全扩张，心电图表现 ST 段回落［图 5-65（c）］。

其他病例报道

Chaudhry 描述了一例急腹症患者，下壁导联出现了"尖顶军盔征"，急诊冠状动脉造影无异常，推测原因为急腹症引起的膈肌上抬压迫冠状动脉血管而导致的 ST 段抬高；Tomcsányi 也报道了一例死于胸主动脉夹层患者，回顾生前心电图与"尖顶军盔征"一致。

通过回顾相关文献报道，当下壁导联出现"尖顶军盔征"时，往往与腹腔内压力

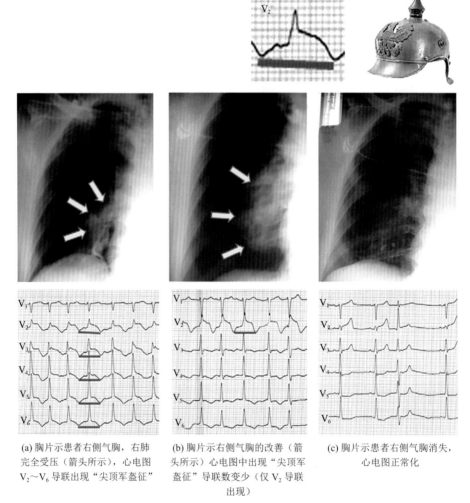

(a) 胸片示患者右侧气胸，右肺完全受压（箭头所示），心电图 $V_2 \sim V_6$ 导联出现"尖顶军盔征"

(b) 胸片示右侧气胸的改善（箭头所示）心电图中出现"尖顶军盔征"导联数变少（仅 V_2 导联出现）

(c) 胸片示患者右侧气胸消失，心电图正常化

图 5-65　气胸患者出现的"尖顶军盔征"

增高（如急腹症、极度胃肠扩张、肠梗阻等）上抬的膈肌压迫心脏有关，故当下壁导联出现"尖顶军盔征"时，临床医生要注重腹部查体或行腹部平片，排除急腹症、肠梗阻等疾病；然而急性胸腔压力增高（气胸、急性呼吸窘迫综合征等）"尖顶军盔征"多半表现在胸前导联（$V_1 \sim V_6$），故当胸前导联出现此心电图表现时，结合患者查体要考虑到气胸的可能。

二、讨论

ST 段抬高标志着心肌损伤，引起 ST 段抬高的原因很多，但 ST 段抬高不等于急性心肌梗死，本文描述的"尖顶军盔征"表现为其基线上移从 QRS 波之前开始，它并

非是真正的复极异常，其原因可能为腔内压力急性升高。所以在心内科的诊断以及治疗中，不只要考虑到心脏本身的结构改变，同时更要考虑到心外原因导致的心电图以及临床症状的发生，更要重视病史、查体。

参考文献

[1] Namana V, Patel J, Tripathi N, et al. Electrocardiogram helmet sign: an adverse clinical prognosis. Qjm, 2016, 109(8): 559-560.

[2] Tomcsanyi J, Fresz T, Proctor P, et al. Emergence and resolution of the electrocardiographic spiked helmet sign in acute noncardiac conditions. Am J Emerg Med, 2015, 33(1): 127. 5-7.

[3] Littmann L, Proctor P. Real time recognition of the electrocardiographic "spiked helmet" sign in a critically ill patient with pneumothorax. Int J Cardiol, 2014, 173(3): 51-52.

[4] Tomcsanyi J, Fresz T. [Spiked helmet sign ST-segment elevation]. Orv Hetil, 2013, 154(4): 147-149.

[5] Agarwal A, Janz T G, Garikipati N V. Spiked helmet sign: An under-recognized electrocardiogram finding in critically ill patients. Indian J Crit Care Med, 2014, 18(4): 238-240.

[6] Littmann L, Monroe M H. The "spiked helmet" sign: a new electrocardiographic marker of critical illness and high risk of death. Mayo Clin Proc, 2011, 86(12): 1245-1246.

[7] Tomcsanyi J, Fresz T, Bozsik B. ST elevation anterior "spiked helmet" sign. Mayo Clin Proc, 2012, 87(3): 309.

[8] Littmann L, Monroe M H. Tombstone ST elevation without myocardial infarction: a variant of the "spiked helmet" sign？ Am J Med, 2013, 126(8): 9-10.

专题十三 ♥ 谁前谁后？ Takotsubo 综合征 与 "尖顶军盔征"

本文通过撰述 2017 年发表在 *American Journal of Emergency Medicine* 中一篇关于 "尖顶军盔征" 特殊表现的文章，丰富各位读者对此心电图表现的认识。

一、病例分享

患者是一位 72 岁老年男性，既往前列腺癌及肾衰竭病史，本次因上消化道出血收入 ICU 治疗。入院第二天患者出现高热、寒战、腹痛，实验室检查患者贫血（血红蛋白 7.1g/dL），白细胞增多（19.2×10^9/L），C 反应蛋白（CRP）升高（43mg/dL，正常值＜5mg/dL），降钙素原升高（10.4ng/mL，正常值＜0.05ng/mL）同时给予抗生素治疗脓毒血症。患者静息心电图（图 5-66）提示：Ⅰ、Ⅱ、Ⅲ、aVF、V_3～V_6 导联 ST 段抬高，V_1、aVR 导联 ST 段压低伴 QT 延长以及 QRS 波低电压。

心脏彩超示心尖部运动幅度减低，左心室心尖部基底节过度运动，心室收缩功能整体降低（EF 为 30%），肌钙蛋白I升高（0.683ng/mL，正常值＜0.03ng/mL）血钾正常。考虑患者本次合并心肌梗死或 Takotsubo 综合征可能，然而遗憾的是并未行冠状动脉

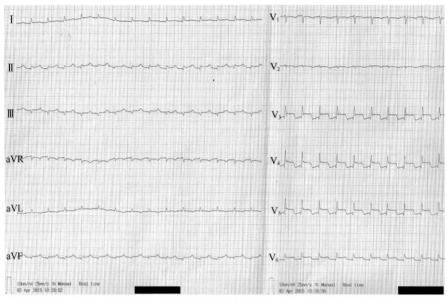

图 5-66　患者静息心电图

造影检查。次日患者肌钙蛋白 I 降低（0.618ng/mL），患者的肌钙蛋白 I 升高与降低的幅度不符合心肌梗死肌钙蛋白的变化规律，第三天患者心电图（图 5-67）转变为"尖顶军盔征"在 $V_4 \sim V_5$ 导联 ST 段更显著，同一天胸片提示小量肺气肿（因前壁导联出现"尖顶军盔征"，要考虑气胸的可能）。

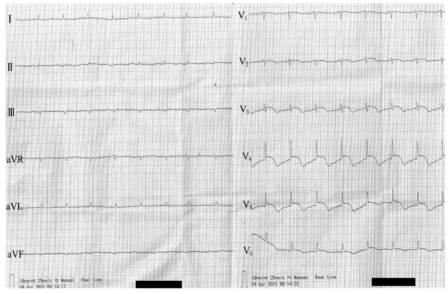

图 5-67　入院第三天患者心电图

入院第4天患者病情加重，患者行气管插管辅助呼吸，同日心电图表现为"尖顶军盔征"，1周后患者复查超声心动图显示左心室壁运动有明显改善，轻度收缩功能不全（LVEF 50%），心电图（图5-68）提示无病理性Q波以及肢体导联QRS波低电压改善。患者14天后拔出气管插管，尽管患者整体情况已有改善，但仍在7天后去世。

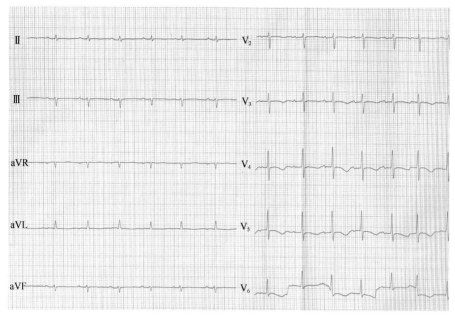

图5-68　患者1周后心电图

二、讨论

心电图中出现"尖顶军盔征"提示病情危重、病死率高。心电图表现为除ST段抬高之外伴随QRS波之前的基线上斜型抬高，且多表现在下壁及前壁导联，因为特别像普鲁士国王腓特烈·威廉四氏在1842年推出的普鲁士军盔，因此得以命名，原文中此类心电图表现命名为"Spiked Helmet"，因在国内鲜有报道，因此，命名为"尖顶军盔征"。

根据上篇文章中当下壁导联出现"尖顶军盔征"时，往往与腹腔内压力增高（如急腹症、极度胃肠扩张、肠梗阻等）上抬的膈肌压迫心脏有关；然而在急性胸腔压力增高（气胸、ARDS等）时，"尖顶军盔征"多半表现在胸前导联（$V_1 \sim V_6$）。本例患者住院过程中，因脓毒血症出现了Takotsubo综合征，心电图由ST段抬高（其入院心电图也高度提示为Takotsubo综合征）进展为"尖顶军盔征"，因此不排除患者入院时因消化道出血导致了Takotsubo综合征，心电图提示Ⅰ、Ⅱ、Ⅲ、aVF、$V_3 \sim V_6$导联ST段抬高，V_1、aVR导联ST段压低伴QT间期延长以及QRS波低电压，待心尖部心肌水肿减轻后，患者由于本身的脓毒血症，心电图由Takotsubo综合征表现转变为"尖顶军盔征"表现。

值得强调的是虽然"尖顶军盔征"可以提示某些疾病情况，但是并不意味着出现这种疾病情况一定会出现"尖顶军盔征"。本例心电图由 ST 段抬高转变为"尖顶军盔征"，国内外鲜有报道。当患者心电图出现 ST 段抬高为 Takotsubo 综合征，更加说明 ST 段抬高不等于急性心肌梗死，后过渡到"尖顶军盔征"也并非急性心肌梗死。

参考文献

[1] Namana V, Patel J, Tripathi N, et al. Electrocardiogram helmet sign: an adverse clinical prognosis. Qjm, 2016, 109(8): 559-560.

[2] Samadov F, Gasimov E, Aliyev F, et al. The "Spiked Helmet" sign - A potential relationship to Takotsubo cardiomyopathy[J]. American Journal of Emergency Medicine, 2017.

专题十四 ♥ 想知道的所有 de Winter 综合征的心电图表现全在这里

1947 年，Dressler 在观察左前降支闭塞导致急性心肌梗死的心电图改变时，发现心肌梗死早期可出现高尖 T 波，同时也记录到 ST 段上斜型压低的表现，但当时认为此种 T 波高尖为单纯的超急性期改变。直到 2008 年，de Winter 正式描述并总结了左前降支闭塞的心电图特征，即 T 波高尖伴 ST 段上斜型压低改变。此后学者将此特征的心电图表现称为 de Winter 综合征。

de Winter 综合征有特殊的 ST 段上斜型压低的心电图表现，因此无法将此种心电图表现归类为 STEMI。并且因为没有捕获到同一患者在 STEMI 与 de Winter 综合征之间转换的心电图，因此目前多数学者认为 de Winter 心电图改变是静止不变的，即 de Winter 不会动态演变为 STEMI，而直接进展为非 ST 段抬高型心肌梗死。

一、病例分享

病例 1 患者是一位 36 岁男性，以持续性胸骨后紧缩感 6h 就诊于急诊。最初胸部不适呈间断性，但 1h 前转为持续性。急诊心电图［图 5-69（a）］提示：$V_2 \sim V_5$ 导联 ST 段上斜型压低，T 波高耸对称；此时肌钙蛋白 I 正常。请心内科医生会诊，心电图考虑"de Winter 综合征"。建议立即行冠状动脉造影，结果如图 5-69（b）所示：前降支近段狭窄 95%。置入支架后的冠状动脉造影见图 5-69（c）。

术后 14h，患者肌钙蛋白 I 升至 7.19ng/mL（正常值小于 0.06ng/mL）。

病例 2 患者男性，43 岁，因"突发胸痛 6h"于 2017 年 11 月 23 日入院。患者入院 6h 前劳累后突感胸痛，持续不可缓解，由急救车送入我院急诊，急救车中行心

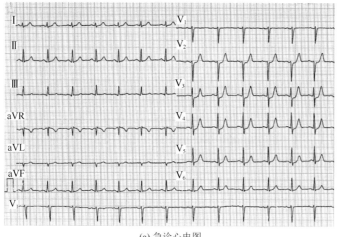

(a) 急诊心电图

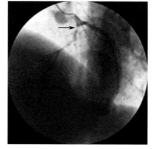

(b) 冠状动脉造影   (c) 置入支架后冠状动脉造影

图 5-69 病例 1 患者的急诊心电图和冠状动脉造影

电图提示 Ⅱ、aVF、$V_2\sim V_6$ 导联 J 点下移，伴 ST 段上斜型压低，aVR 导联 ST 段轻度抬高（图 5-70）。收入我院急诊查心肌酶学显示：肌钙蛋白（TnI）1.48μg/L，肌酸激酶同工酶（CK-MB）52.4ng/mL，肌红蛋白（Myo）200μg/L。急诊复查心电图提示：$V_2\sim V_6$ 导联 J 点上移伴 ST 段抬高，T 波高耸（图 5-71）。心电图呈急性心肌梗死动态演变。

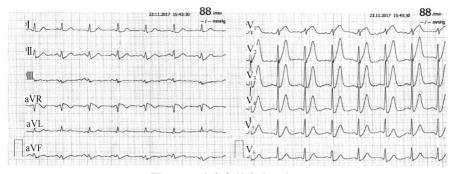

图 5-70　患者急救车中心电图

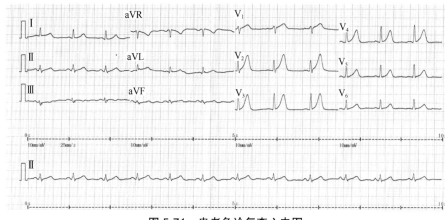

图 5-71　患者急诊复查心电图

患者行冠状动脉造影（图 5-72）示前降支近、中段狭窄，远段可见多发斑块，于前降支近段置入支架 1 枚。

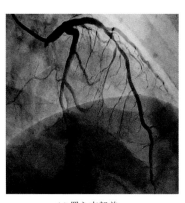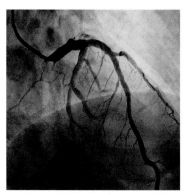

(a) 置入支架前　　　　　　　　　　　(b) 置入支架后

图 5-72　冠状动脉造影

病例 3　31 岁，男性，因胸部疼痛伴恶心、呕吐 1h 无法自行缓解就诊于急诊科。患者既往否认高血压、糖尿病等病史，无吸烟史。急诊心电图（图 5-73）见 $V_3 \sim V_6$ 导联 ST 段抬高以及胸前导联的高尖 T 波。

急诊科考虑急性心肌梗死，请心内科会诊。会诊时，患者心电图（图 5-74）演变为 $V_1 \sim V_3$ 导联 ST 段上斜型压低，胸前导联 T 波高尖对称，立即开通绿色通道行冠状动脉造影。

此患者的冠状动脉造影结果显示左前降支近段完全闭塞；回旋支主钝缘支远段 50% 局限性狭窄 [图 5-75（a）]。向患者家属交代病情并协商后同意行冠状动脉介入治疗，当正要放入支架介入治疗时，前降支堵塞处突然短暂开通 [图 5-75（b）]。经导丝送入 4.0mm×23mm 支架至左前降支动脉狭窄病变处释放，撤出球囊后造影提示：支

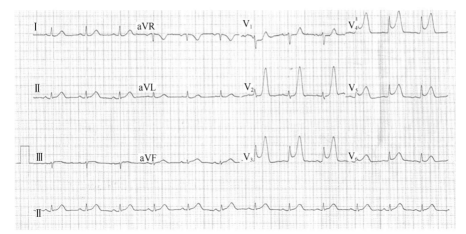

图 5-73　急诊心电图

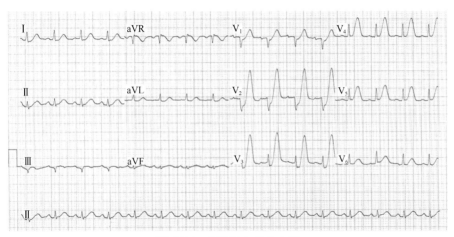

图 5-74　会诊时患者心电图

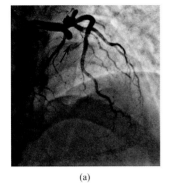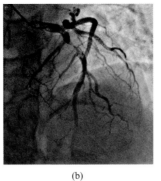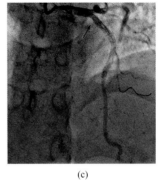

(a)　　　　　　　　　　(b)　　　　　　　　　　(c)

图 5-75　冠状动脉造影

架贴壁良好，未见残余狭窄及夹层，远段血流 TIMI 3 级 [图 5-75（c）]。10h 后复查 TnI 升至 22.85ng/mL。

病例 4 患者是一位 31 岁农民，主因"突发胸痛 2h"入院，患者既往否认慢性病史，入急诊心电图（图 5-76）提示：Ⅱ、aVF、$V_2 \sim V_6$ 导联 ST 段上斜型压低，T 波高耸对称，呈 de Winter 心电图改变。查肌钙蛋白 I 为 1.71μg/L，CK-MB 78.9ng/mL，肌红蛋白（Myo）：284μg/L。拟行冠状动脉造影术。

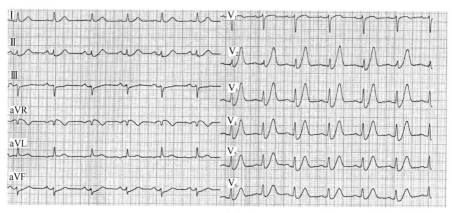

图 5-76　患者急诊心电图

30min 后患者胸痛加重，行心电图检查（图 5-77）提示：$V_2 \sim V_6$ 导联 ST 段呈弓背向上抬高，复查肌钙蛋白 I：3.68μg/L。

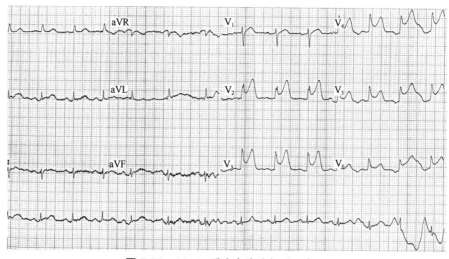

图 5-77　30min 后患者胸痛加重心电图

患者冠状动脉造影提示（图 5-78）：前降支近段完全闭塞，于前降支近段置入 4.0mm×23mm 支架。

病例总结：四例患者均为 de Winter 综合征患者，均为前降支病变，但一例并未发

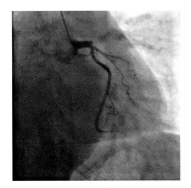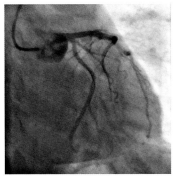

(a) 置入支架前   (b) 置入支架后

图 5-78　冠状动脉造影

生演变（病例 1），一例出现超急性期改变（病例 2），一例由 STEMI 转变成 de Winter 综合征（病例 3），一例则为 de Winter 综合征进展成 STEMI（病例 4）。心电图演变过程不同，病变程度不一致。

二、知识拓展

1947 年，Dressler 在观察心肌梗死早期出现高尖 T 波改变时，已经记录到伴有 ST 段上斜型压低的表现。但是直到 2008 年才由 de Winter 及 Verouden 在 *New England journal of Medicine* 提出，在左前降支完全闭塞时心电图不表现为 ST 段抬高，而表现为特殊的 ST 段上斜型压低伴有 T 波高尖的心电图改变，此心电图特征为 de Winter 综合征。

de Winter 综合征心电图的 ST-T 改变（图 5-79）的主要表现：① $V_1 \sim V_6$ 导联 ST 段上斜型压低≥0.1mV；② T 波高尖并对称。

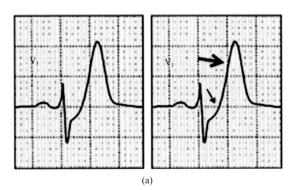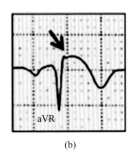

(a)   (b)

图 5-79　de Winter 综合征心电图的 ST-T 改变

次要表现：① aVR 导联 J 点抬高 1～2mm；②下壁导联 ST 段中度压低；③ QRS 波时限正常或轻度延长。

de Winter 及 Verouden 提出，de Winter 综合征心电图的 ST-T 改变在左前降支近段完全闭塞的发生率为 2.0%，若不及时进行再灌注治疗，会导致大面积的前壁心肌梗死，但自始至终不会出现胸前对应导联的 ST 段抬高。此话也就是在强调此种心电图是不会动态改变，是静止的。

三、de Winter 综合征的机制

关于 de Winter 综合征的机制一般有三种观点：① K_{ATP} 通道未完全激活是导致 ST 段不抬高的原因。②当心肌缺血由心内膜还未过渡到心外膜，ST 段并未发生抬高。③每层心肌细胞对缺血及缺氧敏感度不同，特别是在内外层心肌交界处的 M 细胞，de Winter 综合征表现可能是本层心肌缺血结果所致。

四、de Winter 综合征心电图的 ST-T 改变到底会不会演变成 STEMI 呢？

赵运涛医生通过检索文献，发现 JM. Montero-Cabezas 团队于 2015 年回复 Fiol Sala 的一篇文献中提到类似本病例的情况。尽管缺乏冠状动脉造影的直接证据，Fiol Sala 主张"de Winter 综合征心电图的 ST-T 改变是由于前降支次全闭塞导致，若不进行干预最终可进展成 STEMI"的这个想法。Fiol Sala 也提出 de Winter 之所以之前认为是静止不变的，是因为从急诊室到导管室的很长一段时间内，没有及时复查心电图，导致只捕捉到了这种 ST-T 上斜型压低改变。

因此赵运涛医生主张将 de Winter 综合征心电图的 ST-T 改变分为两类。

（1）静止型　ST 段上斜型压低持续压低，尽管经介入治疗后冠状动脉再通，但还是没有演变为 STEMI。

（2）动态改变型　STEMI 可以与 de Winter 综合征心电图的 ST-T 改变互相转换，这种改变是由于冠状动脉在完全闭塞与自发再通之间（血栓不稳定）转换。无论是静止型抑或是动态改变型，医护人员都需要熟悉 de Winter 综合征心电图的 ST-T 改变的特征，一旦接诊遇到此类心电图就必须按照 STEMI 治疗流程，立即开通梗死相关血管。

至今为止，尽管只有赵运涛医生和 Fiol Sala 观察到了 de Winter 综合征心电图的 ST-T 的动态改变特征，但这些足以推翻 de Winter 当初提出的论点（de Winter 综合征心电图的 ST-T 改变是静止不变）。并且随着医学的进步，我们相信会有更多的病例来完善 de Winter 综合征心电图的 ST-T 改变。

五、相关阅读之 T 波的鉴别诊断

1. 超急性期 T 波改变

de Winter 综合征心电图的 ST-T 改变的 T 波改变首先必须与急性心肌梗死的超急期 ST-T 改变相鉴别。超急期的心电图特征性改变为：胸前导联 T 波高大，可以不对称，基底部宽，它是冠状动脉闭塞时的早期改变，随着心肌缺血损伤的加重，最终会演变为 ST 段抬高型心肌梗死（STEMI）。而 de Winter 综合征心电图导致的 ST-T 改变形态上是 ST 段上斜型压低伴有 T 波高尖。

2. 高钾血症 T 波改变

高钾血症 T 波基底窄而对称、高尖，但高血钾心电图不伴有 ST 段上斜型压低、典型的胸痛症状，即使有肌钙蛋白升高，其升高程度也不如心肌梗死时明显（图 5-80）。

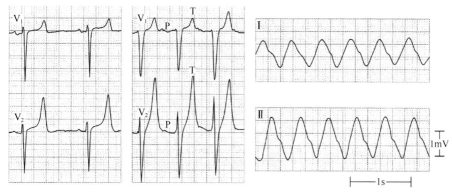

图 5-80　高血钾不同严重程度的心电图表现

3. 心率增快时的 ST 段改变

心率增快（尤其是平板运动试验）也会出现 ST 段上斜型压低，大多数学者认为此改变与心房复极有关，且此种心电图并不是心肌缺血造成。de Winter 综合征心电图的 ST-T 改变并不是在心率增快时出现。因此重要的鉴别点是临床上见到 ST 段压低首先观察患者心率，心率快而且没有胸痛则可以排除 de Winter 综合征心电图的 ST-T 改变。

4. 洋地黄效应 T 波改变

洋地黄效应的心电图特征：① ST-T 改变，是洋地黄作用后最先出现的改变在以 R 波为主的导联中，ST 段呈下斜型下移，与负正双相的 T 波融合形成具有特征性的鱼钩状的 ST-T 改变（图 5-81）。以 Ⅰ、Ⅲ、aVF 及左胸导联最为明显。以 S 波为主的导

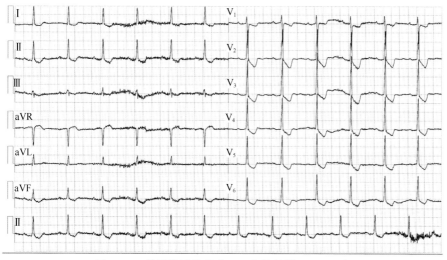

图 5-81　典型洋地黄效应——鱼钩状的 ST-T 改变

联如 V$_1$、V$_2$、aVR 导联，ST 段呈向上抬高及 T 波直立。②心率减慢。③QT 间期缩短。④可有房室传导延缓。⑤如是心房颤动用药后 f 波常变为纤细。

六、小结

如何怀疑心电图表现为 de Winter 综合征。

（1）典型的胸痛表现。

（2）胸导联及肢体导联广泛的 ST 段上斜型压低≥0.1mV 伴有 aVR 的 J 点抬高 1～2mm。

（3）T 波高尖并对称。

参考文献

[1] Dressler W, Roesler H. High T waves in the earliest stage of myocardial infarction. American Heart Journal, 1947, 34(5): 627-645.

[2] 赵运涛. 被指南普遍忽略的危急心电图表现: ST 段上斜型压低伴 T 波高尖. 心电图杂志: 电子版, 2014(3): 162-163.

[3] Zhao Y T, Lei W, Zhong Y. Evolvement to the de Winter electrocardiographic pattern. American Journal of Emergency Medicine, 2015, 34(2): 330-332.

[4] Zhao Y T, Huang Y S, Yi Z. de Winters ECG changes & Anterior Myocardial Infarction. Qjm Monthly Journal of the Association of Physicians, 2015, 109(4): 269.

[5] Winter de, R J, Verouden N J W, Wellens H J J, et al. A New ECG Sign of Proximal LAD Occlusion. New England Journal of Medicine, 2008, 359(19): 2071-2073.

[6] Montero-Cabezas J M, van-der-Kley F, Karalis I, et al. Proximal Left Anterior Descending Artery Acute Occlusion With an Unusual Electrocardiographic Pattern: Not Everything Is ST Elevation. Rev Esp Cardiol (Engl Ed), 2015, 68(6): 541-543.

[7] Fiol Sala M, Bayes de Luna A, Carrillo Lopez A, et al. The "De Winter Pattern" Can Progress to ST-segment Elevation Acute Coronary Syndrome. Rev Esp Cardiol (Engl Ed), 2015, 68(11): 1042.

[8] Montero-Cabezas J M, van der Kley F, Karalis I, et al. The "De Winter Pattern" Can Progress to ST-segment Elevation Acute Coronary Syndrome. Response. Rev Esp Cardiol (Engl Ed), 2015, 68(11): 1043.

[9] Verouden N J, Koch K T, Peters R J, et al. Persistent precordial "hyperacute" T-waves signify proximal left anterior descending artery occlusion. Heart, 2009, 95(20): 1701-1706.

[10] Stankovic I, Ilic I, Panic M, et al. The absence of the ST-segment elevation in acute coronary artery thrombosis: what does not fit, the patient or the explanation? Journal of Electrocardiology, 2011, 44(1): 7-10.

[11] Birnbaum Y, Nikus K, Kligfield P, et al. The role of the ECG in diagnosis, risk estimation, and catheterization laboratory activation in patients with acute coronary syndromes: a consensus document. Ann Noninvasive Electrocardiol, 2014, 19(5): 412-425.

[12] Roffi M, Patrono C, Collet J P, et al. 2015 ESC Guidelines for the management of acute coronary syndromes in patients presenting without persistent ST-segment elevation: Task Force for the Management of Acute Coronary Syndromes in Patients Presenting without Persistent ST-Segment Elevation of the European Society of Cardiology (ESC). Eur Heart J, 2016, 37(3): 267-315.

第6章　T 波

专题一 ♥ 一招搞定全导联 T 波倒置

广泛导联 T 波倒置的心电图，有时很难根据临床情况判断病因。本文介绍全导联 T 波倒置的识图技巧。

一、全导联 T 波倒置的定义

严格意义上讲，全导联 T 波倒置是指除 aVR 导联外，其他 11 个常规导联 T 波倒置；广义的全导联 T 波倒置也包括下列情况：

① V_1 导联 T 波直立，T 波倒置的导联数 10 个；

② Ⅲ 导联 T 波直立（T 波向量在 −150°～−180°），或 aVL 导联 T 波直立（T 波向量在 −90°～−120°），则 T 波倒置的导联数为 10 个；

③ aVF 和 Ⅰ 导联中有 1 个直立，则会出现 3 个肢体导联 T 波直立，而另外 3 个肢体导联 T 波倒置的情况，T 波倒置的导联数应≥8 个，这些情况都属于广义的全导联 T 波倒置。

也就是说，如果 T 波向量指向第三象限，就会出现 aVR 导联 T 波直立，这与心室正常复极向量方向完全相反，如果 T 波向量指向邻近第三象限范围，则会出现其他部分导联 T 波直立（图 6-1）。

二、全导联 T 波倒置的病因

全导联 T 波倒置的情况并不少见，病因通常包括：急性心肌缺血、肺栓塞、应激性心肌病及急性脑血管病等。在某些情况下，结合各自的临床特征，可以进行鉴别。但有时对于急性胸痛患者，当缺乏其

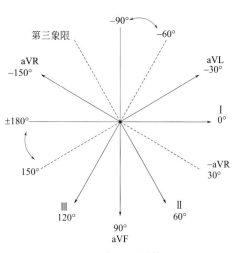

图 6-1　额面导联体系

他症状及体征时，急性冠状动脉综合征、肺动脉栓塞、应激性心肌病这三种疾病还是难以鉴别的。

三、急性冠状动脉综合征、肺动脉栓塞、应激性心肌病的心电图鉴别方法

1. 三者理论基础

前降支闭塞致急性缺血/梗死时，缺血累及左心室前壁及侧壁，出现 I、aVL、$V_1 \sim V_6$ 导联 T 波倒置。肺栓塞以右心室受累为主，以 III、aVF、$V_1 \sim V_3$ 导联 T 波倒置为突出表现，其中 V_1 和 III 导联 T 波倒置程度较深。应激性心肌病常累及左心室心尖部及左心室侧后壁，所以 aVR 及 V_1 导联 T 波直立，余导联全部倒置，且 T 波倒置程度较深。

图 6-2 展示了三种疾病导致的各个导联 T 波倒置的情况，从图中我们可以轻松鉴别这三种疾病。

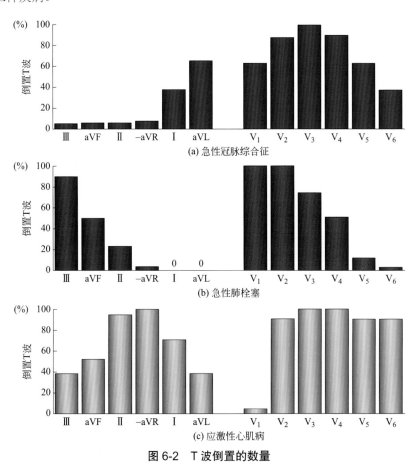

图 6-2 T 波倒置的数量

为了更好地理解，首先我们一起来回顾一下向量的基础知识。

向量是心肌细胞除极的电动力，向量不仅有方向，还有大小。综合向量是将多个向量按照物理学力的原理进行叠加，也就是平行四边形法则，对角线就是两个力合成后的合力（图6-3）。

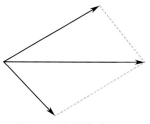

图6-3　向量合成原理

图6-4是我们熟悉的额面六轴系统，根据向量在导联轴投影的原理，如果向量投影在导联的正侧（与导联夹角＜90°），则向量为正，夹角越小，则向量越大；如果投影在导联的负侧（与导联夹角＞90°），则向量为负。

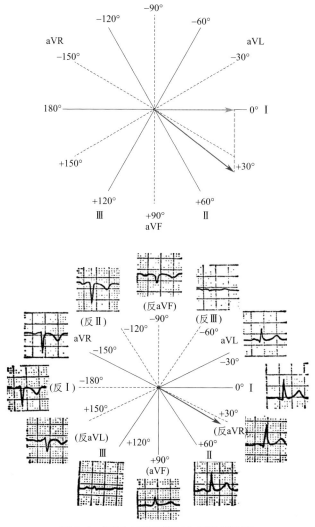

图6-4　额面六轴系统与向量投影原理

以下是病例分析，以掌握了这个柱状图的精髓及 T 波向量图的特点。

2. 三种疾病结合具体病例相鉴别

病例 1 应激性心肌病引起的前壁导联 T 波倒置

患者中年女性，吵架后胸痛。心电图与心电向量如图 6-5 所示：全导联 T 波倒置，$V_2 \sim V_6$、Ⅰ、Ⅱ、aVL、aVF 导联 T 波倒置，Ⅲ、aVR 导联 T 波直立，V_1 导联 T 波正负双向。根据向量投影原理，我们可以推算出额面向量图显示 T 波向量指向第三象限。水平面向量图显示 T 波综合向量离 $V_2 \sim V_6$ 导联（投影在 $V_2 \sim V_6$ 导联的负侧）。

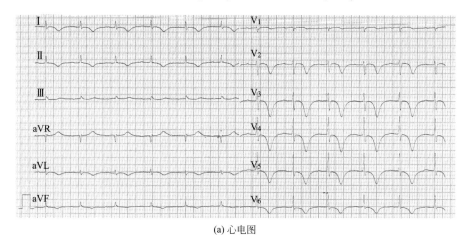

(a) 心电图

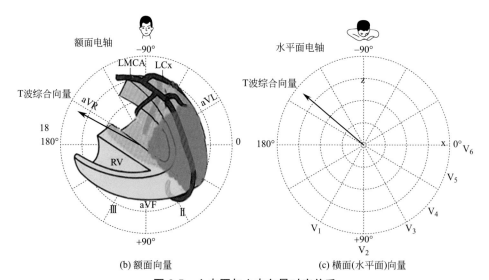

(b) 额面向量　　　　　(c) 横面(水平面)向量

图 6-5　心电图与心电向量对应关系

根据前文总结，aVR 及 V_1 导联 T 波直立，余导联全部倒置提示应激性心肌病。我们可以推测出这是应激性心肌病，受累心肌为左心室心尖部。进行冠状动脉造影及左心室造影检查进一步证实了诊断。冠状动脉造影检查未见异常（图 6-6）。左心室造影提示心尖部球囊改变（图 6-7）。

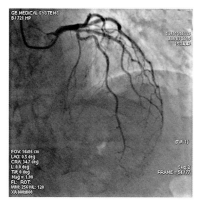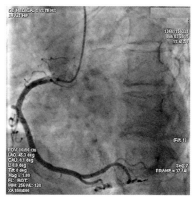

图 6-6　冠状动脉造影

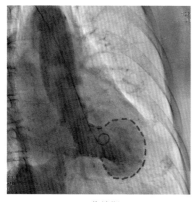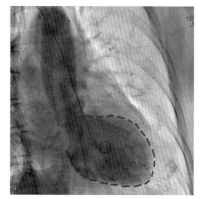

(a) 收缩期　　　　　　　　　　(b) 舒张期

图 6-7　左心室造影

病例 2　肺栓塞引起的前壁导联 T 波倒置

患者中年男性，股骨颈骨折术后胸痛，心电图与心电向量如图 6-8 所示：$V_1 \sim V_6$、Ⅱ、Ⅲ、aVF 导联 T 波倒置，Ⅰ、aVL 导联 T 波直立，aVR 导联 T 波低平，为广泛导联 T 波倒置。额面向量图显示 T 波向量指向第四象限，背离下壁导联，水平面向量图 T 波向量背离 $V_1 \sim V_6$ 导联。

此患者心电图符合前面总结的肺栓塞心电图特征，Ⅲ、aVF、$V_1 \sim V_3$ 导联 T 波倒置提示肺栓塞。并且此患者心电图还有 $S_ⅠQ_ⅢT_Ⅲ$。最终肺动脉 CTA（图 6-9）显示双侧肺动脉充盈缺损。

病例 3　前壁心肌缺血导致的全导联 T 波倒置

患者心电图与心电向量如图 6-10 所示：Ⅰ、aVL、$V_1 \sim V_5$ 导联 T 波倒置，额面向量图显示 T 波向量指向第二象限，背离Ⅰ、aVL 导联，水平面向量图显示 T 波背离 $V_1 \sim V_5$ 导联。

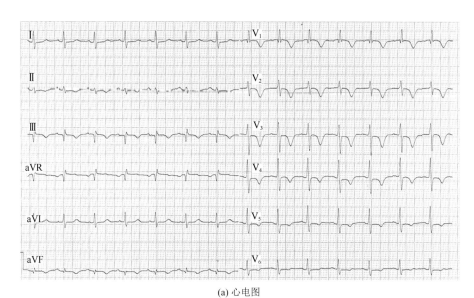

(a) 心电图

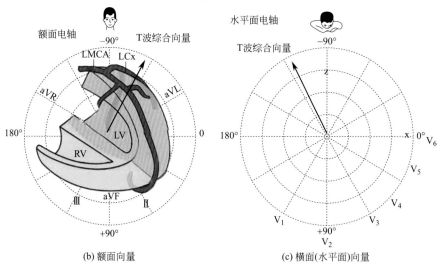

(b) 额面向量　　　　　　(c) 横面(水平面)向量

图 6-8　心电图与心电向量对应关系

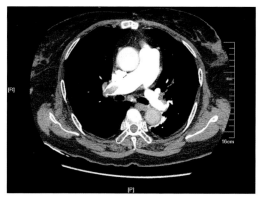

图 6-9　肺动脉 CTA

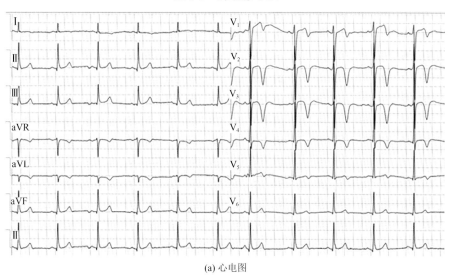

(a) 心电图

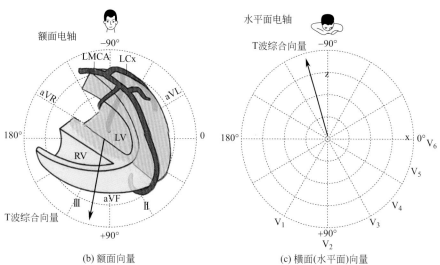

(b) 额面向量

(c) 横面(水平面)向量

图 6-10　病例 3 患者心电图与心电向量

正如前面提及的前降支闭塞致急性缺血 / 梗死时，缺血累及左心室前壁及侧壁，可出现Ⅰ、aVL、V₁～V₆导联T波倒置。最终冠状动脉造影显示前降支中段90%狭窄（图6-11）。

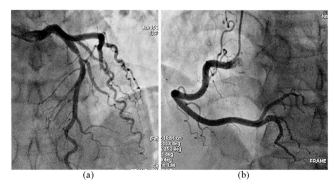

（a） （b）

图6-11 冠状动脉造影

四、总结

只有熟悉了各种疾病的受累心肌的分布，才能深刻理解T波倒置的含义，从而彻底掌握我们的全导联T波倒置一招搞定技巧。大家可以找找自己的病例，善于总结，就能发现规律。

参考文献

[1] Masami Kosuge, Toshiak Ebina, Kiyoshi Hibi, et al. Differences in negative T waves among acute coronary syndrome, acute pulmonary embolism, and Takotsubo cardiomyopathy. Eur Heart J Acute Cardiovasc Care, 2012, 1(4): 349-357.

[2] 王斌，赵运涛 . 全导联T波倒置 . 心电图杂志（电子版），2013, 2(4): 199-201.

[3] 陈琪 . 全导联T波倒置 . 临床心电学杂志，2013, 22(1): 75.

专题二 ♥ 根据胸导联T波定位罪犯血管

一、概述

临床上医生常使用心电图ST-T段改变来定位心肌梗死的罪犯血管，但当患者无心电图ST-T段改变时，则很难定位罪犯血管，此时该怎么办，本文列举临床病例，展示如何通过心电图上其他蛛丝马迹寻找罪犯血管。

二、病例分享

病例1 患者42岁，男性。1个月前于开车时突感胸骨后压榨性疼痛，休息

30min 后自行缓解，外院急诊心电图未见特殊异常，后自行返家休息。此后 3~4 天反复阵发性胸痛，次数不详，位置同前，皆在休息 30min 后缓解。入院前 3h 症状再发，疼痛加剧，伴冷汗、头痛、下颌关节酸痛，无恶心、呕吐，无后背痛。既往无高血压、糖尿病等慢性病史。入院时心电图（图 6-12）提示：窦性心律，T 波改变。

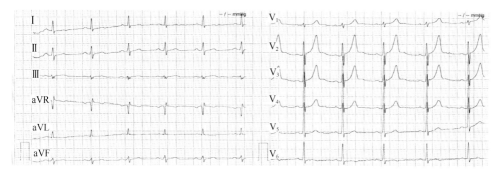

图 6-12　入院时心电图

入院检查：血常规及腹部 B 超、CT 未见异常；肌红蛋白>400ng/mL，TnI 0.58ng/mL，NT-proBNP 18pg/mL。

赵运涛医生接诊后，安排患者完善常规检查及心电图，经判读后，立即开通绿色通道行冠状动脉造影 [图 6-13（a）]，发现左回旋支（LCX）95% 局限性狭窄及钝缘支（OM）80% 局限性狭窄，确诊后立即行介入治疗，置入支架 1 枚 [图 6-13（b）] 后显示 TIMI 3 级。

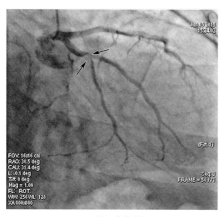
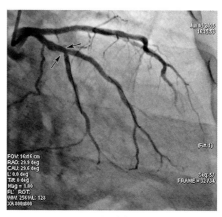

(a) 置入支架前　　　　　　　　　　　(b) 置入支架后

图 6-13　冠状动脉造影

病例 2　51 岁，男性，3 天前无明显诱因开始出现间断性前胸疼痛，休息后可缓解。1h 前胸痛发作，遂于急诊科就诊，查阅心电图（图 6-14）后，难以辨明患者胸痛的原因。

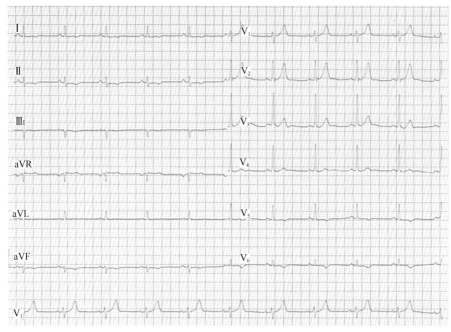

图 6-14 心电图（窦性心律）

入院检查：血常规及腹部 B 超、CT 未见异常；肌红蛋白＞26.17ng/mL，TnI 6.37ng/mL，NT-proBNP 300pg/mL。

赵运涛医生判读心电图后，诊断罪犯血管为左回旋支（LCX）。立即开通绿色通道行冠状动脉造影［图 6-15（a）］，发现 LCX 80% 局限性狭窄及钝缘支（OM）70% 局限性狭窄，确诊后立即行介入治疗，置入支架 1 枚后显示 TIMI 3 级［图 6-15（b）］。

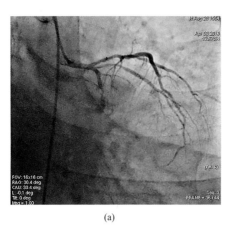
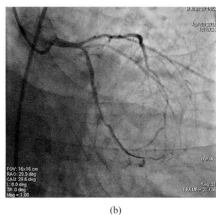

(a)　　　　　　　　　　　　　　　　(b)

图 6-15 冠状动脉造影

看到这里您肯定会疑惑，究竟赵运涛医生是如何准确诊断 LCX 为罪犯血管？

谜题揭晓：病例 1 及病例 2 患者的入院心电图特殊之处在于"胸导联 T 波电轴

偏转"。

在这里提供了一份大致正常的心电图用以比较（图 6-16）。

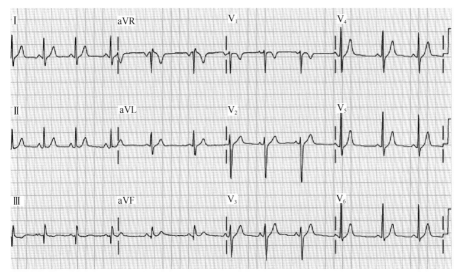

图 6-16　大致正常的心电图

心脏除极的全过程，是从窦房结到浦肯野纤维网再到心室肌，从心内膜到心外膜。除极的向量与方向一致，除极电势是从细胞外指向细胞内，总向量从心内膜指向心外膜，故 QRS 主波表现为正向波。心肌复极（除极结束后心肌开始恢复极化状态的过程）时，复极方向与向量方向相反（复极方向是从心外膜指向心内膜，但向量方向是从心内膜指向心外膜），由于复极向量指向探测电极，心电图上 T 波是心室肌的复极化，表现为正向波，故 T 波与 QRS 波方向一致，为朝向左侧、瞄向心尖部的一个综合向量，电压大于 1/10R。正因为正常的 T 波综合向量大致指向左侧、瞄向心尖部（V_4 导联及 V_5 导联之间），所以投影量在 V_6 导联上相较于 V_1/V_2 导联更多，V_6 导联呈现高直 T 波。

然而，仔细观察这 2 例患者的入院心电图，可见胸导联 V_2 的 T 波波幅约为 1.0mV，V_6 的 T 波波幅接近等电位线，T_{V_2} 与 T_{V_6} 之差为 1.0mV。造成 $T_{V_2} > T_{V_6}$ 这种异常现象的原因是 T 波向量前置化。

三、T 波的前置化以及原因

前文解释了 T 波向量方向正常时朝向左侧、瞄向心尖部，当心肌坏死且无法复极化时会导致 T 波综合向量偏向健侧（T 波向量的偏移）。LCX 病变造成侧壁心肌缺血坏死后，T 波的综合向量偏移转至前胸导联，尤其是 V_1 导联及 V_2 导联，此时胸导联 V_2 的高尖 T 波与接近等电位线 V_6 导联的 T 波即所谓的 T 波前置化（图 6-17）。

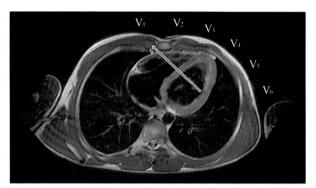

图 6-17　侧壁心肌缺血坏死后前置化的 T 波综合向量

前文 2 例患者，其心电图中所表示的前置化 T 波向量朝向 V_2 导联（健侧），与 V_6 导联形成一个接近垂直的角度。因此，V_2 导联呈现高尖 T 波，V_6 导联 T 波波幅接近等位线。因为发现了 T 波在胸导联前置化这一蛛丝马迹，赵运涛医生考虑 2 例患者均出现的 $T_{V_2} > T_{V_6}$ 这一心电图现象，是由 LCX 病变造成的侧壁 / 下侧壁心肌缺血坏死导致无法复极化而造成。后经冠状动脉造影也证实患者确实发生 LCX 病变。

四、总结

目前，国际上并无文献统计数据支持 $T_{V_2} > T_{V_6}$ 对诊断侧壁心肌梗死的灵敏性及特异性，但从多个临床案例分析加赵运涛医生亲自接诊的 2 个病例可见，临床中患者一旦出现胸痛病史、TnI 上升，以及 $T_{V_2} > T_{V_6}$ 这种不常见的 ST 段抬高型心肌梗死的心电图时，应高度怀疑 LCX 病变。同时，赵运涛医生提醒，"千万不要因为对 $T_{V_2} > T_{V_6}$ 不熟悉而误判为正常心电图"。因此，高度怀疑左回旋支为罪犯血管的条件：①典型胸痛；② $T_{V_2} > T_{V_6}$；③升高的 TnI。

参考文献

[1] Eisenstein I, Sanmarco M E, Madrid W L, et al. Electrocardiographic and vectorcardiographic diagnosis of posterior wall myocardial infarction Significance of the T wave, Chest, 1985, 88: 409-416.

[2] Hiss R G, Lamb L E, Allen M F. Electrocardiographic findings in 67375 asymptomatic subjects. X. Normal values, Am J Cardiol, 1960, 6: 200-231.

[3] Rovai D, Rossi G, Pederzoli L, et al. Prominent T wave in V_2 with respect to V_6 as a sign of lateral myocardial infarction, Int J Cardiol, 2015, 189: 148-152.

[4] From A M, Best P J, Lennon R J, et al. Acute myocardial infarction due to left circumflex artery occlusion and significance of ST-segment elevation, Am J Cardiol, 2010, 106: 1081-1085.

[5] Yi Z, Huang Y S, Wang L. A sign of lateral myocardial infarction: T_{V_2} taller than T_{V_6}. International Journal of Cardiology, 2015, 203: 166-168.

专题三 ♥ 从 T 波电交替到机械交替

心脏性猝死是人类猝死的主要原因，然而猝死的原因多数为恶性心律失常的发生。因此有效、及时地发现猝死高危心电图十分重要。很早以前就有人提出 T 波电交替是长 QT 间期的另一种表现形式。因其在临床中对恶性心律失常的发生有预示作用，往往需要临床医生仔细观察心电图，尽早识别此种心电现象。

本文阐述 T 波电交替的心电图表现、生理机制以及临床意义，帮助临床一线大夫尽早识别此种对恶性心律失常有预警作用的表现，尽早识别从而减少恶性心律失常的发生。

一、病例分享

患者是一位 60 岁前列腺癌晚期多脏器转移的男性患者，长期静脉注射 Xgeva（denosumab，狄诺塞麦）治疗因前列腺癌转移所致的骨损害，因服药过多出现心悸、胸闷症状。患者入院时房颤、心力衰竭，心率 128 次 /min，下肢水肿，颈静脉怒张。入院后第二天经食管超声提示无附壁血栓后给了电复律治疗，复律成功后心电图示窦性心律，心率为 57 次 /min。复律后患者症状有所改善，但是复查心电图（图 6-18）：窦性心律，显著的 T 波倒置伴电交替，QT 间期明显延长。实验室检查回报：Na$^+$ 140mmol/L，Mg^{2+} 1.12mmol/L，白蛋白 37g/L，Cl$^-$ 112mmol/L，Ca^{2+} 1.87mmol/L，K$^+$ 4.2mmol/L。

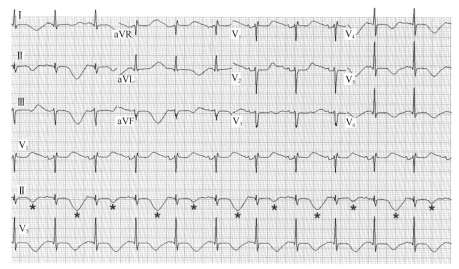

图 6-18　患者复律第二天心电图

红色五角星所示即为 T 波电交替

上述心电图预示着恶性心律失常发生的可能，第三天患者出现尖端扭转型室速，进而发展到室颤（图6-19），医生给予电除颤等治疗后患者脱离危险。

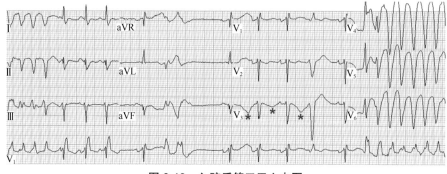

图6-19　入院后第三天心电图

二、病例分析

QT间期延长可能是由于先天性长QT综合征，但多半是后天因素引起，例如常见影响QT间期的药物如：抗胆碱药、镇吐药、喹诺酮类药物、大环内酯类药物、阿片类药物、三环类抗抑郁药和抗精神病药物等。慢性心力衰竭以及转复后的慢心率可能加重了QT间期延长。而患者长期静脉应用狄诺塞麦治疗前列腺癌转移所致的骨损害，狄诺塞麦是一种特异性靶向核因子κB受体活化因子配体和阻碍其作用于破骨细胞及其前体的活化和发展，减少骨吸收，增加骨密度。主要的不良反应为低钙血症。同时由于心脏电复律导致了细胞膜的不稳定性，促进了T波电交替的发展，因此虽然狄诺塞麦的临床试验中并未提及可能延长QT间期以及出现T波电交替，但患者本次出现的恶性心律失常，也是与多因素相关的。

最初考虑给予患者经静脉临时起搏术，但患者拒绝有创治疗。因此，治疗上，给予异丙肾上腺素提升心率，降低尖端扭转型室速的风险，静脉及口服补充钾离子、钙离子以及镁离子。但是患者反复发作室速、室颤，尽管药物补充钙、镁后改善了其QT间期，给予患者置入ICD，以及口服美西律。15天后患者出院，复查心电图（图6-20）：窦性心律，QTc 436ms。

三、T波电交替

T波电交替的概念：T波电交替（T Wave alternans，TWA）是指心脏搏动中每隔一跳T波形态、幅度、极性发生规律性变化，可见于急性心肌缺血、长QT综合征、药物作用以及严重电解质紊乱。

T波电交替的机制：

1. 电生理机制

阐述T波电交替的机制之前，首先要明确心肌中层的M细胞与心内膜和心外膜

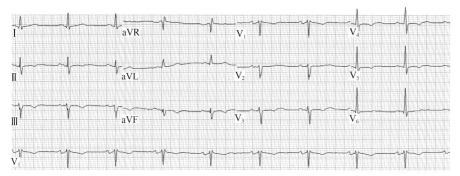

图 6-20　复查心电图

心肌细胞之间正常存在复极时间差，也就是我们所说的跨室壁复极离散度（TDR）。TDR 是一个正常存在的电生理现象，这种心肌复极化时间和空间的离散度是形成 T 波的电生理基础。并且在缺血等病理因素及心率较快时（心肌梗死后、心力衰竭），上述复极离散度会增加，更容易导致 T 波电交替。

然而，复极交替有两种形式，即协调性交替（concordant alternans）与非协调性交替（discordant alternans）。前者为不同心肌细胞复极时间变化趋势一致，具有同向性，表现为动作电位都延长或都缩短，而后者复极时间变化则不一致，异向性，表现为动作电位有些延长，有些缩短（图 6-21）。而 T 波电交替为上述两种复极交替出现的结果。

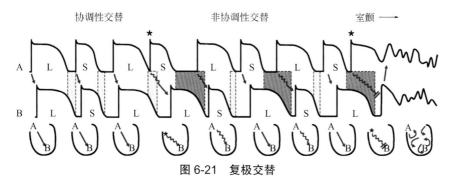

图 6-21　复极交替

心室的两个部位（A、B）从协调性交替至非协调性交替最后过渡到室颤，阴影区为二者复极离散度区域；

L—长动作电位；S—短动作电位

2. 离子通道机制

首先需要复习一下，在人体正常心动周期中，Ca^{2+} 要经历钙通道开放→肌浆网钙离子释放→产生电效应→ Ca^{2+} 重摄取→ Ca^{2+} 转运的循环，也就是钙诱导的钙释放，所需时间相当于 APD 中的复极时间。在心率增快舒张期缩短时，心肌细胞复极不完全，Ca^{2+} 不能完成正常循环，使游离 Ca^{2+} 的稳态浓度紊乱，干扰心肌电活动的传导、兴奋收缩耦联，使复极过程不能完全和均一进行，随之出现相应交替变化（图 6-22）。

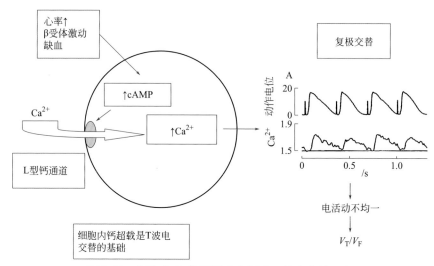

图 6-22 细胞内 Ca²⁺ 通道改变导致 T 波电交替示意

3. 交感神经机制

交感活性增高使儿茶酚胺增多，甚至引起交感风暴，其影响细胞内游离 Ca^{2+} 的浓度，从而增加心肌细胞复极不均一性，使之出现电交替。

T 波电交替与机械交替：在 2015 年 *Journal of Arrhythmia* 中一篇文章，描述了一例 Takotsubo 患者出现 T 波电交替以及 J 波电交替伴有机械交替的病例（图 6-23）。

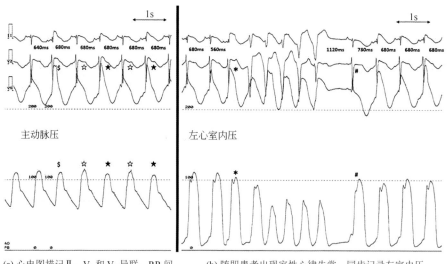

(a) 心电图描记 Ⅱ、V₁ 和 V₅ 导联，RR 间期 680ms，可见第 3～6 心搏出现 J 波以及 T 波电交替（黑色实心及空心五角星所示）且同步记录主动脉压力波形也出现交替（黑色实心及空心五角星所示）

(b) 随即患者出现室性心律失常，同步记录左室内压力降低（黑色实心六芒星所示），影响血流动力学

图 6-23 Takotsubo 患者心电图

四、讨论

（1）T 波电交替是预测恶性心律失常和猝死的独立指标。

（2）T 波电交替可作为急性心肌梗死猝死风险判定、心肌梗死后室性心律失常发生的预测以及危险分层的指标。

参考文献

[1] Verrier R L, Malik M. Electrophysiology of T-wave alternans: mechanisms and pharmacologic influences. J Electrocardiol, 2013, 46(6): 580-584.

[2] Cheng Richard, Chan A my P. Ehdaie Ashkan, et al. Heeding the sign: macroscopic T-wave alternans. Am J Med, 2015, 128(5): 480-483.

[3] Rintaro Hojo, seiji Fukamizu, Takeshi Kitamura, et al. Prominent J-wave and T-wave alternans associated with mechanical alternans in a patient with takotsubo cardiomyopathy. J Arrhythm, 2015, 31(1): 43-46.

专题四 ♥ 急诊心电图正常的典型胸痛真的可以掉以轻心吗？

一、概述

接诊胸痛的患者是医生再熟悉不过的工作环节，虽然"胸痛"这个症状很常见，但有时候却是最让急诊科医生伤透脑筋的。急诊医生比较关注的是胸痛患者是否真的是急性冠脉综合征（ACS）。尽管心电图及心肌酶能够帮助急诊大夫诊断 ACS，但是在接诊当下两者均表现为阴性结果时，患者真的可以放之任之？

其实有一些隐匿性比较高的胸痛患者，当胸痛发生时，心电图以及心肌酶并不具有特异性，需要动态观察心电图以及酶学变化，进行前后对照才可以证实为 ACS，这一点往往容易被忽略。本文将通过一个真实的病例，强调动态观察心电图的重要性。

二、病例分享

患者男性，46 岁，吸烟史多年，在与人争吵后出现阵发性针刺样胸痛并伴左上肢放射伴冷汗，就诊于我院急诊，行心电图检查［图 6-24（a）］提示未见明显异常，测肌钙蛋白为阴性，因此患者回家休养。但是 1 周后，患者再次就诊于我院，以"胸痛"收入院，入院后患者自述 1 周内，反复发作胸痛，但入院当时无胸痛症状存在，测肌钙蛋白为 0.45ng/mL，心电图如图 6-24（b）所示。2h 后胸痛再次发作，胸痛部位及程度同前，此时床旁心电图见图 6-24（c），肌钙蛋白升至 0.81ng/mL。

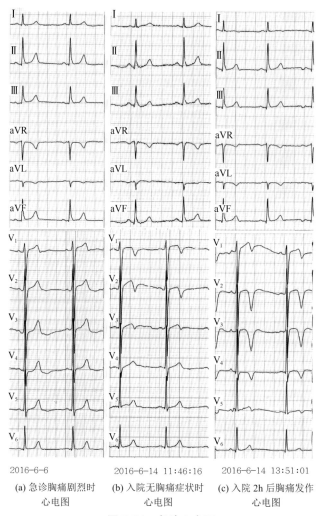

2016-6-6

(a) 急诊胸痛剧烈时
心电图

2016-6-14 11:46:16

(b) 入院无胸痛症状时
心电图

2016-6-14 13:51:01

(c) 入院 2h 后胸痛发作
心电图

图 6-24　急诊心电图

在入院无胸痛表现时，心电图示 V_1～V_3 呈双向 T 波，肌钙蛋白升高；2h 后胸痛复发，V_1 导联双向 T 波，V_2～V_4 倒置 T 波，肌钙蛋白持续升高。根据心电图及心肌酶的改变，赵运涛医生立即为患者行冠状动脉造影，造影结果 [图 6-25（a）] 显示左前降支近段 90% 局限性狭窄，立即置入一枚支架 [图 6-25（b）] 后显示 TIMI 3 级。

术后第二天心电图 [图 6-26（a）] 可见 Ⅰ、aVL、V_2～V_5 导联对称的巨大负向 T 波、Ⅱ、V_1 导联的双向 T 波，以及 QT 延长（QTc 600ms）。TnI 0.24ng/mL。术后一周心电图 [图 6-26（b）] 可见倒置 T 波波幅恢复。

问题：本例患者胸痛，从无 T 波改变到胸痛缓解后 T 波双向的诊断是什么？
答：Wellens 综合征。

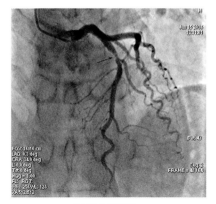

(a) 置入支架前

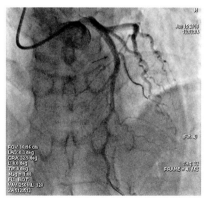

(b) 置入支架后

图 6-25　冠状动脉造影

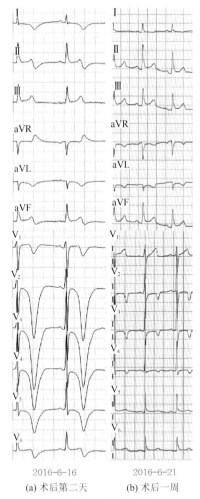

2016-6-16　　　　　2016-6-21

(a) 术后第二天　　　(b) 术后一周

图 6-26　术后心电图

三、Wellens 综合征

1. Wellens 综合征的定义

Wellens 综合征由 Hein J. J. Wellens 于 1982 年首次提出，是以一部分不稳定型心绞痛患者心电图胸前导联 T 波的特征性改变为特点，病情进展较快，易进展成广泛前壁心肌梗死的临床综合征，此类特征性 T 波改变的病理基础为严重的左前降支近段狭窄，通常＞75%。

Wellens 综合征的特征性 T 波改变往往出现在胸痛的缓解期，与心绞痛的症状分离。在部分不稳定型心绞痛患者中，心绞痛发作终止后，胸前导联 V_2~V_4（也可扩展到 V_1~V_6）T 波出现对称性加深倒置或双向，持续时间数小时至数周不等。且 Wellens 综合征提示前降支近段病变。

因此，患者胸痛缓解后胸前导联 T 波出现对称性加深倒置或双向的特征、肌钙蛋白升高以及冠状动脉造影证实左前降支 90% 闭塞，诊断 Wellens 综合征。

2. Wellens 综合征特征性 T 波倒置的产生机制

确切机制尚不十分清楚，可能与心肌顿抑、心肌冬眠或心肌组织的水肿有关。多数学者认为，当左心室前壁心肌严重缺血时，所支配的区域心肌的复极发生变化，从而引起 T 波特征性改变。且 T 波的演变则反映了缺血区顿抑或冬眠心肌功能的恢复情况，随着心肌缺血的改善，T 波倒置程度逐渐变浅，室壁运动障碍得到改善，心功能逐渐恢复。有些患者可出现心肌损伤标记物轻度增高，损伤标志物的升高说明心肌有损伤坏死，但这种损伤、坏死因深度浅（较心内膜下心梗还要浅），不足以引起 QRS 波及 ST 段像 ST 段抬高型心肌梗死那样的动态演变过程，只能够引起 T 波的特征性演变。

3. Wellens 综合征的特点总结

（1）患者有胸痛病史。

（2）不稳定心绞痛发作时心电图未见异常。

（3）心绞痛缓解期时胸前导联 V_2~V_4 导联（也可扩展到 V_1~V_6），Ⅰ、aVL 导联 T 波出现对称性加深倒置或双向的特征。

（4）肌钙蛋白正常或升高。

四、结论

Wellens 综合征特征性 T 波改变往往出现在胸痛的缓解期，与心绞痛的症状分离，且病情进展较快，易进展成广泛前壁心肌梗死。而在临床工作中，临床医生往往因经验不足，在接诊胸痛患者时仅以一副看似正常的静息心电图而忽略此严重的疾病。

在此提醒临床大夫，在考虑患者是否存在冠脉事件危险时，不要只注意胸痛时的心电图，也要注意胸痛缓解后的心电图，且要动态对比观察心电图以及心肌酶变化。

对于急诊胸痛患者，不要因为其心电图和心肌酶无变化而轻易放走患者，我们要留观患者胸痛缓解后的心电图。

参考文献

[1] Zwaan C D, Bär F W H M, Wellens H J J, Characteristic electrocardiographic pattern indicating a critical stenosis high in left anterior descending coronary artery in patients admitted because of impending myocardial infarction. American Heart Journal, 1982, 103(2): 730-736.

[2] Tatli E, Aktoz M. Wellens′ syndrome: The electrocardiographic finding that is seen as unimportant. Cardiology Journal, 2009, 16(1): 73-75.

[3] Abulaiti A, Aini R, Xu H, et al. A special case of Wellens′ syndrome. J Cardiovasc Dis Res, 2013, 4(1): 51-54.

[4] 陈琪, Wellens 综合征 T 波改变. 临床心电学杂志, 2013, 22(3): 161-162.

[5] Appel-da-Silva M C, Zago G, Abelin A P, et al. Wellens Syndrome. Arquivos brasileiros de cardiologia, 2010, 94(4): 116-119.

[6] Migliore Federico, Zorzi, et al. Myocardial edema underlies dynamic T-wave inversion (Wellens′ ECG pattern) in patients with reversible left ventricular dysfunction. Heart Rhythm, 2011, 8(10): 1629-1634.

[7] Salah AM Said, Rene Bloo, Ramon de Nooijer, et al. Cardiac and non-cardiac causes of T-wave inversion in the precordial leads in adult subjects: A Dutch case series and review of the literature. World J Cardiol, 2015, 7(2): 86-100.

[8] Tatli E Aktoz M. Wellens′ syndrome: The electrocardiographic finding that is seen as unimportant. Cardiology Journal, 2009, 16(1): 73-75.

专题五 ♥ 运动员的 T 波倒置

经常参加高强度体育锻炼会产生一系列心脏结构和功能的改变，在需要爆发力和耐力时均能够促进心排血量增加和（或）升高血压。这些改变被称为运动员心脏。这些生理改变通常在体表心电图可以发现。过去的三十年里一些基于运动员人群的大型研究已经证实心电图的一些改变为良性改变，可大致分为两类，一类反映自体性改变（迷走张力升高），另一类反映心腔增大、室壁增厚。这些电活动的改变取决于人口学因素（种族）和运动强度。本文介绍如何早期鉴别运动员 T 波倒置以及筛查一些与运动相关的心脏性猝死疾病。

一、病例分享

患者是一名 26 岁非裔美国人，美式足球（橄榄球）运动员，在体检时发现心电图异常：窦性心律，电轴正常，PR 间期 106ms，左心室高电压，$V_3 \sim V_6$、Ⅱ、Ⅲ、aVF 导联 T 波倒置，aVR 导联 T 波直立（图 6-27）。患者自述其存在心动过速病史，但与劳累无关，发作时有轻微头晕，但无晕厥症状，且否认既往胸痛病史。该患者否认与劳力有关的晕厥、胸痛、气短，且既往未应用任何非处方药物、草药及含咖啡因的能

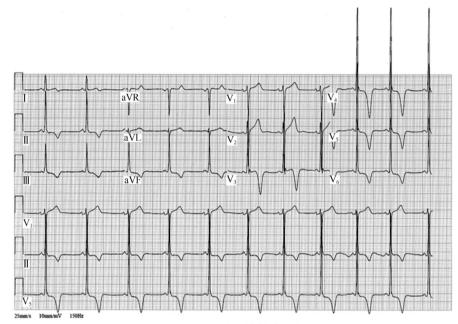

图 6-27　该运动员体检时心电图

量饮料、甚至毒品。其从未吸烟，间断少量饮酒，他的父亲在 20 岁时心脏扩大，但无任何症状，现在体健。

体格检查：身高 193cm，体重 90kg，血压 120/60mmHg，脉率 72 次 /min，呼吸 12 次 /min，心脏听诊未闻及病理性杂音，其余未见阳性体格检查。

结合患者心电图，考虑本患者为：

A. 致心律失常型右室心肌病；

B. 心尖肥厚型心肌病；

C. 运动员心脏；

D. 冠状动脉粥样硬化性心脏病。

患者行二维心脏彩超结果示：左心室大小正常，射血分数 55%～60%，无瓣膜异常，心尖部厚度稍有增加（图 6-28）。随后患者行心脏核磁检查结果示：左心室容积正常，射血分数正常，未见心肌肥厚等其他异常（图 6-29）。

基于以上检查，考虑本例为运动员心脏，患者继续其职业生涯，随后未出现任何并发症。

二、病例讨论

本例运动员，无心脏性猝死家族史，虽然 T 波倒置，但心脏影像学正常。其 T 波倒置的机制主要由于高强度运动使心脏负荷增加，强有力的心脏使 QRS 波电压增高，而其倒置的 T 波是继发于 QRS 波高电压。所以本例患者的复级化改变主要为良性的

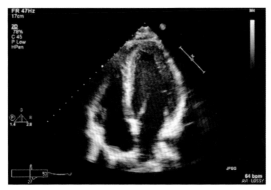

图 6-28   二维心脏彩超

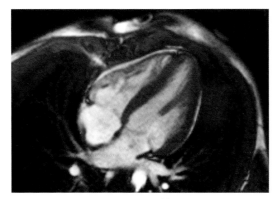

图 6-29   心脏核磁

生理适应，这些心电图的变化反映了运动员的训练强度以及训练的时间较长。

三、运动员 T 波倒置

1. 运动员 T 波倒置的鉴别诊断

T 波倒置出现在 3%～4% 的青年和成年白种人运动员中，青年运动员的心电图改变包括 V_1～V_3 导联 T 波倒置，14 岁以下运动员中有 9% 可见这一变化。16 岁以上者很少见到有 V_2 以外导联的 T 波倒置。偶尔在耐力型运动员的 V_3 导联可见双相 T 波或 T 波倒置，在无症状的运动员存在 ST 段抬高者，这一改变并不需要进一步检查。

因此，目前研究表明，可以在心电图早期鉴别运动员 T 波倒置为自身适应性 T 波倒置或致心律失常性右心室心肌病（ARVC）抑或是肥厚型心肌病（HCM）。

图 6-30 为描记 V_3 导联中正常运动员、HCM 及 ARVC 患者不同的 J 点，ST 段。

三者的鉴别点如下：

① V_1～V_4 导联 T 波倒置：通常认为运动员出现的 T 波倒置中，局限于 V_1～V_4 导联的 T 波倒置为生理性 T 波倒置，超过 V_4 导联的 T 波倒置则提示需要进一步检查鉴别心脏系统疾病。

②J点抬高：正如图 6-30 所言，运动员生理性 T 波倒置多伴有 J 点抬高（＞1mm），而 ARVC 以及 HCM 运动员患者 J 点多在等电位线上。因此运动员患者出现的 T 波倒置，若其 J 点不抬高，均需要进一步鉴别排除是否为 ARVC 或 HCM。

③ ST 段：在 ARVC 以及 HCM 患者中，ST 段抬高伴 J 点不抬高占绝大多数，此外 Sheikh 等报道运动员中 ST 段抬高 HCM 患病率达到 63%。运动员的 ST 段抬高主要机制可能为缺血性心肌损伤时，心肌变性坏死，心肌纤维脂肪沉积妨碍跨室壁电流传导，从而导致 ST 段复极异常。

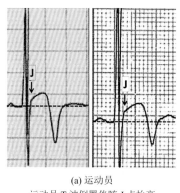

(a) 运动员
运动员 T 波倒置伴随 J 点抬高

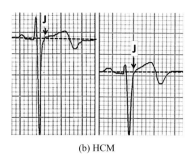

(b) HCM
HCM 患者 ST 段抬高，不伴有 J 点抬高

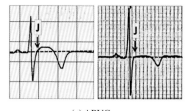

(c) ARVC
ARVC 患者（左图）ST 段抬高 J 点不抬高，（右图）ST 段不抬高，J 点不抬高。说明
ARCV 患者无论 ST 段是否抬高 J 点均位于等电位线

图 6-30　正常运动员、HCM 及 ARVC 患者的 V$_3$ 导联 T 波倒置心电图

然而本例患者胸导联 T 波倒置超过 V$_4$ 导联，且 J 点并未抬高，不符合运动员心电图诊断与鉴别诊断流程（图 6-31）。因此说明，心电图对于运动员 T 波改变，只是初筛，当不符合流程时，需要进一步行心脏核磁检查，排除 ARVC 及 HCM 可能；但当符合本流程时，可以初步肯定其 T 波改变为运动员 T 波。

2. 运动员心电图 T 波倒置鉴别与诊断流程

如图 6-31 所示，当运动员心电图在 V$_1$～V$_4$ 导联出现 T 波倒置时：

a. 正常运动员：V$_1$～V$_4$ 导联 T 波倒置，倒置范围不超过 V$_4$ 导联，J 点抬高。

b. 可疑 ARVC 或 HCM 患者：V$_1$～V$_4$ 导联 T 波倒置，倒置范围超过 V$_4$ 导联，J 点位于等电位线。

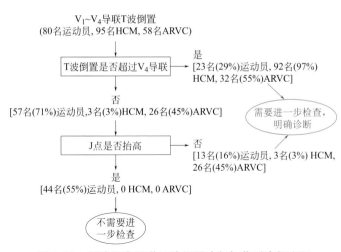

图 6-31　运动员胸导联 T 波倒置诊断与鉴别诊断流程

四、总结

（1）运动员出现的 T 波倒置，一些为良性的生理适应；但也有部分为运动相关心脏性猝死的疾病电先兆。因此二者的鉴别非常重要。

（2）当运动员心电图在 V_1～V_4 导联出现 T 波倒置时，正常运动员：V_1～V_4 导联 T 波倒置，倒置范围不超过 V_4 导联，J 点抬高。而可疑 ARVC 或 HCM 患者：V_1～V_4 导联 T 波倒置，倒置范围超过 V_4 导联，J 点位于等电位线。

（3）每年约有 100 名运动员死于心脏骤停。目前的筛查指南仍在讨论中，当运动员被认定为病理性心电图表现时，需要进一步检查，明确相关疾病，防止心脏性猝死的发生。

（4）运动员心脏心电图表现小结及其与心肌病的共同表现见图 6-32。

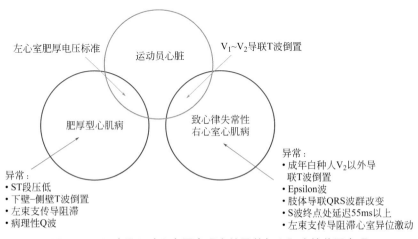

图 6-32　运动员心脏心电图表现小结及其与心肌病的共同表现

参考文献 ···

[1] Stein R, Malhotra A. T wave inversions in athletes: a variety of scenarios. Journal of electrocardiology, 2015,48:415-419.

[2] Wilson M G, Sharma S, Carre F, et al. Significance of deep T-wave inversions in asymptomatic athletes with normal cardiovascular examinations: practical solutions for managing the diagnostic conundrum. British journal of sports medicine, 2012, 46(1): 51-58.

[3] Noyes A M, Schulman P. Normal Variant T-Wave Changes in an Athlete with Structurally Normal Cardiac Anatomy and Function. Annals of noninvasive electrocardiology : the official journal of the International Society for Holter and Noninvasive Electrocardiology, Inc, 2016, 21: 102-106.

[4] Calore C, Zorzi A, Sheikh N, et al. Electrocardiographic anterior T-wave inversion in athletes of different ethnicities: differential diagnosis between athlete's heart and cardiomyopathy. European heart journal, 2016, 37: 2515-2527.

[5] Malhotra A, Dhutia H, Gati S. et al. Anterior T-Wave Inversion in Young White Athletes and Nonathletes: Prevalence and Significance. Journal of the American College of Cardiology, 2017, 69: 1-9.

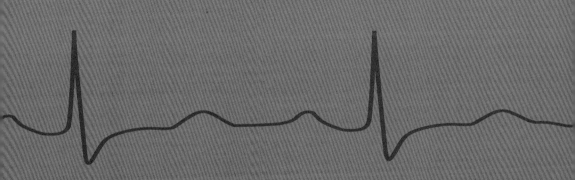

第7章 肺栓塞

专题一 ♥ 这种肺栓塞心电图，死神在向他招手

肺栓塞是由内源性与外源性栓子堵塞肺动脉引起肺循环障碍的临床和病理生理综合征。来自静脉系统或右心的栓子进入肺循环，造成肺动脉主干或者分支的广泛栓塞，同时并发广泛肺小动脉痉挛，使肺循环受阻，从而使肺动脉压急剧升高，引起右心室扩张和右心衰竭。

典型的肺栓塞心电图表现为（图7-1）：①$S_1Q_{III}T_{III}$；②右胸导联T波倒置，伴或不伴右束支传导阻滞；③窦性心动过速；④肺型P波；⑤胸导联顺钟向转位。结合患者病史、临床表现以及相应血液检验［D-二聚体（D-dimer）等］并伴有以上除

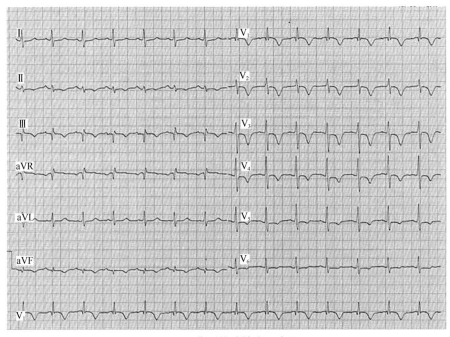

图7-1　典型的肺栓塞心电图

$S_IQ_{III}T_{III}$之外一种或两种心电图表现要高度怀疑肺栓塞的可能。

然而本次要介绍的两例肺栓塞的心电图表现并非如图7-1典型，其表现为胸导联出现Brugada波，这类肺栓塞心电图表现在国外杂志中多次被提及，且患者大多数预后不良，这种由于肺栓塞而导致的非遗传性离子通道异常形成的Brugada波称为获得性Brugada拟表型。本文旨在提醒临床医生面对高度怀疑肺栓塞的患者，若出现一过性的Brugada波要考虑是肺栓塞引起的Brugada拟表型的可能，提示预后不佳，切不可掉以轻心。

一、病例分享

病例1 患者女性，49岁，终末期肾病，现正经中心静脉导管透析，住院第8天因为怀疑透析导管感染导致发热和低血压症状，进行超声心动图检查（提示右心房处有血栓，骑跨于三尖瓣上，右心室功能减退），故下一步行CT肺动脉造影（CTPA）[提示肺栓塞（图7-2）]。

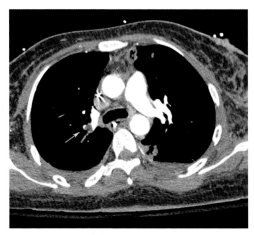

图7-2　CTPA
肺栓塞（箭头所指）

行心电图检查示：$V_1 \sim V_2$导联出现Brugada波[图7-3（a）]；然而经过9h后患者Brugada波消失，代之为倒置的T波[图7-3（b）]，此时患者TnI 8.38ng/mL（正常值：<0.06ng/mL），再次行超声心动图示：前壁远端运动异常。由于患者患有出血性脑卒中和其他严重疾病，未给予患者溶栓或介入治疗，24h后患者临床死亡。

病例2 患者老年男性，本次因直肠癌入院拟接受放疗，入院中出现少量消化道出血并伴有贫血症状，有甲状腺癌及前列腺癌家族遗传史，吸烟史多年，查体：皮肤苍白，但生命体征平稳。入院次日诉胸痛，行心电图检查（图7-4）示：III、aVF、$V_1 \sim V_4$导联ST段呈下斜型抬高，Brugada拟表型。随后不久，患者出现低血压、意识不清，尽管进行积极抢救，但抢救并未成功，患者死亡。

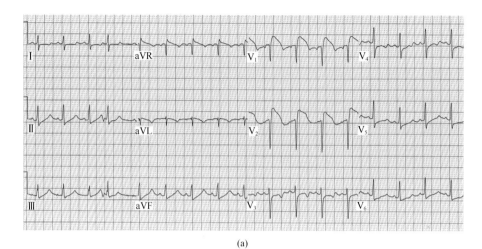

(a)

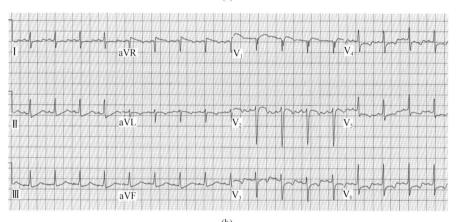

(b)

图 7-3　患者心电图

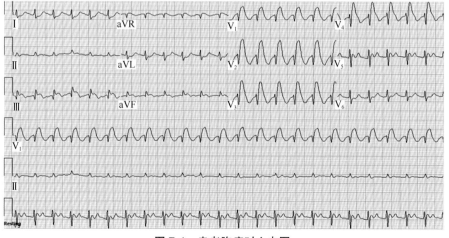

图 7-4　患者胸痛时心电图

回顾患者死亡前相应检查：患者血红蛋白量 8g/dL；内生肌酐清除率 1.5mg/dL；电解质水平正常，胸痛前 2h 胸部 X 线检查未见异常，入院心电图（图 7-5）示：窦性心动过速，$S_I Q_{III} T_{III}$。

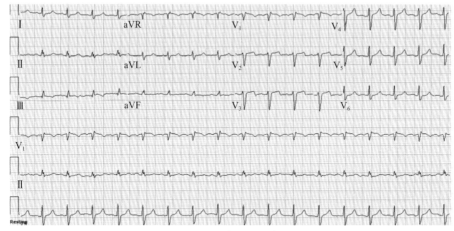

图 7-5　患者入院心电图

为了明确患者死亡原因，决定给予尸检，尸检结果示：心脏轻度肥大，冠状动脉轻度粥样硬化，肺部解剖发现大量的双侧肺栓塞，肺动脉受累分支几乎完全阻塞（图 7-6），显微镜下可见血块的 Zahn 线（图 7-7）。

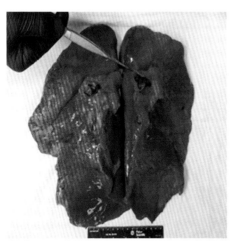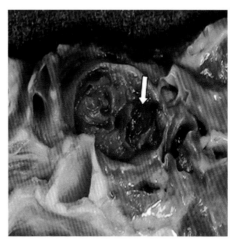

图 7-6　肺部解剖
双侧肺内大面积栓塞，栓子如箭头所示

本例患者在入院之时心电图表现就存在 $S_I Q_{III} T_{III}$，临床医生并未关注其入院心电图，但是急性肺栓塞发作时表现为 Brugada 波，提示本次为获得性 Brugada 拟表型，此类患者预后不佳。

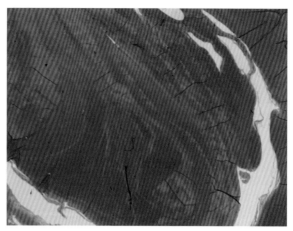

图 7-7　显微镜下
可见血块的 Zahn 线

二、知识拓展——Brugada 综合征

定义：Brugada 综合征（BrS）是以 ECG 上特征性 Brugada 波，即右胸导联 $V_1 \sim V_3$ 导联 ST 段穹隆型抬高为特征，伴致死性室性心律失常或心脏性猝死或家族史，并具有遗传特异性的心脏电紊乱疾病。

心电图表现主要分为三种类型。①穹隆型 ST 段抬高（1 型）：J 波幅度≥2mm，ST 段下斜型抬高，T 波倒置。②马鞍形 ST 段抬高（2 型）：J 波幅度≥2mm，ST 段抬高幅度≥1mm，T 波直立或者双向，呈马鞍型。③混合型 ST 段抬高（低马鞍型或称 3 型）：J 波幅度≥2mm，ST 段抬高幅度<1mm，其后 T 波直立。见表 7-1。

表 7-1　Brugada 波及分型

项目	1 型	2 型	3 型
J 波	≥2mm	≥2mm	≥2mm
ST 段形状	下斜型	高马鞍型	低马鞍型
ST 段终末	逐渐下降	抬高≥1mm	抬高<1mm
T 波	倒置	双向或直立	直立

三种不同类型的 Brugada 波心电图表现，如图 7-8。

三、讨论

然而本文中撰述的两例以 Brugada 拟表型为临床表现的肺栓塞患者，为获得性 Brugada 波。近期的研究表明，任何导致动作电位 1 相末外向离子流增加以及内向离子流减少的因素（图 7-9）均可引起 ST 段抬高而形成 Brugada 波和恶性心律失常的发作。比如影响各种离子（Na^+、K^+、Ca^{2+}）交换的抗心律失常药和电解质紊乱等；此外

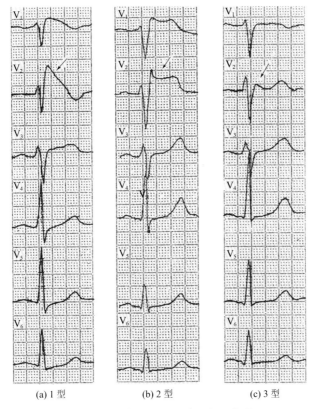

(a) 1 型   (b) 2 型   (c) 3 型

图 7-8 三种 Brugada 波心电图表现

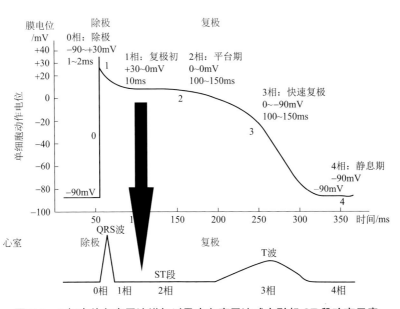

图 7-9 1 相末外向离子流增加以及内向离子流减少引起 ST 段改变示意

β受体阻滞药和抗精神失常等药物、右室流出道心肌缺血、体温过高或者过低、急性肺栓塞、急性心包炎、血清胰岛素水平增高和纵隔肿瘤等临床情况下都可能产生暂时性 Brugada 波样 ST 段抬高。这类非遗传性离子通道异常所导致的 Brugada 波称为获得性 Brugada 拟表型。

本文的三例患者均临床死亡，说明肺栓塞的表现除其典型的 $S_1Q_{III}T_{III}$ 心电图表现之外，在急性发作期可能会出现获得性 Brugada 拟表型。一旦出现这种短暂的 Brugada 拟表型心电图表现，往往提示患者预后不良。关于急性肺栓塞出现 Brugada 拟表型的机制目前有两种解释：①肺动脉突然堵塞引起肺动脉压急剧升高，致右室急性扩张，进而导致右室衰竭，包括右室缺血改变；②右室压力突然增加导致心肌细胞过度牵张，进而诱发心肌缺血及冠脉痉挛，导致 Brugada 拟表型改变。

然而临床中对于肺栓塞的诊断误诊率高，容易与急性冠脉综合征心电图相混淆，更为少见的是以 ST 段抬高和以 Brugada 拟表型为主要表现的肺栓塞心电图，二者预后均很差，临床工作中要重要关注。

程显声教授总结肺栓塞与急性冠脉综合征的鉴别，指出心电图检查是一柄双刃剑，为使其成为对肺栓塞诊断有用的工具，在提高对肺栓塞诊断意识的基础上，对心电图的解释必须结合病情和其他实验室检查，进行全面分析，综合判断。

对于本文中以 Brugada 拟表型为主要表现的急性肺栓塞心电图，为获得性 Brugada 波，临床中预后不良。肺栓塞可以出现在各个科，所以需要急诊科及各个科室临床医师高度关注。

参考文献

[1] Mizuno A, Niwa K. Discussion of type 1 brugada electrocardiogram in patients with pulmonary embolism. Baylor University Medical Center Proceedings, 2015, 28(4): 552.

[2] Mohsen A, El-Kersh K. Variable ECG findings associated with pulmonary embolism. BM J Case Rep, 2013, 2013.

[3] Yamagami F, Mizuno A, Shirai T, et al. A savage sequence: ST-segment elevations with pulmonary embolism. Am J Med, 2014, 127(9): 820-822.

[4] Zhan Z Q, Wang C Q, Nikus K C, Perez-Riera A R, Baranchuk A. Brugada phenocopy in acute pulmonary embolism. Int J Cardiol, 2014, 177(3): 153-155.

[5] Wynne J, Littmann L. Brugada electrocardiogram associated with pulmonary embolism. Int J Cardiol, 2013, 162(2): 32-33.

[6] Aksu U, Kalkan K, Gulcu O. Massive pulmonary embolism mimicking electrocardiographic pattern of Brugada syndrome. Am J Emerg Med, 2016, 34(5): 933 1-2.

[7] Chan T C, Vilke G M, Pollack M, et al. Electrocardiographic manifestations: pulmonary embolism. J Emerg Med, 2001, 21(3): 263-270.

[8] Bajaj N, Bozarth A L, Guillot J, et al. Clinical features in patients with pulmonary embolism at a community hospital: analysis of 4 years of data. J Thromb Thrombolysis, 2014, 37(3): 287-292.

[9] Ghatak A, Alsulaimi A, Acosta Y M, Ferreira A. Acute pulmonary embolism masquerading as acute myocardial infarction. Proc (Bayl Univ Med Cent), 2015, 28(1): 69-70.

专题二 ♥ 揭开肺栓塞 "$V_1 \sim V_3$ 导联 ST 段抬高" 的神秘面纱

临床中一般认为 $V_1 \sim V_3$ 导联 ST 段抬高多为急性前壁心肌梗死所致，但是临床上还有另一种以心电图 $V_1 \sim V_3$ 导联 ST 段抬高为表现的肺栓塞，也易误判或漏诊。

一、病例分享

73 岁，女性，无明显诱因突发胸前区疼痛伴呼吸困难 1 日余，疼痛逐渐加重且无法缓解入院。入院后于病房外走动时突发晕厥，赵运涛医生第一时间赶到现场进行抢救，无法触及患者大动脉搏动，除颤仪上可见窦性心律。施行心肺复苏（CPR）及肾上腺素抢救后，大动脉搏动恢复，颈静脉怒张、双下肢出现水肿，$P_2 > A_2$，肺部听诊未闻及干湿啰音。此时，患者呼吸 24 次 /min、心率 60 次 /min、血氧饱和度 82%，提高吸入氧流量至 4L/min 后，血氧饱和度升至 90% 以上，血压依然无法测得。既往有冠心病、冠状动脉旁路移植术（简称冠脉搭桥术）病史。床旁心电图（图 7-10）提示：右束支传导阻滞，下壁及 $V_1 \sim V_3$ 导联 ST 段抬高。急行床边超声心动图检查，提示：右心室扩大（51mm×47mm），伴有室间隔左偏。心肌酶 TnI 7.807ng/mL，NT-proBNP 1727pg/mL，D- 二聚体 678μg/L。

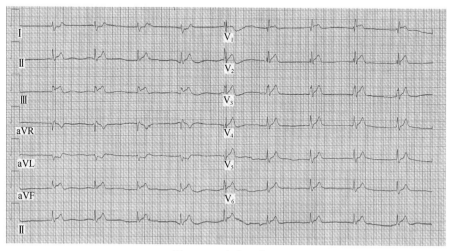

图 7-10　床旁心电图

考虑患者为急性肺栓塞建议立即进行肺动脉造影，证实双肺存在肺动脉栓塞（图 7-11）。

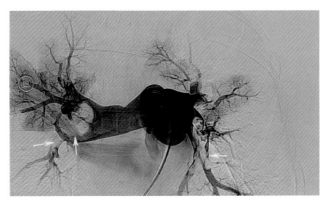

图 7-11 肺动脉造影
黄色箭头所示充盈缺损，肺动脉栓子

那么，究竟赵运涛医生是如何快速判断患者为急性肺栓塞呢？答案是：心电图 $V_1 \sim V_3$ 导联 ST 段抬高。

综合患者病史、体征、实验室及心电图检查（胸前区疼痛伴呼吸困难，入院后突发晕厥和低氧血症，体征出现体循环淤血及 $P_2 > A_2$，超声心动图、升高的心肌酶和 NT-proBNP），提示右心室心肌损伤和右心室功能不全，床旁心电图可见 $V_1 \sim V_3$ 导联 ST 段抬高，因此考虑急性肺栓塞，最终也通过肺动脉造影确诊。

二、肺栓塞 $V_1 \sim V_3$ 导联 ST 段抬高的机制

美国学者 Omar HR 教授在 2015 年指出急性肺栓塞表现为 $V_1 \sim V_3$ 导联 ST 段抬高的案例仅有 5.4%，目前没有确切的证据解释造成 ST 段抬高的机制，但是有以下 2 种学说。

1. $V_1 \sim V_3$ 导联 ST 段抬高是因为急性肺栓塞发展为右心室透壁缺血

这种学说是 Vranckx 在 1998 年提出，正常时右心室前壁面对的是 V_1 导联，但是当右心室后负荷增加使右心室代偿扩大时，反而是 V_2 导联（甚至是 V_3 导联）面向右心室前壁（图 7-12）。当右心室后负荷急剧地增加，而右心室增厚不足以克服后负荷时，伴随着右心室肥厚，右心室泵衰竭。急剧增加的右心室后负荷，使右心室需氧量增加和肺灌注血量减少（右心室容量增加），进而造成室间隔偏向左心室，压缩并减少左心室的前负荷，使得左心室的心输出量减少，致使供应冠脉的灌注血量也减少。最终造成严重的右心室透壁缺血，在心电图上表现为 $V_1 \sim V_3$ 导联 ST 段抬高。

2. ST 段抬高来自冠状动脉栓塞

这种学说于 1999 年由 Uchida 报道，该报道中的病例是因为反常的冠状动脉栓子通过缺损的房间隔进入右心房、右心室，最后到达肺动脉造成肺栓塞。因此，冠状动脉中的栓子除造成 ST 段抬高性心肌梗死（MI）还可以引发急性肺栓塞。但是，支持此学说的例数极少，临床上暂不考虑。

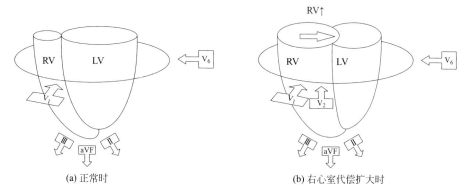

| | (a) 正常时 | (b) 右心室代偿扩大时 |

图 7-12　右心室前壁与导联对应关系示意

三、心电图中出现 $V_1 \sim V_3$ 导联 ST 段抬高的鉴别诊断

1. 急性前壁心肌梗死（ACS）

急性肺栓塞引起的 $V_1 \sim V_3$ 导联 ST 段抬高最主要就是与以左前降支（LAD）为罪犯血管造成的前壁心肌梗死心电图鉴别，LAD 造成的前壁心肌梗死，心电图（图7-13）还可见胸导联 ST 段抬高。

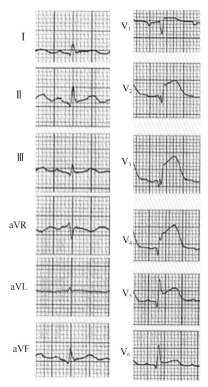

图 7-13　左前降支（LAD）造成的前壁心肌梗死心电图

二者在胸导联 ST 段抬高上最大的差别。

① 急性肺栓塞：造成右心室透壁缺血坏死向量朝向右心室前壁，胸导联 ST 段最大的投影量往往是在 V$_1$ 及 V$_2$ 导联［图 7-14（a），红色箭头大于绿色箭头］，尤其 V$_1$ 导联 ST 段抬高＞5mm。

② LAD 造成前壁心肌梗死：胸导联 ST 段抬高的原因是缺血向量也是指向前方（朝向心尖）［图 7-14（b）］，因此胸导联 ST 段最大的投影量往往是在 V$_3$～V$_6$ 导联之间［图 7-14（b）绿色箭头］，ST 段与 V$_1$ 夹角接近 90°［图 7-14（b）红色箭头］，故投影在 V$_1$ 上很少或没有，心电图表现其 ST 段轻微或不抬高。

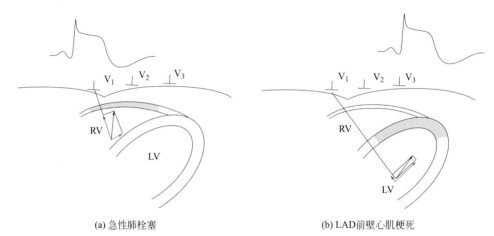

(a) 急性肺栓塞　　　　　　　　　　　　　(b) LAD前壁心肌梗死

图 7-14　急性肺栓塞与 LAD 前壁心肌梗死心电向量比较

2. 孤立性右心室心肌缺血

右心室心肌缺血的心电图（图 7-15）表现与肺栓塞相似，都有 V$_1$～V$_3$ 导联 ST 段抬

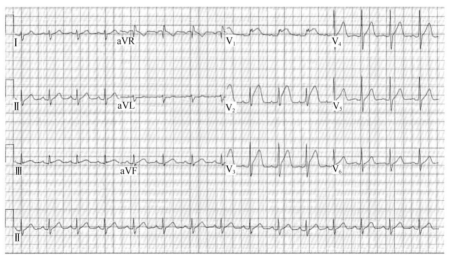

图 7-15　右心室心肌缺血的心电图

高，这是因为右心室心肌缺血其缺血向量同肺栓塞一样朝向 V_1～V_2 导联 [图 7-14 (a)]；V_6 导联 ST 段可以呈现等电位或压低。

从 ST 段的形态上看，右心室心肌缺血抬高的 ST 段可以呈现穹隆样或凸向上。二者在心电图上几乎无法鉴别，因为抬高的机制几乎相同。因此，二者鉴别有赖于查体：急性期肺栓塞时（右心室泵尚未衰竭前）有肺动脉高压（$P_2>A_2$）及颈静脉怒张，而急性右室缺血不具备这些体征。但是当肺栓塞造成右心室衰竭时，与右心室心肌缺血造成右心衰竭一样，都会出现体循环淤血，因此颈静脉怒张及肝颈静脉回流征阳性。

3. 心肌炎

心肌炎患者大多在病毒感染 1～3 周后出现心律失常、心力衰竭、心源性休克。心电图少数可表现 V_1～V_3 导联 ST 段弓背向上抬高和病理性 Q 波等类似急性心肌梗死的改变（图 7-16）。

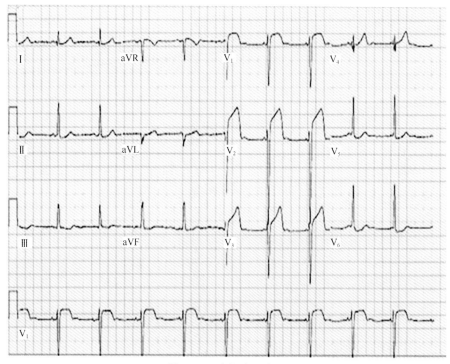

图 7-16　心肌炎心电图

表现为 V_1～V_3 导联 ST 段弓背向上抬高的心肌炎与肺栓塞的鉴别要点：体征上心肌炎没有体循环淤血及肺动脉高压；心电图下壁未受累（下壁 ST 段不抬高）；超声心动图未见右心室负荷增大及室间隔未偏向左侧；实验室检查心肌酶升高但是肺动脉造影及冠状动脉造影皆未见血管闭塞。心肌炎确诊的金标准是心内膜心肌组织活检，无创检查的金标准是心脏 MRI。

以上四种疾病的鉴别要点见表 7-2。

表 7-2　急性肺栓塞、急性前壁心肌梗死、孤立性右心室心肌缺血、心肌炎的鉴别要点

项目	以胸导联 ST 段抬高为表现的肺栓塞	急性前壁心肌梗死	孤立性右心室心肌缺血	心肌炎
症状	呼吸困难、胸痛、先兆晕厥、晕厥或咯血	典型胸骨后或心前区疼痛，可放射至左肩、左背	典型胸骨后疼痛	病毒感染前驱病史，轻者无症状，重者出现心律失常、心力衰竭、心源性休克；若炎症累及心包膜及胸膜时，可出现胸闷、胸痛症状
体征	呼吸频率增快、心率加快、血压下降、发绀、肺动脉高压（$P_2 > A_2$）及颈静脉怒张	心尖区第一心音减弱，可出现奔马律	① 急性期无颈静脉怒张。右心衰竭后才出现；② 心脏三尖瓣区出现 S3 或 S4 奔马律	① 心律失常为主要表现者可出现心悸，严重者可有黑矇和晕厥；② 以心力衰竭为主要表现者可出现心力衰竭的各种症状，如呼吸困难等
心电图	$V_1 \sim V_3$ 导联 ST 段抬高	ST 段抬高往往是在 $V_3 \sim V_6$ 导联之间	$V_1 \sim V_3$ 导联 ST 段抬高	少数表现为 $V_1 \sim V_3$ 导联 ST 段抬高
心肌酶	升高	升高	升高	升高
其他	① 右心室泵衰竭时，超声心动图可见右心室扩大，伴有室间隔左偏；② D- 二聚体可升高	冠状动脉造影为金标准	冠状动脉造影为金标准	① 肺动脉造影及冠状动脉造影皆未见血管闭塞；② 无创检查的金标准是心脏 MRI；③ 确诊的金标准是心内膜心肌组织活检

四、总结

当心电图表现为 $V_1 \sim V_3$ 导联 ST 段抬高，同时患者出现呼吸困难、胸痛、先兆晕厥、晕厥或咯血等症状，呼吸频率增快、心率加快、血压下降、发绀等体征，以及右心负荷增加造成右心功能不全的表现时，即使心电图无典型的 $S_1 Q_{\text{III}} T_{\text{III}}$，也要迅速联想到急性肺栓塞的诊断，及时挽救患者生命。

参考文献

[1] Omar H R. ST-segment elevation in $V_1 \sim V_4$ in acute pulmonary embolism: a case presentation and review of literature. Eur Heart J Acute Cardiovasc Care, 2015, 15(2): 147-150.

[2] Konstantinides S V, Torbicki A, Agnelli G, et al. 2014 ESC guidelines on the diagnosis and management of acute pulmonary embolism. Eur Heart J, 2014, 35(43): 3033-3069, 3069a-3069k.

[3] Jaff M R, M S Mcmurtry, Archer S L, et al. Management of massive and submassive pulmonary embolism, iliofemoral deep vein thrombosis, and chronic thromboembolic pulmonary hypertension: a scientific statement from the American Heart Association. Circulation, 2011, 123(123): 1788-1830.

[4] Lin J F, Li Y C, Yang P L. A case of massive pulmonary embolism with ST elevation in leads $V_1 \sim V_4$. Circ J, 2009. 73(6): 1157-1159.

[5] Righini M, Van Es J, Den Exter PL, et al. Age-adjusted D-dimer cutoff levels to rule out pulmonary embolism: the ADJUST-PE study. JAMA, 2014, 311(11):1117-1124.

[6] Cheng T O. Mechanism of ST-elevation in acute pulmonary embolism. International Journal of Cardiology, 2005, 103(2): 221.

[7] Kucher N, Walpoth N, Wustmann K, et al. QR in V_1——an ECG sign associated with right ventricular strain and adverse clinical outcome in pulmonary embolism. Eur Heart J, 2003, 24(12): 1113-1119.

[8] Vranckx P, Ector H, Heidbuchel H. A case of extensive pulmonary embolism presenting as an acute myocardial infarction——notes on its possible pathophysiology. European Journal of Emergency Medicine, 1998, 5(2): 253-258.

[9] Zhan Z Q, Wang C Q, Nikus K C, et al. A new electrocardiogram finding for massive pulmonary embolism: ST elevation in lead aVR with ST depression in leads I and V_4 to V_6. American Journal of Emergency Medicine, 2013, 31(5): 5-8.

[10] Alzand B S, Gorgels A P. "Combined anterior and inferior ST-segment elevation Electrocardiographic differentiation between right coronary artery occlusion with predominant right ventricular infarction and distal left anterior descending branch occlusion." J Electrocardiol, 2011, 44(3): 383-388.

[11] Testani J M, Kolansky D M, Litt H. et al. Focal myocarditis mimicking acute ST-elevation myocardial infarction: diagnosis using cardiac magnetic resonance imaging. Texas Heart Institute Journal, 2006, 33(2): 256.

专题三 ♥ 诊断肺栓塞的蛛丝马迹——$V_1 \sim V_3$ 和下壁导联 T 波倒置

本节介绍肺栓塞较常见的心电图表现——$V_1 \sim V_3$ 和下壁导联 T 波倒置，以帮助临床医生诊断不典型急性肺栓塞。

一、病例分享

病例 1　66 岁，女性，入院前 6h 起床如厕时出现一过性晕厥，遂就诊于医院急诊，在就诊过程中出现头晕，既往患有高血压病、高脂血症，无家族性猝死或晕厥史。体格检查：心率 80 次 /min，呼吸 18 次 /min，$P_2 < A_2$；双下肢无水肿。动脉血气结果 pH 7.44，PaO_2 68mmHg，$PaCO_2$ 32mmHg；D- 二聚体 2650μg/L（＜500μg/L）。患者入院心电图如图 7-17 所示，下壁导联（Ⅱ、Ⅲ、aVF）及 $V_1 \sim V_4$ 导联 T 波倒置，

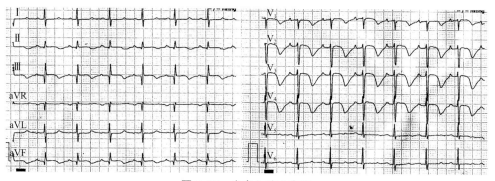

图 7-17　患者入院心电图

QT 间期延长 618ms。

赵运涛医生阅读心电图后，随即为患者预约肺动脉 CTA，结果如图 7-18 所示，双侧肺小动脉广泛栓塞（红色箭头所指）。查双下肢静脉彩超提示：右侧小腿肌间静脉血栓。

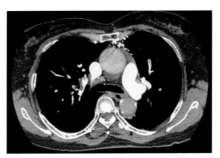

图 7-18　肺动脉 CTA

病例 2　73 岁，女性，因活动时胸闷气短 2 周入院。既往患有高血压病、糖尿病病史，3 年前行冠状动脉旁路移植术。心率 83 次 /min，血压 142/68mmHg，呼吸 20 次 /min，$P_2 > A_2$，双下肢对称性水肿；动脉血气结果 pH 7.50，PaO_2 64mmHg，$PaCO_2$ 31mmHg；D- 二聚体 678μg/L（阴性）（大于 50 岁患者，年龄 ×10 即为 D- 二聚体上限，73 岁应 <730μg/L）。心电图如图 7-19 所示，下壁导联（Ⅱ、Ⅲ、aVF）及 $V_1 \sim V_4$ 导联 T 波倒置，且有 $S_Ⅰ Q_Ⅲ T_Ⅲ$。患者 Wells 肺栓塞评分为不太可能。

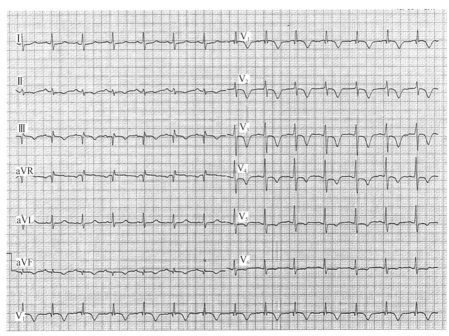

图 7-19　患者入院时心电图

赵运涛医生阅读心电图后，随即为患者预约肺动脉 CTA，结果如图 7-20 所示，左右肺动脉干均见到充盈缺损，提示肺栓塞。

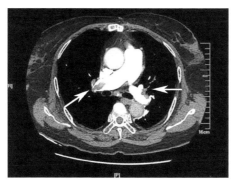

图 7-20　肺动脉 CTA

看了上面两个病例，您可能会问，在患者肺栓塞症状体征不明显甚至 D- 二聚体阴性的情况下，怎么根据心电图表现而判断为肺栓塞呢？

答案是下壁导联（尤其是Ⅲ导联）及 V_1～V_3 导联（尤其是 V_1 导联）T 波倒置。

二、肺栓塞下壁导联及 V_1～V_3 导联 T 波倒置的机制

在所有肺栓塞的心电图表现中，T 波倒置是最常见的心电图表现。具体肺栓塞 T 波倒置的机制还未完全阐述清楚。有报道称可能与急性肺栓塞导致右心室后负荷增大，进而导致右心室扩大，而出现严重的右心室缺血。正常时右心室前壁面对的是 V_1 导联，但是当右心室后负荷增加使右心室代偿扩大时，反而是 V_2 导联（甚至是 V_3 导联）面向右心室前壁（图 7-12）。急剧增加的右心室后负荷使右心室需氧量增加和肺的灌注血量减少（右心室容量增加），右心室需氧量超过冠状动脉所能供应的氧量，导致右心室心肌缺血。因此在心电图上表现出 V_1～V_3 导联 T 波倒置。并且由于心肌细胞缺血而导致儿茶酚胺、五羟色胺和血清素释放增多也有助于 T 波倒置。

三、心电图中 T 波倒置的鉴别诊断

1. Wellens 综合征

急性肺栓塞引起的 V_1～V_3 导联 T 波倒置，主要是与前降支闭塞致急性缺血 / 梗死时表现的心电图 Wellens 综合征相鉴别。

前降支闭塞致急性缺血 / 梗死，缺血累及左心室前壁及侧壁，可出现Ⅰ、aVL、V_1～V_6 导联 T 波倒置（图 7-21）。但 Wellens 综合征特征性 T 波改变往往出现在胸痛的缓解期，与心绞痛的症状分离。在部分不稳定型心绞痛患者中，心绞痛发作终止后，胸前导联 V_2～V_4（也可扩展到 V_1～V_6）T 波出现对称性加深倒置或双向，持续时间数小时至数周不等。

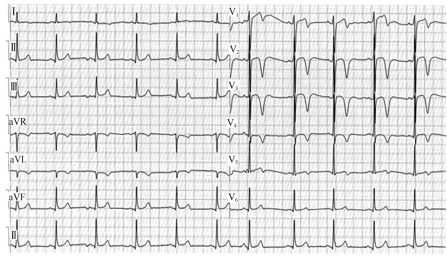

图 7-21　前降支缺血的心电图表现

二者最大的差别如下。

① 肢体导联：前降支闭塞致急性缺血 / 梗死时导致的 Wellens 综合征，心电图往往有Ⅰ、aVL 导联 T 波倒置（由于前降支发出对角支，合并对角支缺血所致）。急性肺栓塞的心电图往往有下壁导联（尤其是Ⅲ导联，其最靠近右室下壁）T 波倒置。

② 胸前导联：Wellens 综合征的 V₁ 导联 T 波不倒置或浅倒，T 波即使倒置，形态也不对称；而肺栓塞心电图 V₁ 导联 T 波倒置常见，而且 T 波是对称倒置。

2. 应激性心肌病

应激性心肌病是指由各种应激情况导致的心尖部球形扩张伴室壁运动障碍，常累及左心室心尖部及左心室侧后壁，因此心电图常表现为 aVR 及 V₁ 导联 T 波直立，余导联全部倒置，且 T 波倒置程度较深（图 7-22）。

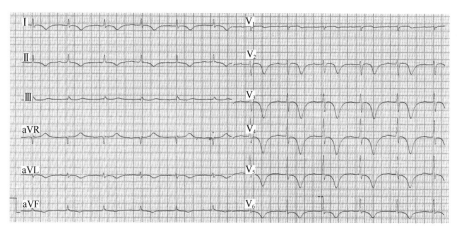

图 7-22　应激性心肌病心电图表现

二者区别之处如下。

① 肢体导联：应激性心肌病常表现为 aVR 导联 T 波直立（因为其背离左心室心尖部），其余肢体导联几乎 T 波均倒置；而肺栓塞为仅下壁导联（尤其是 Ⅲ 导联）T 波倒置。

② 胸导联：应激性心肌病 V_1 导联 T 波直立，其余胸导联均 T 波倒置，最深倒置 T 波出现在 $V_3 \sim V_4$ 导联（因为这两个导联位于心尖部）；而肺栓塞为 $V_1 \sim V_3$ 导联（尤其是 V_1 导联）T 波倒置，这集中反映了肺栓塞导致的右心室受累。

四、小结

当心电图有下壁导联（尤其是 Ⅲ 导联）及 $V_1 \sim V_3$ 导联（尤其是 V_1 导联）T 波倒置，同时患者出现晕厥、胸痛或胸部不适、低氧血症的临床表现、伴或不伴 D- 二聚体升高，我们要高度警惕患者是否存在肺栓塞，迅速为患者行肺动脉 CTA，以明确诊断，挽救患者生命。

参考文献

[1] Masami kosuge, kazuo kimura, Toshiyuki Ishikawa, et al. Electrocardiographic differentiation between acute pulmonary embolism and acute coronary syndromes on the basis of negative T waves. Am J Cardiol, 2007, 99(6): 817-821.

[2] Spodick D H. Electrocardiographic responses to pulmonary embolism. Mechanisms and sources of variability. Am J Cardiol, 1972, 30(6): 695-699.

[3] Zhao Y T, Wang L, Wang B. Syncope with QT interval prolongation and T-wave inversion: pulmonary embolism. Am J Emerg Med, 2015, 33(10): 1546. 5-6.

[4] Zhao Y T, Tu I. Acute pulmonary embolism with precordial T-wave inversion and negative D-dimer. Am J Emerg Med, 2016.

[5] Kosuge M, Ebina T, Hibi K,et al. Differences in negative T waves among acute coronary syndrome, acute pulmonary embolism, and Takotsubo cardiomyopathy. Eur Heart J Acute Cardiovasc Care, 2012, 1(4): 349-357.

[6] Righini M, Es J V, Exter P L D. Age-Adjusted D-Dimer Cutoff Levels to Rule Out Pulmonary Embolism: The ADJUST-PE Study. Journal of Vascular Surgery, 2014, 311(11): 1117-1124.

第8章 房室阻滞

专题一 ♥ 2：1房室阻滞：电和机械的秘密

正确辨明房室阻滞类型，从而分析出阻滞部位可评估房室阻滞患者预后。然而，在2：1房室阻滞中如何正确鉴别二度Ⅰ型或二度Ⅱ型却是分析二度房室阻滞的难点。本文介绍如何从体表心电图中快速判断2：1房室阻滞的阻滞部位。

一、房室阻滞

近代的临床电生理研究已证明，目前所称的房室阻滞，可发生在房室结、希氏束及束支的各个部位，可以是单一部位的，亦可是多层次的联合阻滞，患者的预后主要和阻滞部位有关。

通常根据阻滞程度不同，将房室阻滞分为一度、二度、三度。在二度房室阻滞中又分为文氏型（二度Ⅰ型）及莫氏型（二度Ⅱ型），文氏型提示阻滞在房室结，莫氏型则提示阻滞在希氏束水平。正确辨明房室阻滞类型，从而分析出阻滞部位可评估患者预后。然而，在2：1房室阻滞中如何鉴别二度Ⅰ型或二度Ⅱ型却是分析二度房室阻滞的难点。

二、病例分享

74岁，女性，主因呼吸困难、乏力、头晕（无晕厥）3天于急诊就诊。血压125/80mmHg，心率44次/min，肺淤血，轻度缺氧。入院心电图提示：二度房室阻滞，2：1房室传导（图8-1）。

收入院后给予静脉利尿药、吸氧及心电监测。患者缺氧情况改善，但仍自觉乏力、头晕。分析入院心电图表现为二度房室阻滞，2：1传导，P-R间期正常，QRS波增宽。考虑可疑为结下阻滞（希氏束 - 浦肯野纤维网，infra-nodal block）。由于患者的症状和可疑的阻滞部位，故不建议通过下床活动增加窦性心律进而增强房室结传导来判定阻滞部位。

嘱患者做Valsalva动作，记录心电监护心电图（图8-2），可发现房室2：1传导

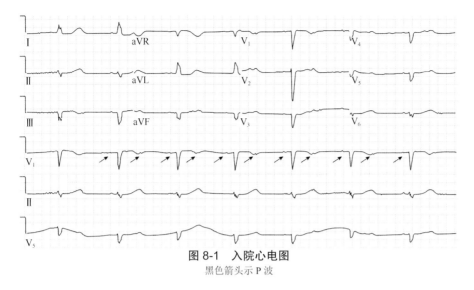

图 8-1　入院心电图

黑色箭头示 P 波

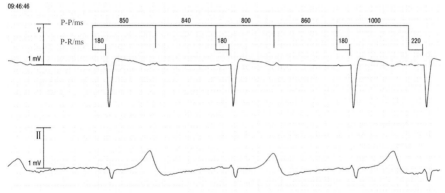

图 8-2　Valsalva 动作前后心电监护心电图

Valsalva 动作前 P-R 间期恒定在 180ms，房室 2∶1 传导；Valsalva 动作后，P-R 间期延长，房室传导时间延长，房室 1∶1 传导

转为 1∶1，且 P-R 间期延长。因 Valsalva 动作主要兴奋迷走神经，而迷走神经主要支配房室结以及心房肌，并不支配希氏束，故 Valsalva 动作后，如果阻滞部位位于房室结，兴奋迷走神经由于对房室结的负性变传导作用，会使房室传导阻滞加重。而本例患者 Valsalva 动作后房室传导由 2∶1 转为 1∶1，房室传导改善，因此考虑本例患者房室阻滞部位不是在房室结，而在希氏束水平。因此行双腔起搏器置入治疗，起搏器置入后症状缓解。

三、2∶1 房室阻滞的阻滞部位判定

首先，房室 2∶1 阻滞指心房（P 波）与心室（QRS 波）呈 2∶1 传导关系，是二度房室阻滞的特殊表现形式，通常要求心房率低于 180 次 /min 以排除生理性的阻滞。

当房室 2：1 阻滞但未表现出 P-R 间期逐渐延长时，很难分辨是二度Ⅰ型还是Ⅱ型，而二者治疗方法及预后完全不同，二度Ⅱ型必须要进行起搏器治疗，而二度Ⅰ型可不进行起搏器治疗。因此，应先判定其阻滞位置，进而制定诊治方案，并判断其预后，具体方法如下。

1. 观察 QRS 波时限

若 QRS 波时限正常，多阻滞在房室结，也可以在希氏束；若 QRS 波时限延长（呈束支阻滞型），则表明阻滞可以发生在任何地方。

2. 观察 P-R 间期

P-R 间期＞300ms，则提示房室传导时间延长，说明阻滞在房室结；若 P-R 间期＜160ms，则提示房室传导速度并未改变，阻滞在希氏束或希氏束以下。

3. 按压颈动脉窦或做 Valsalva 动作

若传导恶化，则说明阻滞在房室结；传导改善，则说明阻滞在希氏束或希氏束以下。

按压颈动脉窦方法机制，主要是因为迷走神经兴奋。迷走神经支配心房肌及房室结，但不支配希氏束及左右束支（希氏束及左右束支受交感神经支配），导致房室结不应期延长。当传导发生恶化则可以肯定阻滞部位是在房室结，反之则阻滞部位在房室结以下部位（希氏束或希氏束以下），因为按压颈动脉窦兴奋迷走神经后会导致窦性心律减慢，这使窦性冲动易于通过传导功能受损的房室结以下部位。

4. 阿托品试验或运动

若传导改善，则说明阻滞在房室结；传导恶化，说明阻滞在希氏束或希氏束以下。

阿托品试验或运动方法的机制与按压颈动脉窦则相反，其为间接或直接兴奋交感神经，由于交感神经对房室结的正性变传导作用，会改善房室结的传导性，故阿托品试验或运动时房室传导阻滞改善则说明阻滞在房室结。另外，交感神经兴奋会使窦性心律增快，会导致已有传导功能受损的希氏束或希氏束以下部位传导阻滞进一步加重，故传导恶化说明阻滞在希氏束或希氏束以下。

从以上四点可以看出，QRS 波宽度无法准确地确定阻滞部位，需要结合 P-R 间期的长短、按压颈动脉窦、运动才能进一步确定。

具体方法详见表 8-1。

四、2：1 房室阻滞患者出现呼吸困难、肺淤血、舒张期二尖瓣反流的原因及机制

2：1 房室阻滞发生呼吸困难、肺淤血的原因是：2：1 房室阻滞会出现舒张期二尖瓣反流，而舒张期二尖瓣反流致使左心房血流增加、压力增大，进而逆向增加肺静脉压力，导致肺毛细血管静水压增大，形成肺淤血。

表 8-1 2：1 房室阻滞定位方法

定位指标	具体表现
QRS 波时限	如果 QRS 波延长（呈束支阻滞型），表明传导阻滞可能在任何地方 如果 QRS 波时限正常，表明阻滞可能出现在房室结或希氏束
P-R 间期	P-R＞300ms，表明阻滞在房室结 P-R＜160ms，表明阻滞在希氏束水平
按压颈动脉窦	传导改善：阻滞在希氏束 传导恶化：阻滞在房室结
阿托品或运动	传导改善：阻滞在房室结 传导恶化：阻滞在希氏束

2：1 房室阻滞形成舒张期二尖瓣反流的机制可以参考图 8-3 所展示的一位 78 岁女性（存在 2：1 房室阻滞）的心脏超声。

图 8-3（a）可见：黄色三角形显示二尖瓣轻度收缩期关闭不全，第一个 P 波出现后，启动心房的兴奋收缩偶联，即心房发挥辅助泵功能，图中可见跨二尖瓣血流，即 A 峰 [图 8-3（b）所示，心房收缩期，即心室的减慢充盈期]。

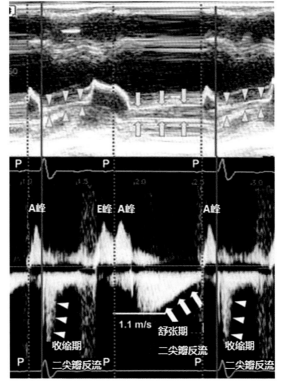

(a) M 型超声
M 型在胸骨旁左室长轴切面
二尖瓣瓣尖

(b) 连续波多普勒超声
从心尖四腔心切面观二尖瓣
血流多普勒，在心尖四腔心
切面的运动流

图 8-3 2：1 房室阻滞患者心脏超声
红色垂直实线描绘心室收缩的开始，以 QRS 波群的开始为特征；红色垂直虚线描绘心房收缩的开始；
心电图上相应的 P 波在图中标注

经过 P-R 间期延迟后，P 波下传心室，激动心室，形成 QRS 波，启动心室的兴奋收缩偶联，心室收缩，出现收缩期二尖瓣反流 [图 8-3（b）]。随后，心室进入快速充盈期，左心房血液顺压力梯度进入左心室，形成 E 峰 [图 8-3（b）]，后出现第二个 P 波，同样启动心房的兴奋收缩偶联，心房收缩，心室进入减慢充盈期，跨二尖瓣血流形成 A 峰。但由于第二个 P 波未下传，故并无随后的心室收缩，导致心室的舒张期过度延长，二尖瓣不是从开放状态走向闭合，而是继续开放，最终出现左室腔压力升高的速度超过左房压上升的速度。

图 8-3（b）中，左心房排空后（即 A 峰后），左心室和左心房之间的舒张压梯度很快升高，最高达 4.8mmHg，由于本身存在二尖瓣关闭轻度不全，因此出现了舒张期的二尖瓣反流（Diastolic Mitral Regurgitation，DMR）[图 8-3（b），箭头]，在左心房开始充盈后这个压力梯度逐渐减低，直至下一次 P 波出现，心房收缩期到来，心房压超过心室压，舒张期反流才停止。

五、总结

（1）正常 QRS 波群宽度和 P-R 间期延长，多阻滞在房室结，也可以在希氏束；而宽 QRS 波群和正常 P-R 间期，多阻滞在希氏束。

（2）阿托品试验、运动、β_1 肾上腺素能受体激动药，可改善房室阻滞则为房室结阻滞，若加重房室阻滞则为希氏束或希氏束以下阻滞；迷走神经刺激（按压颈动脉窦、Valsalva 动作）加重房室阻滞则为房室结阻滞，若改善则为希氏束或希氏束以下阻滞。

（3）电生理学检查可明确识别阻滞的位置。

（4）所有希氏束或希氏束以下阻滞应给予永久起搏器置入治疗。

通过鉴别 2：1 房室阻滞是二度 I 型或 II 型意义重大，二度 I 型房室阻滞发病原因多为迷走神经兴奋、药物中毒或者一些器质性心脏病所致，预后良好；而二度 II 型房室阻滞则多数在希氏束或希氏束以下，可能进展为三度房室阻滞或心脏骤停，病情危重，需起搏器治疗。

参考文献

[1] Kocabay G, Peluso D, et al. Diastolic mitral regurgitation in 2：1 atrioventricular block: insight of the diastolic pressure. Echocardiography (Mount Kisco, N.Y.), 2013, 30(2): 51-52.

[2] Margulescu A D, Vinereanu D, Cinteza M. Diastolic mitral regurgitation in 2：1 atrioventricular block. Echocardiography (Mount Kisco, N.Y.), 2009, 26(2): 228-229.

[3] Josephson M E, Wellens H J. Episodic dizziness in a 74-year-old woman. Heart rhythm, 2014,11(12): 2329-2330.

[4] Elkin A, Goldschlager N. Atrioventricular block with 2：1 conduction: where is the block, and how should it be managed？ JAMA internal medicine, 2013,173(5):335-337.

专题二 ♥ 2∶1房室阻滞背后的秘密——心脏结节病

前文介绍了2∶1房室阻滞诊断中，如何判定阻滞部位。然而，判断出阻滞部位在希氏束-浦肯野系统，置入永久起搏器后，一切都结束了吗？答案是否定的，我们在分析体表心电图时不应仅满足于判定房室阻滞部位，也要时刻考虑到房室阻滞的病因，如心脏结节病（Cardiac Sarcoidosis）。

一、病例分享

55岁，男性，因"劳力性呼吸困难伴晕厥2周"入院。既往体健，否认其他慢性病史。入院后胸片示：双侧肺门影增大，无肺部疾病。行心电图检查发现：电轴右偏，2∶1房室阻滞，右束支传导阻滞，V_1导联q波（图8-4）。广泛心肌及室间隔受累，考虑房室结水平及希氏束水平皆有阻滞。

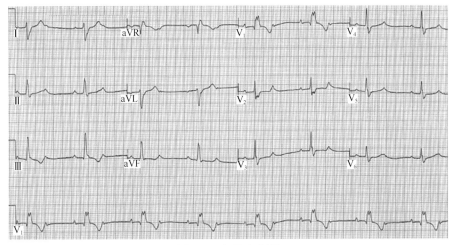

图8-4　入院心电图

随即行超声心动图检查：右心室流出道浸润［图8-5（a）］，右心室显著肥厚［图8-5（b）］，收缩功能下降；多普勒显示右心室游离壁收缩期峰值运动速度7cm/s［图8-5（c）］；三尖瓣环收缩位移（TAPSE）在10mm，左心室无明显异常，收缩及舒张功能保持不变［图8-5（d）］。

分析患者入院心电图及超声心动图结果，右心室肥厚而不伴心电图右心室高电压（仅有右束支传导阻滞）表现，此二者的矛盾即提示右心室并非心肌细胞的"肥厚"，而可能是右心室心肌细胞间被其他成分"浸润"了。同时超声心动图也提示右心室流出道浸润，那么，右心室浸润的原因是什么？

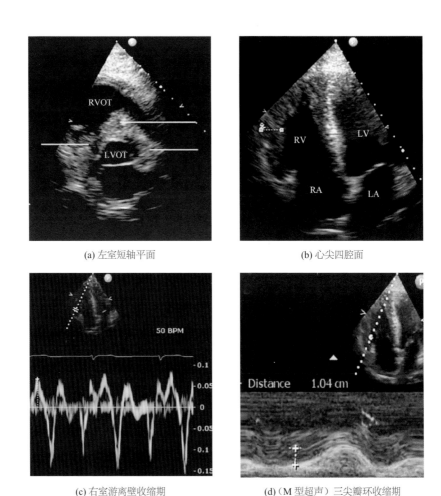

(a) 左室短轴平面　　　　　　　　　(b) 心尖四腔面

(c) 右室游离壁收缩期　　　　　　(d)（M型超声）三尖瓣环收缩期

图 8-5　超声心动图

RVOT—右室流出道；LVOT—左室流出道；RA—右心房，RV—右心室，LA—左心房，LV—左心室

　　基于这种情况考虑浸润型心肌病无外乎三种原因：①心脏淀粉样变性；②心脏结节病；③淋巴瘤。心脏淀粉样变一般浸润整个心脏，本例患者左心室收缩功能正常，左心室未增厚，无限制性充盈表现，双心房不大，故排除，考虑淋巴瘤或结节病的可能性大。为明确诊断，行心脏核磁（CMR）检查示：右心室游离壁及室间隔运动障碍，延迟钆增强显影提示右心室心尖部结节样斑块浸润，并且浸润至左心室（EF值：58%）（图 8-6）。

　　进一步分析，患者存在 2∶1 房室阻滞，考虑出现传导阻滞的原因可能为心脏结节病，由于通过心肌活检确诊本病具有不确定性（因为心脏结节病受累心肌为斑片局灶性分布，而活检部位一般均为右心室间隔面，不确定活检的心肌是否肯定存在肉芽肿），故行颈、胸、腹部 CT 扫描，显示广泛的淋巴结肿大。之后做淋巴结活检并行病理学检查，提示非坏死性肉芽肿，证实为心脏结节病。

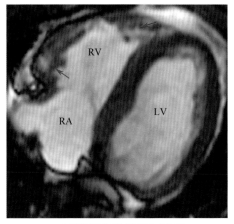

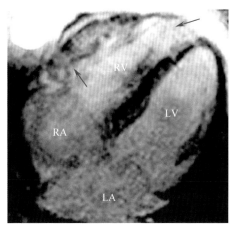

(a) 心脏四腔平面无钆对比剂灌注
右心室不规则增厚（红色箭头所示）

(b) 延迟钆增强显影

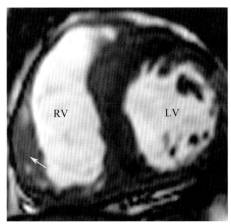

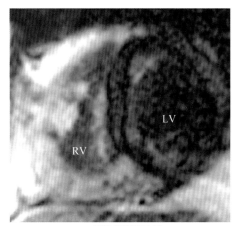

(c) 心脏短轴平面无钆对比剂灌注

(d) 延迟钆增强显影
显示右心室心尖部斑片样斑块浸润，
以及左心室受累

图 8-6 心脏核磁

二、心脏结节病

结节病（sarcoidosis）是一种病因未明的多系统肉芽肿性疾病，临床上以双侧肺门淋巴结肿大、肺浸润、皮肤及眼部损害为主要表现，肉芽肿结节可侵犯全身各器官。心脏结节病是结节病心脏受累，以器官和组织肉芽肿样病变为特征的疾病，病因尚未完全明确。

有资料表明美国结节病年发病率为（10.9～35.5）/10 万，全球以斯堪的纳维亚半岛发病率最高，年发病率（50～60）/10 万。心脏结节病的发病率约占结节病的 25%。日本的资料表明心脏结节病多发生于老年妇女，心脏结节病病死率占结节病病死率的 58%～85%。

一例心脏结节病患者尸检结果，如图 8-7 所示：

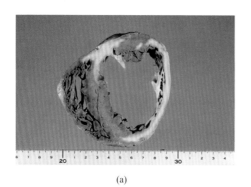

(a)

心脏重 480g，心室和心房扩张，心肌纤维化仅限于左游离壁、后壁、室间隔和前间隔

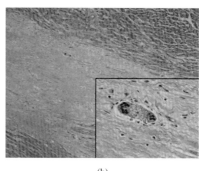

(b)

炎性细胞浸润，心肌细胞消失，方框中显示一个非干酪样上皮样肉芽肿，周围可见卫星灶

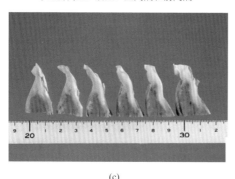

(c)

房室结、希氏束（包括左右束支）累及结节病伴透明纤维组织

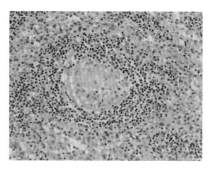

(d)

肠系膜淋巴结中发现了若干小上皮样肉芽肿细胞

图 8-7　心脏结节病患者尸检结果

诊断：诊断心脏结节病最先需要心电图和心脏超声检查，从而评价心电系统和心脏泵血系统功能。X 线检查主要评估肺淋巴结，因为肺部最容易出现这种病变。确诊需要心肌活检，如果发现肉芽肿，可以确诊。但多数情况下可能取不到肉芽组织，结果呈阴性，因此多用心脏 MRI 来替代。

一例诊断结节病者的核成像及 PET，如图 8-8 所示。

诊断心脏结节病的具体流程见图 8-9。

治疗：心脏结节病患者，激素治疗是主要方法，尽管缺乏随机对照试验来证实疗效。KIM JS 在对 95 例日本患者的一项回顾性试验中发现，总生存率在 5 年内为 60%，10 年为 44%；接受皮质类固醇治疗的患者，5 年生存率增加到 75%，10 年生存率达到 61%；射血分数＞50% 组，5 年生存率及 10 年生存率均为 89%；射血分数＜50% 组，5 年生存率 59%，10 年生存率 27%。

Kenji Yodoggawa 对 15 例进展期或完全性房室阻滞的心脏结节病患者进行回

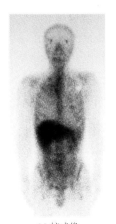

(a) 核成像

心力衰竭时镓 -67（⁶⁷GA）显像，镓 -67 摄取异常（⁶⁷GA）在肺和纵隔的右上叶显示异常，然而观察到显示心肌的正常

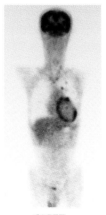

(b) PET

心力衰竭时 ¹⁸F- 脱氧葡萄糖 PET-CT 显像。氟脱氧葡萄糖 PET-CT 在空腹状态下显示腔内增加吸收增大，总的 SUV（标准摄取值，SUV= 敏感区放射性浓度 / 注射剂量和病人体重比）的值为 6.6，结节显像弥漫分布于心肌和双侧肺门及气管旁区

图 8-8　结节病患者的核成像及 PET

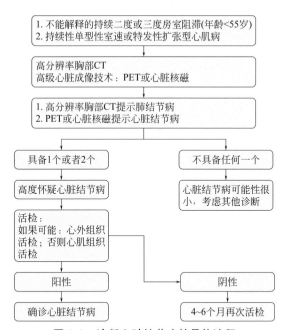

图 8-9　诊断心脏结节病的具体流程

顾分析，这些患者均置入起搏器，泼尼松 30mg/d，维持剂量 5～10mg/d，平均随访 7.1 年，最终发现早期开始类固醇治疗可能是有效逆转心脏结节病房室阻滞的最好方法。因此，在起搏器置入前进行类固醇治疗对一些患者很有必要。

心脏结节病患者类固醇治疗前后心电图记录及心肌活检标本，如图 8-10 所示：

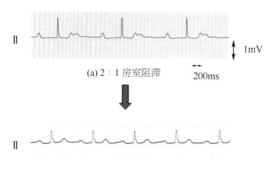
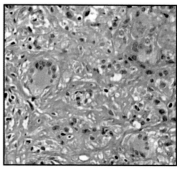

(a) 2：1 房室阻滞

1mV

200ms

(b) 一度房室阻滞　　　　　　　(c) 心内膜心肌活检显示非干酪性肉芽肿的组织学标本

图 8-10　心脏结节病患者类固醇治疗前后心电图记录及心肌活检标本

Ⅱ导联心电图显示 2：1 房室传导阻滞，类固醇治疗后 3 周恢复至一度房室阻滞

三、总结

　　本文介绍了 2：1 房室阻滞甚至高度房室阻滞的一个罕见且容易被临床医生忽视的病因——心脏结节病，提示我们在分析体表心电图时，切勿就图论图，一定要结合临床寻找患者病因。倘若，仅学会了 2：1 房室阻滞定位方法，不去考虑患者阻滞的原因，而贸然置入起搏器，虽然不至于使病情恶化，但是并不能真正解决患者存在的临床问题。

　　临床疾病诊断错综复杂，关于 2：1 房室阻滞原因，也并不仅仅局限于这一种疾病，我们在诊断房室阻滞时，也要拨云见日找到真正的幕后黑手。

参考文献

[1] Morikawa M, Kato K, Kako N, et al. A failed case to diagnose cardiac sarcoidosis presenting advanced atrioventricular block. International journal of cardiology, 2008, 129 (2): 46-49.

[2] Rajani R, Prasad S, O' Nunain S, et al. Heart block: a primary manifestation of sarcoidosis. Europace : European pacing, arrhythmias, and cardiac electrophysiology : journal of the working groups on cardiac pacing, arrhythmias, and cardiac cellular electrophysiology of the European Society of Cardiology, 2010,12(2): 284-288.

[3] Nery P B, Beanlands R S, Nair G M, et al. Atrioventricular block as the initial manifestation of cardiac sarcoidosis in middle-aged adults. Journal of cardiovascular electrophysiology, 2014, 25(8): 875-881.

[4] Takaya Y, Kusano K F, Nakamura K, et al. Outcomes in patients with high-degree atrioventricular block as the initial manifestation of cardiac sarcoidosis. The American journal of cardiology, 2015, 115(4): 505-509.

[5] Winnik S H, Luscher T F, Herzog B, et al. AV Block on Exertion: Pulmonary Sarcoidosis with Involvement of the His-Purkinje System. The American journal of medicine, 2015, 128(12): 31-33.

[6] Tobita T, Momose M, Suzuki A, et al. Steroid Therapy Ameliorated Myocardial Fatty Acid Metabolism With Recovery of Complete Atrioventricular Block in Cardiac Sarcoidosis. Circulation journal: official journal of the Japanese Circulation Society, 2016, 80(5): 1265-1266.

[7] Patel B, Shah M, Gelaye A, et al. A complete heart block in a young male: a case report and review of literature of cardiac sarcoidosis. Heart failure reviews, 2017, 22(1): 55-64.

专题三 ♥ 体表心电图的盲区——假性2:1房室阻滞

心脏电激动传导过程中，发生在心房和心室之间的电激动传导异常，可导致心律失常，致使心脏不能正常收缩和泵血，称为房室阻滞。房室阻滞可发生在房室结、希氏束及束支等不同部位。根据阻滞程度的不同可分为一度、二度、三度房室阻滞，三种类型的阻滞部位不同，故治疗以及预后也不同。

二度房室阻滞中，2:1房室阻滞是一种独特的类型，准确的定位2:1房室阻滞部位对于其治疗有重要意义。2:1房室阻滞若阻滞在房室结一般不需要置入起搏器治疗；若阻滞在希氏束或希氏束以下，则需要置入起搏器治疗。

心电图是一种检查手段，其可以提供临床上的诊断线索，但也存在诊断盲区，故不能就图论图。必要的情况下，我们需要在心电图提供了诊断线索的同时，用心腔内电图来扫除此类盲区。

一、病例分享

52岁，男性，因胸部不适收入急诊，入院时心电图［图8-11（a）］提示：窦性心律，2:1房室阻滞（P波为箭头所示）。患者既往体健，否认任何心脏疾病，入院后各种实验室检查正常（包括血常规、电解质、肌酐及转氨酶等）。但入院后第二天，患者心电图显示为高度房室阻滞［图8-11（b）］，与图（a）对比可以发现，图（b）的PP间期明显缩短，提示窦性心律增快后房室阻滞加重，提示房室阻滞部位位于希氏束水平。随即行心内电生理检查，希氏束电图［图8-11（c）］显示一个希氏束早搏（Ⅱ导

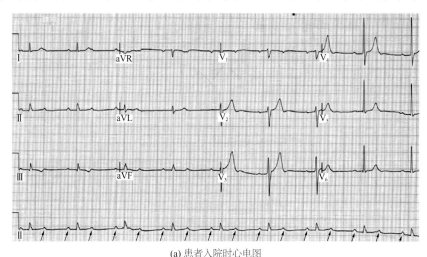

(a) 患者入院时心电图

图 8-11

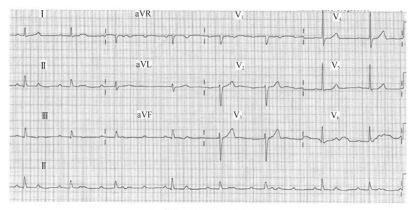

(b) 患者入院后第二天心电图

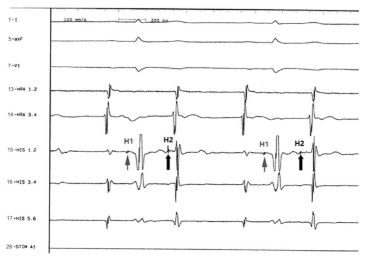

(c) 希氏束电图

希氏束电位（H_1，红色箭头所示）

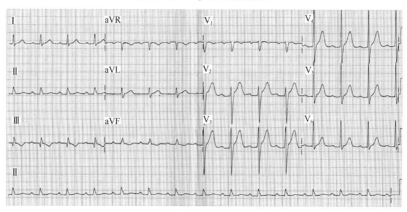

(d) 患者口服氟卡尼心电图

图 8-11　患者心电图及希氏束电图

联上的黑色箭头所示），偶联间期（H_1-H_2）在 269～300ms，希氏束早搏前向传导未能激动心室；同时希氏束早搏逆向的隐匿性传导，使房室交界区形成新的不应期，导致窦性 P 波未能下传激动心室，形成所谓的 2∶1 房室阻滞。患者随后被推回病房，住院期间给予口服氟卡尼（50mg/d），使 2∶1 房室阻滞成功转为正常的心电图[图 8-11（d）]。

二、讨论

在 1947 年 Langendorf 首次提出了这类心电现象存在的可能，直至 1975 年才由 Narula 等应用希氏束电图得以证实。然而希氏束的早搏只能用希氏束电图证实。因此，2∶1 房室阻滞即使可以定位阻滞部位（通过兴奋迷走神经或交感神经判断 2∶1 房室阻滞部位），也一定要想到可能由于希氏束早搏导致的假性 2∶1 房室阻滞。

所以临床中隐匿性传导应值得重视，而希氏束早搏是隐匿性传导中最具有欺骗性的一种类型，当位于交界区异位兴奋点发出激动后，此激动不能上传心房及下传心室产生 P 波及 QRS 波，希氏束早搏逆向的隐匿性传导，又使房室交界区形成新的不应期，使随之而来的窦性 P 波被阻滞，所以酷似 2∶1 房室阻滞。

在治疗上，阻滞部位在希氏束水平的 2∶1 房室阻滞需要置入起搏器治疗，可是由于希氏束早搏引起的"假性 2∶1 房室阻滞"，则不需要永久起搏器治疗。因此，在判读心电图中一定要多一些鉴别思路，行心内电生理检查排除希氏束早搏可能，从而减少误诊，更减少不必要的治疗措施。

参考文献

[1] Shin W S, Kim S S, Oh Y S, et al. Pseudoatrioventricular block manifesting as a 2∶1 atrioventricular block and advanced atrioventricular block because of concealed junctional ectopic impulses. J Am Coll Cardiol, 2010, 56(9): 17.

[2] Pavlides G, Westveer D C, Stewart J R. Pseudoatrioventricular block due to concealed junctional ectopic impulses. Chest, 1988, 94(3): 633-635.

[3] Anderson G J, Greenspan M, Kimbiris D. Concealed junctional bigeminy inducing pseudo 2∶1 AV block. Journal of electrocardiology, 1981, 14(1): 91-96.

专题四 ♥ 揭秘罕见、危险的房室阻滞——运动诱发的房室阻滞

在房室阻滞中，其阻滞部位可发生在房室结、希氏束以及束支各个部位，正确判别阻滞部位，以及房室阻滞病因，对患者预后及治疗至关重要。然而，有一种性格特别"懒惰"、隐匿性强、恶性程度高的房室阻滞，休息时心电图为正常房室传导，

运动中或兴奋状态时才能表现房室阻滞，且阻滞部位靠下，这就是"运动诱发的房室阻滞"。

本文介绍罕见的房室阻滞类型——运动诱发的房室阻滞，其主要表现是静息心电图未表现传导障碍，只有患者运动时才会出现 2∶1 房室阻滞或完全房室阻滞，并伴呼吸困难以及晕厥症状。

一、病例分享

病例 1 41 岁，男性，因阵发劳力性呼吸困难 1 个月入院。既往有运动后晕厥病史，否认严重疾病病史，否认高血压、糖尿病及支气管哮喘病史。入院后心率 83 次 /min，血压 130/80mmHg。入院时静息心电图（图 8-12）显示：完全性右束支传导阻滞伴左前分支传导阻滞，P-R 间期延长，约 0.24s，心率 83 次 /min，提示三分支传导阻滞（左前分支、右束支及左后分支的隐匿性一度阻滞）。超声心动图显示：左心室收缩功能正常，未见室壁运动障碍。

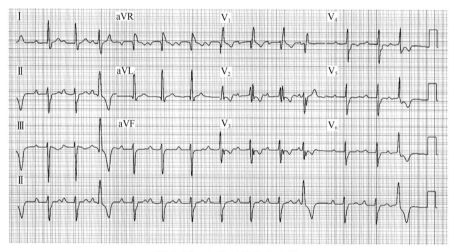

图 8-12　入院时静息心电图

为评估患者心功能及运动耐力情况，行运动平板试验（Bruce 方案），运动中心率由 83 次 /min 降至 51 次 /min，发生完全性房室阻滞（图 8-13、图 8-14），因 P-P 间期的 2 倍不等于 R-R 间期，故不考虑为 2∶1 房室阻滞。同时，伴有呼吸困难、头晕等临床症状。

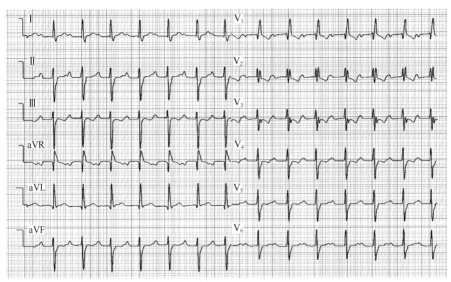

图 8-13　运动平板试验（Bruce 方案）前心电图

心率 80 次 / 分，正常房室传导

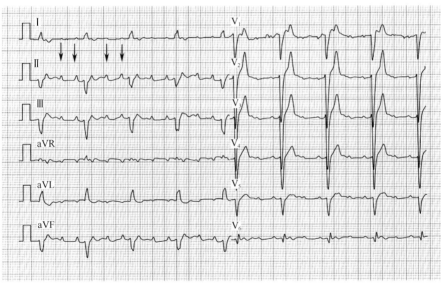

图 8-14　运动平板试验（Bruce 方案 1 级）时心电图

在运动中发生完全房室阻滞（P 波，红色箭头所示）

停止运动试验 1min 后，患者心电图恢复正常，心率 85 次 /min，且临床症状消失（图 8-15）。

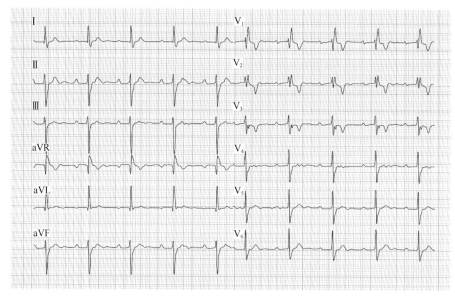

图 8-15　停止运动试验 1min 后患者心电图

为排除因缺血引起运动平板试验阳性所致的房室阻滞，行冠状动脉造影，结果示冠状动脉三支血管未见有意义的狭窄。继续完善病原学检查，排除一些能够引起可逆性房室阻滞的原因，如感染（莱姆病所致的可逆房室阻滞，见专题六）、心脏结节病等。考虑患者运动中出现房室阻滞，阻滞部位位于希氏束水平，置入永久起搏器，晕厥消失。

病例 2　55 岁，男性患者，因运动时晕厥入院。心电图提示双束支阻滞（右束支合并左后分支），电生理检查提示希氏束远端阻滞（图 8-16）。

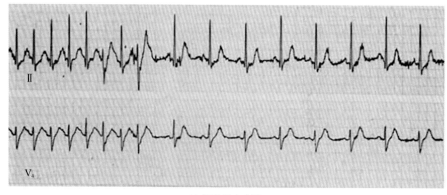

(a) 运动时心电图

心室率下降，出现 2：1 房室阻滞

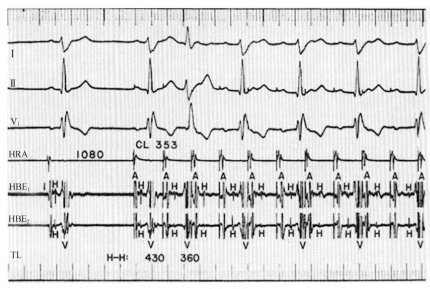

(b) 电生理图

图 8-16　患者运动时心电图及电生理图

病例 3　Masataka Sumiyoshi 团队研究了 14 例运动诱发的房室阻滞患者，其中第 4 例患者静息心电图正常，运动后心电图呈 3：1 房室阻滞，电生理图显示阻滞部位在希氏束近端（图 8-17）。

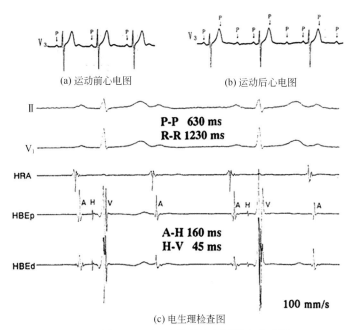

(a) 运动前心电图　　　　　　　(b) 运动后心电图

(c) 电生理检查图

图 8-17　运动前后心电图及电生理图

H—希氏束电位；V—心室活动；HRA—高右房电生理图；HBEp—希氏束近端；HBEd—希氏束远端

从病例 2 和病例 3 特殊的心腔内电图，我们可以发现运动诱发的房室阻滞，阻滞部位既可以在希氏束近端也可以在希氏束远端。但是值得强调的是 2008 年美国心脏病学会（ACC）/美国心脏协会（AHA）/美国心律协会（HRS）《置入器械治疗心脏节律异常指南》中，明确提出对于运动出现的二度及三度房室阻滞，且没有心肌缺血证据患者为 I 类适应证，证据水平 C（图 8-18）。说明运动诱发的房室阻滞一旦排除缺血的原因，不论阻滞部位在希氏束近端或远端，均应接受置入起搏器治疗。

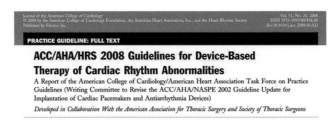

10. Permanent pacemaker implantation is indicated for second- or third-degree AV block during exercise in the absence of myocardial ischemia. *(Level of Evidence: C)* (81,82)

图 8-18　2008 年 ACC/AHA/HRS《置入器械治疗心脏节律异常指南》节选

二、运动诱发的房室阻滞的机制

（1）有学者指出，运动平板试验可以鉴别结内阻滞（房室结内阻滞）和结下阻滞（房室结下阻滞），因为运动时交感神经张力增高而迷走神经张力降低，使房室结传导性改善，这种传导性改善的程度可以补偿运动所致的心房率增快，故运动时房室阻滞改善提示阻滞部位位于房室结水平，即结内阻滞。

与房室结相反，由于希氏束-浦肯野纤维系统对自主神经调节不敏感，心率增快时希氏束-浦肯野纤维的传导性不会相应的增强，因此通常运动诱发的房室阻滞多位于结下水平。

目前，仍缺少对这种频率依赖性房室阻滞精确机制的深刻了解。然而，希氏束-浦肯野纤维系统相对固定的有效不应期不能随着心房频率的增加而缩短可能解释了这种类型的房室阻滞，但绝少数情况下也可以位于房室结。

（2）房室结缺血时，也会随运动的增加加重缺血，导致房室结不应期延长，出现房室阻滞，治疗上主要以开通病变血管为主。患者在造影中会有冠状动脉狭窄的表现，运动平板试验时心电图也会有缺血的表现。

三、总结

（1）运动诱发的房室阻滞是一种罕见、隐匿性高的现象，表现为休息时房室传导正常，运动时诱发房室阻滞。

（2）运动诱发的房室阻滞，阻滞部位大多在希氏束水平，一般需要起搏治疗（Ⅰ类证据），但更应明确运动诱发的房室阻滞背后的原因，如我们后续会介绍的心脏结节病。

（3）患者主诉运动中出现黑矇或晕厥并伴有呼吸困难，一定要想到本病的可能。尤其应关注一些运动员及青少年（因为这些人群，冠脉缺血的可能性相对较小）运动后出现的晕厥。且值得强调的是，若晕厥前有心悸、胸闷等先兆症状，心动过速可能性比较大，房室阻滞的晕厥则无先兆。

（4）运动诱发的房室阻滞的病因主要是束支系统的退行性病变，但要排除因运动而导致房室结缺血的原因。

（5）运动平板试验可以帮助诊断和鉴别本病，而判断阻滞部位在房室结内或希氏束水平，可用电生理检查协助。

（6）如果可逆性房室阻滞的病因被排除，治疗运动诱发房室阻滞的唯一方法为置入永久性心脏起搏器。

参考文献

[1] Chokshi S K, Sarmiento J, Nazari J, et al. Exercise-provoked distal atrioventricular block[J]. American Journal of Cardiology, 1990, 66(1): 114-116.

[2] Woelfel A K, Jr S R, Gettes L S, et al. Exercise-induced distal atrioventricular block.[J]. Journal of the American College of Cardiology, 1983, 2(3): 578-581.

[3] Sumiyoshi M, Nakata Y, Yasuda M, et al. Clinical and electrophysiologic features of exercise-induced atrioventricular block.[J]. American Heart Journal, 1996, 132(6):1277-1281.

[4] Epstein A E, Dimarco J P, Ellenbogen K A, et al. ACC/AHA/HRS 2008 Guidelines for Device-Based Therapy of Cardiac Rhythm Abnormalities: Executive Summary[J]. Circulation, 2008, 51(21): 6-75.

[5] Shetty R K, Agarwal S, Ganiga Sanjeeva N C, et al. Trifascicular block progressing to complete AV block on exercise: a rare presentation demonstrating the usefulness of exercise testing.[J]. BMJ Case Reports, 2015, pii: bcr2014209180.

专题五 ♥ 你听说过激素治疗房室阻滞吗？

房室阻滞是指由于传导系统解剖或功能异常所致的冲动从心房至心室的传导过程中出现延迟或阻断。房室阻滞根据阻滞程度的不同分为一度、二度以及三度房室阻滞，若阻滞部位在希氏束以下多需要起搏治疗。在房室阻滞中，有一种房室阻滞为运动诱发的房室阻滞，具体表现为静息心电图为正常的房室传导，但在运动中则出现房室阻滞，这种运动性房室阻滞类型阻滞部位多在希氏束以下，因此治疗多需要置入起搏器。但是在结节病（包括心脏结节病及肺结节病）中，肉芽肿结节可累及希浦系统，可在静息心电图中不表现出 2∶1 房室阻滞或完全房室阻滞，而是在运动中诱发房室阻滞，这种类型更具有隐匿性。其中心脏结节病所致的运动性房室阻滞是需要应用激素治疗。

一、病例分享

病例1 32岁，男性，因运动耐力下降5周入院，患者既往1年前被组织学证实患有皮肤结节病，入院后休息时心电图［图8-19（a）］提示：双束支阻滞（右束支阻滞合并一度房室阻滞，提示右束支阻滞合并隐匿性左束支阻滞）。运动平板试验中房室阻滞加重，出现了2∶1房室阻滞［图8-19（b）中黑色箭头所示为P波位置］，随即停止运动平板试验。随后心内膜活检证实有心脏结节病。在经过甲泼尼龙（甲强龙）治疗3周后，患者运动耐力明显改善，患者心室率减慢，但依旧存在双分支阻滞［图8-19（c）］。再次行运动平板试验，运动中房室传导恢复为1∶1房室传导，2∶1房室阻滞消失［图8-19（d）］，未给予起搏器治疗。

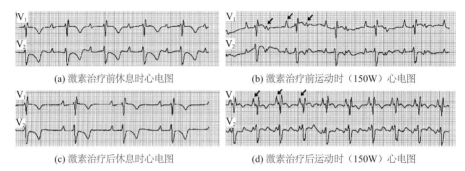

(a) 激素治疗前休息时心电图　　　　(b) 激素治疗前运动时（150W）心电图

(c) 激素治疗后休息时心电图　　　　(d) 激素治疗后运动时（150W）心电图

图8-19　心电图

病例2 67岁，男性，因活动时呼吸困难进行性加重数月入院，患者诉其最远步行距离为150m，无胸痛；既往患有高血压病以及肺结节病Ⅱ期病史，无咳嗽、发热、下肢水肿等病史，体格检查未见充血性心力衰竭以及低氧血症阳性体征，实验室检查未见异常，静息心电图（图8-20）提示：双束支阻滞（完全性右束支传导阻滞合并左前分支阻滞）。

因患者既往患有肺结节病Ⅱ期，所以为了检查患者肺结节病是否累及心脏而进行心脏核磁检查。心脏MRI未见钆延迟强化（未见肉芽组织浸润），心室大小及收缩功能正常（图8-21）。

为进一步明确患者运动耐力下降是继发于心脏疾病还是肺脏疾病，行心肺功能测试。与患者活动后运动耐力下降病史相符，患者随着运动负荷的增加其呼吸困难逐渐加重，其最大运动负荷可达到91W，然而其肺通气和换气功能是正常的。在负荷40W时患者心电图出现2∶1房室阻滞（图8-22）。

在91W的工作负荷下（图8-23），患者心率由59次/min下降至28次/min，且出现高度房室阻滞（3∶1房室阻滞）。且观察患者心电图表现为运动中交替性束支阻滞

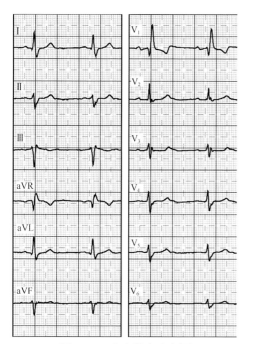

图 8-20　患者静息心电图

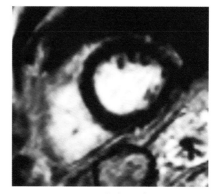

图 8-21　患者心脏 MRI

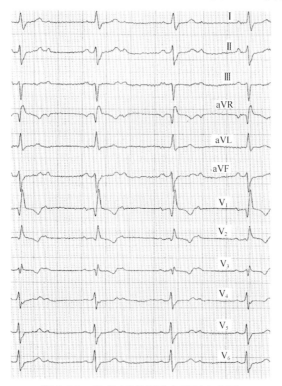

图 8-22　患者 40W 运动负荷时心电图

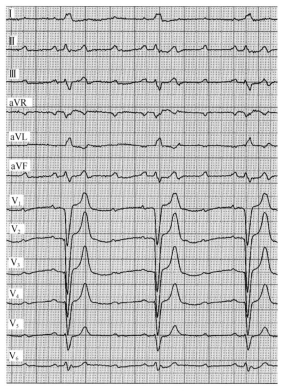

图 8-23　患者 91W 运动负荷时心电图

（患者运动负荷为 40W 时心电图表现为右束支传导阻滞，患者运动负荷 91W 时 QRS 波形态出现了左束支传导阻滞图形）。运动结束后，患者恢复窦律，房室传导正常。

　　由于心脏磁共振未发现心脏结节病的证据，故随后患者置入永久起搏器（DDD）治疗，且长期口服糖皮质激素治疗。3 个月随访时，患者未诉喘憋，运动耐力较前好转，运动时房室传导正常。基于这些发现，作者猜想患者结节病累及心脏，特别是其希氏束 - 浦肯野纤维系统，而且存在交替性束支阻滞。但是，有趣的是患者行心脏 PET 检查并未发现结节病累及心脏的证据。故作者推测，在出现肉眼可见的心脏结节病受累之前，希氏束 - 浦肯野纤维系统已经受累，即功能的改变（房室阻滞）出现在结构改变（心脏 MRI 及心脏 PET 检查发现宏观病变）之前。

二、讨论

　　第一个病例虽然运动中出现了 2 : 1 房室传导阻滞，符合放置起搏器指南；但因经心内膜活检证实存在心脏结节病，即存在引起 2 : 1 房室传导阻滞的可逆性病因，因此可先针对心脏结节病病因进行激素治疗，而未行起搏器治疗。第二个病例因经过心脏 MRI 和 PET 检查后未证实心脏结节病的存在，因此进行起搏器治疗，同时给予口服激素治疗，3 个月后随访，运动时房室传导正常。因此，本文认为患者在出现肉眼可见的心脏结节病受累之前，希氏束－浦肯野纤维系统已经受累。

以上两个病例均存在心外结节病，且静息状态心电图均有束支传导阻滞，并且均出现运动性房室阻滞，对于此类患者我们一定要先考虑有无心脏结节病，再进行下一步的治疗。

结节病（sarcoidosis）是一种病因未明的多系统非干酪肉芽肿性疾病，临床上以双侧肺门淋巴结肿大，肺浸润以及皮肤、眼睛损害为主要表现，肉芽肿结节可侵犯全身各器官。其引起的房室阻滞多为 2：1 或完全房室阻滞，机制主要因肉芽肿浸润传导系统所致，需要糖皮质激素治疗，若糖皮质激素治疗有效，不用置入永久起搏器；当糖皮质激素治疗无反应时，可置入永久起搏器。

三、结论

本文中的两个病例则提示临床医生，对于运动诱发的房室阻滞，除运动中房室结缺血所致的房室阻滞外，要认识到结节病也可以累及希氏束－浦肯野纤维系统而出现运动中的房室阻滞。因此对于运动中出现 2：1 房室传导阻滞的患者，不仅要考虑到根据指南给予置入永久起搏器治疗，也需要考虑心脏结节病这个病因，尤其对于存在心外结节病且静息状态心电图有束支传导阻滞的患者，要优先考虑运动房室传导阻滞出现是否与心脏结节病相关，而不是急切地进行起搏器治疗，因为糖皮质激素对于心脏结节病引起的运动房室阻滞治疗往往有效。因此，希望通过撰述这两个病例提示各位医生，临床中要大胆假设，小心求证。

参考文献

[1] Winnik S H, et al. AV Block on Exertion: Pulmonary Sarcoidosis with Involvement of the His-Purkinje System. Am J Med, 2015, 128(12): 31-33.

[2] Rossig L, Hohnloser S H. Reversible exercise-induced advanced atrioventricular block due to cardiac sarcoidosis. Heart Rhythm, 2007, 4(1): 116.

[3] Woelfel A K, et al. Exercise-induced distal atrioventricular block. Am J Coll Cardiol, 1983, 2(3): 578-581.

[4] Rajani R, et al. Heart block: a primary manifestation of sarcoidosis. Europace, 2010, 12(2): 284-288.

专题六 ♥ 被"感染"的心电图——可逆性房室阻滞

房室阻滞是心脏传导阻滞中最常见一种，其为房室传导系统某个部位（或多个部位）由于不应期异常延长，使激动自心房向心室传导过程中出现传导延缓或中断的现象。

本文介绍一种国内较少报道但经常发生，却容易被误诊的房室阻滞——莱姆病引起的可逆性房室阻滞，用以提示临床医生在诊治心动过缓性心律失常时不能仅考虑到心律失常的本身，更要着眼于引起心律失常的病因，针对病因治疗，效果往往事半功倍。

一、病例分享

患者为一名 60 岁男性，生活在明尼苏达州南部农场，自述在工作中突然发生心悸以及黑矇，故因晕厥被收治于急诊科，入院时血压 118/37mmHg，心率 38 次 /min，心音规整，无心脏杂音及奔马律，入院时心电图（图 8-24）示：窦性心动过速，2∶1 房室传导，完全性左束支传导阻滞。如图 8-25 所示，红色箭头代表隐藏在 T 波中的 P 波，黑色三角形代表 P 波。

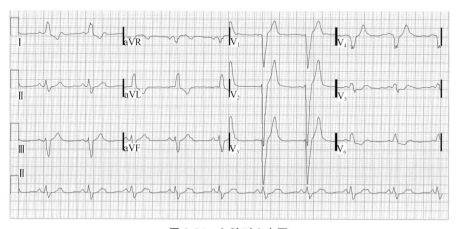

图 8-24　入院时心电图

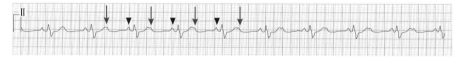

图 8-25　入院时心电图

然而患者入院 3 天后心电图（图 8-26）所示，高度房室传导阻滞，4∶1 下传，故给予患者临时起搏器治疗。且患者入院前 4 天出现发热、寒战等症状，入院后给予抗生素（头孢噻肟）治疗。结合患者职业特点及暴露在疫区情况，同时对患者行莱姆病血清学检查。患者入院第 5 天后发现心率稳定且 PR 间期恒定小于 300ms，且莱姆病血清学检查阳性，故决定拔除临时起搏器。并且在应用抗生素治疗后，随着感染症状减轻，患者房室传导阻滞也未曾出现。入院后 12 天心电图（图 8-27）：恢复窦律，心电图无异常。

二、莱姆病与可逆性房室阻滞

莱姆病是由蜱（图 8-28）为媒介的伯氏疏螺旋体（Borrelia burgdorferi）引起的多系统性炎性疾病，1975 年由 Steere 在美国康涅狄格州莱姆镇首次发现并报道。其临床表现除心肌炎、房室阻滞外，还有皮肤损害，包括慢性移行性红斑和继发性环形皮损

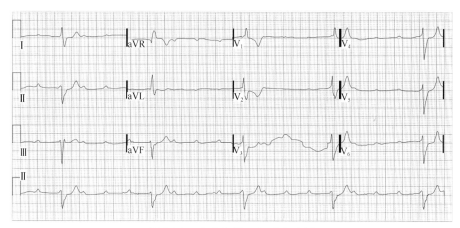

图 8-26　患者入院 3 天后心电图

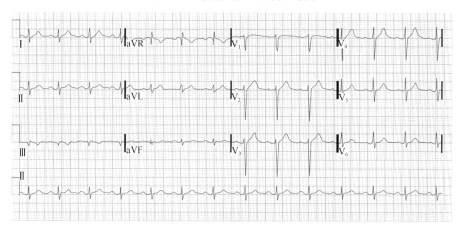

图 8-27　入院后 12 天心电图

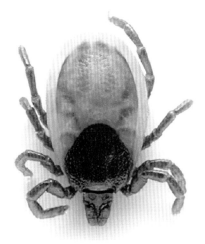

图 8-28　蜱

（牛眼征）（图 8-29），以及关节、肌肉损害，神经系统及淋巴结损害。1986 年我国首次由艾承绪在黑龙江省林区报道本病病例。

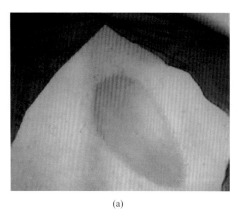
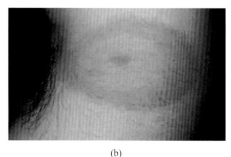

(a) (b)

图 8-29 莱姆病所致的皮肤损害

1. 流行病学

莱姆病在美国 32 个州、整个欧洲、俄罗斯、日本、赤道以南的非洲和澳大利亚等地区均存在。中国疾病控制中心流行病学研究所对我国 20 个省、市调查发现，莱姆病林区感染率平均为 5.33%；在河南石油勘探局新疆勘探队的血清学调查中报告的阳性率为 12.5%；北京密云的血清学调查中报告的阳性率为 11.36%；广西的血清学调查中报告的阳性率为 1.93% 等病原学证实黑龙江、吉林、辽宁、内蒙古、河北、北京等 17 个省（市、自治区）存在莱姆病的自然疫源地，说明莱姆病在中国的自然疫源地也相当广泛。

2. 病理机制

Hardin 等发现莱姆病与免疫损伤有关。患者血清中特异性抗体（抗伯 - 包柔抗体）IgM 持续增高和继发性 IgG 增高，为确立莱姆心肌炎的诊断提供重要依据。心内膜活检的组织学研究表明，心肌血管周围有大量淋巴细胞浸润，莱姆心肌炎所致的房室传导阻滞具有可逆性、接受头孢菌素类抗生素治疗可好转的事实也更好地印证了这一点。

3. 临床表现

（1）潜伏期 3～32 天，平均 7 天左右。

（2）临床病程可分三期。

① 第一期：主要表现为皮肤的慢性游走性红斑，见于大多数病例。病初常伴有乏力、畏寒、发热、头痛、恶心、呕吐、关节和肌肉疼痛等症状，亦可出现脑膜刺激征，局部或全身淋巴结可肿大，偶有脾大、肝炎、咽炎、结膜炎、虹膜炎或睾丸肿胀。

② 第二期：发病后数周或数月，15% 和 8% 的患者分别出现明显的神经系统症状和心脏受累的征象。

③ 第三期：感染后数周至 2 年内，约 80% 的患者出现程度不等的关节症状如关节疼痛、关节炎或慢性侵袭性滑膜炎，以膝、肘、髋等大关节多发，小关节周围组织亦可受累。主要症状为关节疼痛及肿胀，膝关节可有少量积液，常反复发作。

心脏方面症状：莱姆病会引起心肌炎、房室阻滞。患者可表现为心绞痛、呼吸困难、心力衰竭、心悸、头晕或心源性晕厥等症状，多是由传导障碍和（或）其他并发症引起的，如室上性心动过速、心肌炎或心包炎。最常见的是一度或二度房室阻滞。其他表现如扩张型心肌病，很少出现左心室功能障碍和心包炎。

4. 诊断

① 病史：莱姆病流行区驻留史，怀疑存在蜱虫叮咬史。

② 临床表现：a. 环形皮损（牛眼征）；b. 心脏表现主要为房室传导阻滞、窦性心动过缓、ST-T 改变等心电图异常；c. 关节及神经系统损害，淋巴结及肝脾肿大。

③ 血清学检查：抗体（抗伯 - 包柔抗体）IgM、IgG 可呈阳性反应，后者可持续数年甚至更久。判断标准为：酶联免疫吸附试验（ELISA）两种特异性抗体（IgM、IgG）＞1∶200 或双份血清效价有 4 倍或 4 倍以上增减。

④ 培养与活检：患者的血清和脑脊液中可培养出螺旋体，但阳性率不高。部分患者皮肤及心内膜活检可查获螺旋体浸润。

蜱虫叮咬史以及心脏表现为确诊莱姆心肌炎必备，血清学检验阳性具有很高的诊断价值，培养与活检若查获螺旋体则可确诊。并且应用抗生素尤其是头孢菌素类可以逆转房室阻滞的患者，要高度考虑莱姆病的可能。

5. 治疗

莱姆病所致的房室传导阻滞有良好的预后，头孢菌素类抗生素治疗可以缩短临床病程，避免并发症。在伯氏疏螺旋体感染的早期阶段，患者可以口服抗生素如阿莫西林、头孢呋辛，或静脉注射头孢曲松钠治疗 2～4 周。另外，可以应用头孢噻肟或大剂量青霉素。

因此，在累及心脏的莱姆病中，持续的心电图监测是非常必要的。在不稳定的患者中 PR 间期超过 300ms 时，完全房室阻滞的风险较高，可能需要置入临时起搏器，但很少需要置入永久起搏器。

治疗方面，若本病例中的临床医生，不重视查体以及病史的询问，在患者入院后表现为持续 3～5 天的三度或二度房室阻滞时贸然给予患者永久起搏器治疗，其后果不堪设想。

三、讨论

1. 对心电图的分析不要只满足于心律失常的诊断（心电图内的世界）

房室阻滞常见的心脏病因主要有急性心肌梗死、冠状动脉痉挛、病毒性心肌炎、心内膜炎、心肌病等，要通过心电图来分析产生心律失常的病因；同时迷走神经张力过高也会出现一度及二度Ⅰ型房室阻滞，常见于运动员与少数正常人。

2. 尽可能地寻找导致心律失常的病因（心电图外的世界）

首先，本文中的病例所发生的房室阻滞，为可逆性房室阻滞，治疗的关键在于明确病因，详细询问患者病史、认真查体并全面分析疾病。如若仅仅着眼于心律失常本身，会造成置入起搏器等过度治疗，不但治疗效果欠佳，造成误诊，对于患者本身也是极大的损害。因此分析心律失常应尽可能寻找导致此心律失常的病因。

其次，要注重病史的重要性，往往一些富有冒险精神年轻人喜欢野外探险或一些驴友，这一人群感染莱姆病的概率更大，临床工作中患者的职业、爱好及疫区接触史往往容易被临床医生忽视；并且如果临床中没有诊断莱姆病的意识，对这种可逆性房室阻滞的治疗往往会是过度的。最起码从疫源地来看，莱姆病离我们并不远。

参考文献

[1] Fredrickson M, Sandoval Y, Ayenew W. Infecting the electrocardiogram[J]. Archives of Internal Medicine, 2012, 172(21): 1622-1625.

[2] Steere A C, Grodzicki R L, Kornblatt A N, et al. The spirochetal etiology of Lyme disease.[J]. New England Journal of Medicine, 1983, 308(13): 733-740.

[3] Mcalister H F, Klementowicz P T, Andrews C, et al. Lyme carditis: an important cause of reversible heart block[J]. Annals of Internal Medicine, 1989, 110(5): 339-345.

[4] Lórincz I, Lakos A, Kovács P, et al. Temporary pacing in complete heart block due to Lyme disease: a case report[J]. Pacing & Clinical Electrophysiology Pace, 1989, 12(8): 1433.

[5] 张哲夫，万康林，张金声，等.我国莱姆病的流行病学和病原学研究[J].中华流行病学杂志，1997,(1):8-11.

专题七 ● 不按常理的文氏现象

传统观点认为，文氏现象的阻滞部位一般在房室结，但2009年*Europace*以及2018年*J Cardiovasc Electrophysiol*的两篇文献，颠覆了这种传统认识。

一、病例分享

病例1 患者是一位65岁老年男性，无明显诱因反复发作晕厥就诊，入院前患者否认服用任何抗心律失常药物，无器质性心脏病，心脏彩超提示无室壁运动异常，射血分数65%，心电图以及电生理检查如图8-30所示。

经图8-30考虑患者心电图诊断及阻滞部位为哪一种？

A.二度Ⅰ型房室阻滞，完全性左束支传导阻滞；阻滞部位为房室结。

B.二度Ⅰ型房室阻滞，完全性左束支传导阻滞；阻滞部位为希氏束内及左束支。

C.二度Ⅱ型房室阻滞；阻滞部位为希氏束及浦肯野纤维。

D.二度Ⅰ型房室阻滞；阻滞部位为房室结。

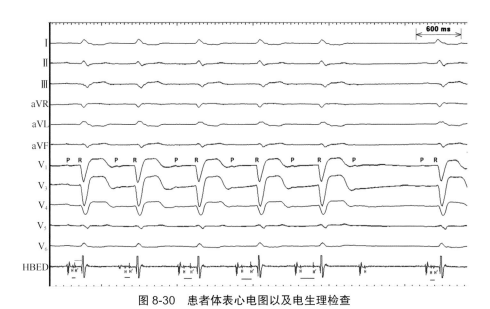

图 8-30 患者体表心电图以及电生理检查

病例 2 患者是一位 82 岁的女性，因反复晕厥就诊，既往高血压病史 10 年，先口服钙通道阻滞药（CCB）类降压药物，胸片示轻度心脏增大，超声心动图未见明显室壁运动障碍，射血分数正常，患者入院当天心电图为 2∶1 房室传导阻滞，次日行心电图发生变化，具体心电图表现及电生理检查如图 8-31 所示。

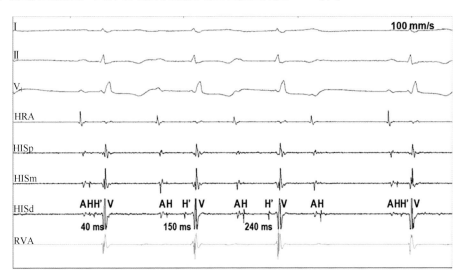

图 8-31 患者次日心电图及电生理检查

经图 8-31 考虑患者心电图诊断及阻滞部位为哪一种？

A. 二度Ⅰ型房室阻滞，完全性右束支传导阻滞；阻滞部位为房室结。

B. 二度Ⅱ型房室阻滞，完全性右束支传导阻滞；阻滞部位为希氏束及浦肯野纤维。

C. 二度 I 型房室阻滞，完全性右束支传导阻滞；阻滞部位为希氏束内。

D. 二度 I 型房室阻滞；阻滞部位为房室结。

正确答案：B、C。

二、病例分析

病例 1 中图 8-30 前 6 个导联为体表心电图导联，最后一个导联为希氏束电图，可见体表心电图中 PR 间期逐渐延长，直至 P 波脱落，呈文氏现象，心内电图提示正常的 A-H 间期 70ms，逐渐延长的 H-H′间期（图 8-30 中 HBED 上的直线所示），直至一个 H 波脱落，呈文氏现象，考虑希氏束内阻滞。由于希氏束多走形于左侧室间隔而不是右侧，受其解剖分布影响，右束支阻滞比左束支阻滞更为常见，结合 H′-V 间期延长至 85ms，说明双侧束支均有不同程度阻滞。

病例 2 中图 8-31 前 3 个导联为体表心电图导联，后 5 个导联为心内电图，由图 8-31 可知患者入院时为 2∶1 房室阻滞，次日患者心电图为二度 I 型房室阻滞伴完全性右束支，心内电图示 H-H′间期逐渐延长（40ms → 150ms → 240ms），直至 H′电位不能跟随 H 电位，希氏束电图呈文氏传导，提示阻滞部位在希氏束内。

三、讨论

体表心电图中的 PR 间期代表房室传导的总时间，通过 PR 间期不能区分房室结与希氏束－浦肯野纤维系统各自的传导时间，PR 间期延长时也不能确定传导延缓发生的具体部位，而希氏束电图能记录到希氏束电位，因而可显示出激动从心房到心室传导全过程中经房室结和希氏束－浦肯野纤维系统各自应用的时间，分别用 AH 和 HV 间期值代表，延长时分别为房室结阻滞及希氏束－浦肯野纤维系统阻滞，而这两个部位的阻滞又可分为一度、二度、三度房室阻滞。心脏的传导系统及其对应传导速度如图 8-32 所示：PA 间期指从 P 波起始至低位右房的时间，正常值为 30～50ms；AH 间期代表低位右房激动经过房室结，最终达到希氏束的传导时间，正常的 AH 间期为 40～100ms；HV 间期是以最早希氏束电位起始到心室 V 波的最早激动点之间的距离，正常 HV 间期为 35～55ms。

希氏束电图中希氏束除极波被称为 H 波，H 波呈一个快速的双向或三向波，时限 15～25ms，位于心房与心室波之间。1970 年 Narula 等首先将希氏束内阻滞现象称为分裂的希氏束电位，H 波可见近端与远端的电位分别标记为 H_1 与 H_2。传统认为二度 I 型房室阻滞的阻滞部位多位于房室结，一般受迷走神经影响较大，若无症状可不予起搏治疗，并且多认为希氏束及浦肯野纤维属于快速传导纤维，不会出现文氏现象，但是本两例患者均为二度 I 型房室阻滞，心内电图提示阻滞部位在希氏束内。

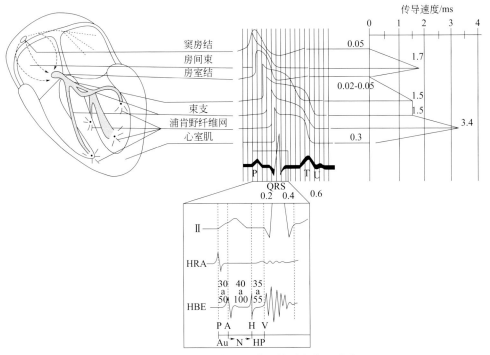

图 8-32　心脏的传导系统及其对应传导速度

HRA—高位右房；HBE—希氏束电图

四、总结

（1）并非只有房室结可以发生文氏现象，希氏束内也可以出现文氏现象。

（2）在有症状（晕厥）的二度Ⅰ型房室阻滞合并束支阻滞的老年患者中，要考虑到希氏束内阻滞可能性。

参考文献

[1] Lee Y S, Kim S Y, Kim K S, et al. Intra-His bundle block in second-degree Mobitz I atrioventricular block with right bundle branch block[J]. Europace, 2009, 11(9):1251-1252.

[2] Mohanan K N, Namboodiri N, Kevadiya H, et al. An interesting case of intra-Hisian Wenkebach with left bundle branch block[J]. J Cardiovasc Electrophysiol, 2018.

[3] Narula O S. Longitudinal dissociation in the His bundle. Bundle branch block due to asynchronous conduction within the His bundle in man[J]. Circulation, 1977, 56(6):996-1006.

第 9 章 高钾血症

专题一 ♥ 谁动了我琴弦——高钾血症引起的"室扑"

钾是人体内最主要的阳离子之一，是心肌细胞膜动作电位重要的离子基础。人体内仅约 1.4% 的钾存在于细胞外液之中，因此，细胞内外的钾离子浓度高低对机体生命活动至关重要。血清钾浓度的正常范围为 3.5～5.5mmol/L，当血清钾浓度超过 5.5mmol/L 时，称高钾血症。

高钾血症时，随血钾升高程度不同，心电图也随之改变。本文介绍高血钾症引起心电图改变的表现以及机制。

一、病例分享

病例 1 患者是一位 62 岁男性，因肾功能不全致运动耐力下降多次就诊，本次入院后心电图心律规则，呈宽 QRS 波心动过速，T 波与 QRS 波融合，呈"正弦波"图形（图 9-1），静脉血钾 9.1mmol/L。

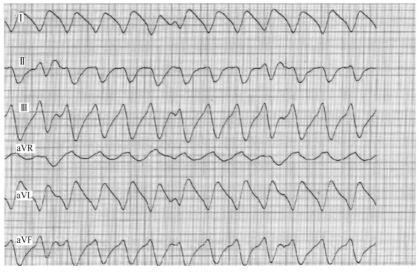

图 9-1 患者入院心电图

给予氯化钙、碳酸氢盐、葡萄糖、胰岛素以及血液透析后患者病情稳定，24h 后复查心电图为左束支传导阻滞，未见"正弦波"图形（图 9-2），患者病情稳定。

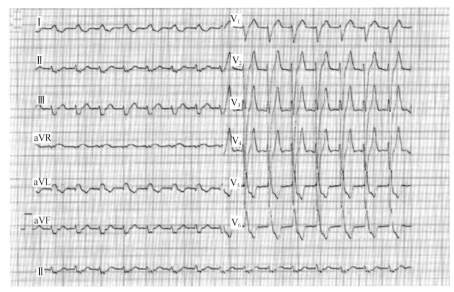

图 9-2　患者治疗后心电图

病例 2　患者是一位 54 岁男性，既往终末期肾病因突然四肢无力于急诊科行血液透析治疗，急诊查血压：145/90mmHg，脉搏：45 次 /min，行心电图检查（图 9-3）提示：窦性心动过缓（P 波，箭头所示），伴一度房室阻滞（PR 间期 300ms），QRS 时限增宽（QRS，160ms）。

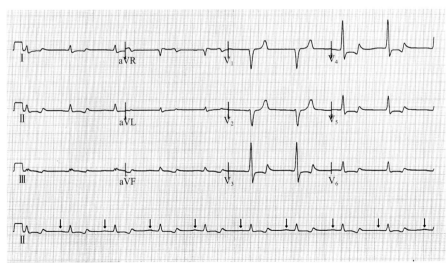

图 9-3　患者急诊心电图

随后，患者出现持续性宽 QRS 波心动过速，进而演变为"正弦波"图形。（图 9-4、图 9-5 红色箭头所示），但是患者血流动力学稳定。

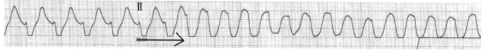

图 9-4　心电监护 Ⅱ 导联记录

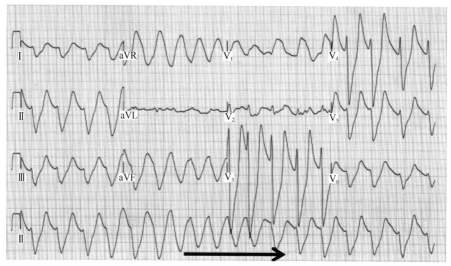

图 9-5　12 导联心电图

查血清钾：9.9mmol/L，静注葡萄糖酸钙以及血液透析后，患者血钾正常，心电图（图 9-6）恢复正常，窦性心律，未见房室传导（PR 间期 140ms）及室内传导异常（QRS波，80ms），未出现宽 QRS 波心动过速及"正弦波"图形。

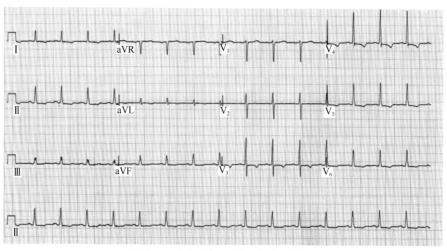

图 9-6　患者血钾正常后复查心电图

二、高钾血症与心电图

1. 高钾血症心电图改变机制（图9-7）

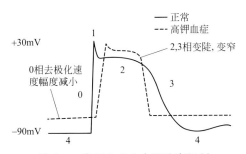

图9-7 高钾血症心电图改变机制

血钾增高，增加复极期细胞膜对钾离子的通透性，使3相动作电位坡度变陡，动作电位时间缩短，出现T波高耸，基底部狭窄，QT间期缩短。

静息膜电位（负值）减小，引起0相上升速度（dv/dt）减慢、振幅减小（负性传导作用），使传导减慢直至失去传导能力。高钾的负性传导作用对心房、心室肌细胞较自律传导系统敏感，临床以心房和心室肌传导阻滞较为常见。不同血钾浓度时心房肌和心室肌动作电位变化及相应心电图波形见图9-8。

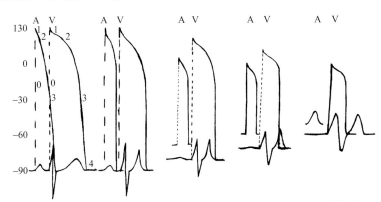

(a) 血钾浓度4.0　(b) 血钾浓度6.0　(c) 血钾浓度8.0　(d) 血钾浓度10.0　(e) 血钾浓度12.0

图9-8 不同血钾浓度（mmol/L）时心房肌（A）和心室肌（V）动作电位变化及相应心电图波形

2. 高钾血症引起心电图呈"正弦波"表现与室扑（图9-9）的区别

① 频率：室扑的频率为150～300次/min，高钾血症引起的"正弦波"图形，频率一般低于室扑频率。

② 形态：室扑为心室扑动，折返环较大，心电图中QRS波匀齐，宽度大致相等，而正弦波图形QRS波宽度大小不一，且不匀齐。

③ 电转复：室扑患者对于电转复多有效，而高钾血症引起的"正弦波"图形，进

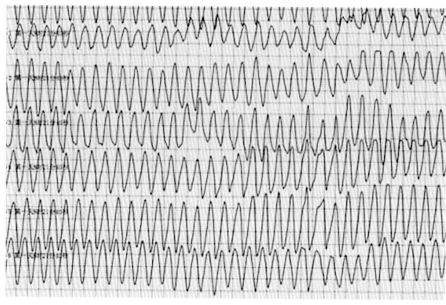

图 9-9　室扑

行电转复多无效。

④ 血流动力学改变：室扑患者血流动力学多不稳定，而高钾血症引起的"正弦波"血流动力学可稳定但也可不稳定，因此临床中发现血流动力学"稳定"的"室扑"（正弦波）多考虑为高钾血症引起的正弦波。

3. 高钾血症常见与不常见的心电图表现

（1）T波高尖（帐篷样T波）　T波高尖、对称、基底窄、帐篷状是高钾血症特异性T波改变的心电图特点（图 9-10）。临床中T波高尖的原因有很多，应结合临床症状以及查体、辅助检查鉴别。

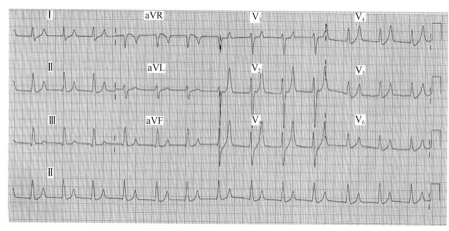

图 9-10　高钾血症引起的T波

（2）高钾血症引起窦室传导　当血钾进一步升高（>8.5mmol/L），心房肌失去传导能力，P波消失，窦房结发出激动仍可通过结间束传导至房室结，从而下传心室形成窦室传导。窦室传导是高钾血症严重的心电图改变，出现此种心电图表现往往提示血钾已经很高。窦室传导作为一种危重急症，若血钾情况未被改善，可逐渐过渡为室扑、室颤等恶性心律失常，必须及时处理。

（3）高钾血症引起Brugada拟表型　高血钾引起Brugada拟表型（图9-11）的机制尚未清楚，可能与高钾的负性传导作用使跨室壁复极离散度进一步增加有关，高钾引起的Brugada拟表型临床虽然少见，但极易误诊为急性心肌梗死和右束支阻滞，临床中应加以鉴别。

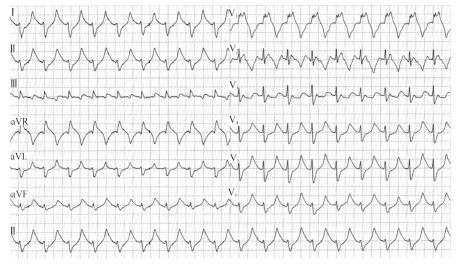

图9-11　高钾血症引起的Brugada拟表型

（4）高钾血症引起的致命性心律失常　严重高钾使静息膜电位减小到致使Na^+通道失活，不产生0相除极（失去兴奋和传导能力），会形成心脏骤停，但心脏骤停之前，患者会出现室颤以及室扑。

三、讨论

（1）高钾血症是肾功能不全患者中常见的临床急危重症。掌握高钾血症常见以及不常见的心电图表现，有助于高钾血症的早期诊断、识别。

（2）高钾血症引起心电图表现为"正弦波"的情况较为少见，极易诊断为室扑，临床中应对"正弦波"心电图表现加以重视以及识别，当出现类似于室扑但是血流动力学稳定的患者，结合前文几点鉴别要点，应怀疑高血钾症的可能。

（3）在分析怀疑高钾血症心电图中一定要结合临床，注意影响因素，综合分析心电图以及临床情况，切勿就图论图。

参考文献

[1] Petrov D B. An Electrocardiographic Sine Wave in Hyperkalemia[J]. New England Journal of Medicine, 2012, 366(19):1824.

[2] Pluijmen M J H M, Hersbach F M R J. Sine-Wave Pattern Arrhythmia and Sudden Paralysis That Result From Severe Hyperkalemia[J]. Circulation, 2007, 116(1): 2-4.

[3] Hannibal G B. Severe Hyperkalemia With Sine Wave ECG Pattern.[J]. Aacn Advanced Critical Care, 2015, 26(2): 177-180.

[4] Scarabeo V, Baccillieri M S, Di M A, et al. Sine-wave pattern on the electrocardiogram and hyperkalaemia[J]. Journal of Cardiovascular Medicine, 2007, 8(8): 729-731.

专题二 ● 高钾血症诱导的 Brugada 波

一、Brugada 综合征 VS Brugada 拟表型

Brugada 综合征： 1992 年首先由皆为西班牙的心脏学家 Brugada 家族三兄弟发表，并以他们的姓氏命名。是一种与家族遗传性有关的钠离子通道疾病，以胸导联 $V_1 \sim V_3$ 导联 ST 段穹隆样抬高为心电图特征，常伴随心脏性猝死，往往没有心脏器质性的变化或冠状动脉病变。

Brugada 拟表型： 拟表型是指在动物胚胎发育过程中由于环境因素的影响而产生的类似于突变型的个体，因此 $V_1 \sim V_3$ 导联 ST 段穹隆样抬高但不等于 Brugada 综合征。而造成 Brugada 拟表型心电图的原因有很多，如不典型的右束支传导阻滞、急性右心室梗死、急性心包炎、肺栓塞、主动脉夹层、自律神经紊乱、左心室肥厚、肌营养不良、电除颤、早复极等。

二、病例分享

患者是一例 40 岁曾被诊断为宫颈癌晚期行保守治疗的女性，餐后无明显诱因出现上腹痛，疼痛无法描述。就诊于急诊后开始呕吐胃内容物及胃液，无咖啡色物及鲜血，非喷射性，每次量 80～100ml。查体：体温 36.2℃，脉搏 106 次 /min，呼吸 20 次 /min，血压 106/82mmHg。消化科立即收入院，并请心内科会诊。入院心电图如图 9-12（a）。赵运涛医生会诊后，立即指示查血钾以及准备葡萄糖酸钙。动脉血气回报血钠 140mmol/L、血钾 9.80mmol/L。同时，患者突发心脏、呼吸骤停，心电监护提示心电图呈直线，立即行心肺复苏、胸外按压、电除颤，床旁经口气管插管，留置右侧股静脉血滤导管，给予药物降钾。

复苏成功后患者恢复窦性心律、自主呼吸，抢救后 2h 的心电图如图 9-12（b）：大致正常。行床旁血液滤过降钾，复查血钾为 5.97mmol/L。

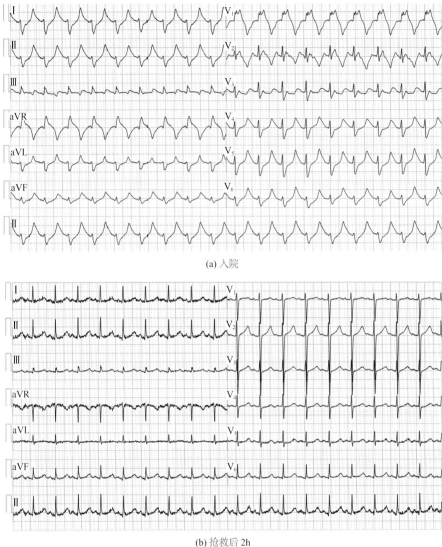

(a) 入院

(b) 抢救后 2h

图 9-12　患者入院和抢救后 2h 心电图

三、病例分析

赵运涛医生判读心电图结果是什么？为什么立刻指示查血钾？

（1）心电图判读结果

① 窦 - 室传导：未见窦性 P 波，QRS 波群增宽。

② Brugada 拟表型 - 穹隆样 ST 段抬高（1 型）：J 波幅度抬高，$V_1 \sim V_2$ 导联 T 波倒置。

（2）查血钾原因　血钾轻、中度升高会影响心室肌复极化，造成 T 波高尖。血钾继续升高（＞8.5mmol/L），心房、心室除极也受到影响，心电图上则表现为 P 波和 QRS 波群增宽，P 波甚至可能消失，此现象即为"窦－室传导"（弥漫性完全性心房肌传导阻滞、窦性激动通过节间束下传心室）。因此，赵运涛医生根据心电图出现的窦－室传导，考虑重度高钾血症。动脉血气分析回报血钾高达 9.80mmol/L 也证实了此推测。

四、高钾血症心电图与 Brugada 拟表型

1. 常见高钾血症的心电图表现（图 9-13）

（1）T 波基底窄而对称、高尖，QT 间期缩短　当血钾＞5.5mmol/L 时，复极化过程细胞膜对 K^+ 的通透性增高，K^+ 外流加速，动作电位 3 相坡度下降更快（变陡），动作电位时程缩短，结果使得 T 波基底窄而对称、高尖，QT 间期缩短。

（2）P 波及 QRS 波群

① 当血钾未能纠正，病情持续恶化至血钾＞6.5mmol/L 时，跨膜 K^+ 的浓度梯度降低，结果除了静息电位减少（向等电位 0mV 线靠近），动作电位 0 相去极化的速度和幅度也减少（斜率减少），传导减慢（负性传导作用）。

② 心房及心室肌细胞比自律传导系统对血钾的浓度更敏感，因此高钾血症的传导阻滞多发生在心房、心室肌细胞。

③ 心房、心室肌细胞传导受到阻滞后，心电图上表现出 QRS 波群增宽（心室肌受累），当血钾＞7.0mmol/L，P 波时限增宽同时波幅减少；当血钾＞8.5mmol/L，则出现上述的窦－室传导。

④ 血钾＞10.0mmol/L，QRS 波群及 T 波都增宽的情况下，相位差慢慢接近，相互融合成类似正弦波的波形。

（3）胸导联 ST 段　胸导联 ST 段错位抬高较为少见，并且常被误认为是急性心肌梗死，称为"伪梗死"。

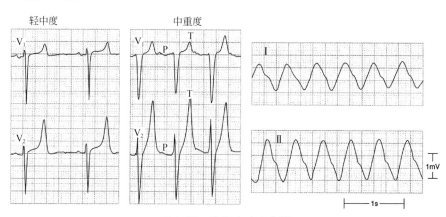

图 9-13　高钾血症心电图

2. 高钾血症如何导致 Brugada 拟表型?

高钾血症心电图表现中可见 ST 段错位形成 ST 段抬高的"伪梗死"样心电图表现，这一点于 2010 年由 Trani 及 Kasmani 等人提出也是 Brugada 拟表型 1 型穹隆型 ST 段抬高。

高血钾使静息膜电位减少（舒张期损伤的电流使钠通道失活），而心肌细胞中异质性失活的钠通道通常位于前间隔，因此高钾血症造成该部位除极速度及幅度更小，动作电位 2 相电位较低，出现 ST 段抬高；3 相复极延迟，产生 T 波倒置。形成了 Brugada 样 1 型心电图，且通常表现在 $V_1 \sim V_3$ 导联。

治疗：针对出现 Brugada 拟表型的患者，临床医生只需要准确找到病因，并且对病因做治疗即可。例如本患者为高钾血症引起 Brugada 拟表型，因此赵运涛医生给予药物降钾后，心电图很快恢复正常。

五、总结

Brugada 综合征患者多为青年男性，常有晕厥或心脏性猝死家族史，多发生在夜间睡眠状态，发作前无先兆症状。发作间期可无任何症状。有时心脏病突发或晕厥，发作时心电监测几乎均为室颤。常规检查多无异常，病理学检查可发现大多患者有轻度左室肥厚。心脏电生理检查大部分可诱发多形性室速或室颤，属心脏性猝死的高危疾病之一。

随着 Brugada 综合征报道的案例越来越多，慢慢掀开了 Brugada 综合征的真实面纱。但是，临床上不是只有心内科医生会遭遇 Brugada 综合征，也并非所有的患者症状均很典型。其他因素引起的 Brugada 拟表型，职场同仁也有机会遇到（如本例先由消化科接诊），因此本文为大家带来不同一般的 Brugada 综合征及 Brugada 拟表型病例，意在提醒同仁紧要关头可根据心电图做预判，进行一线抢救措施。

参考文献

[1] Reingardiene D, Vilcinskaite J, Bilskiene D. Brugada-like electrocardiographic patterns induced by hyperkalemia. Medicina (Kaunas), 2013, 49(3): 148-153.

[2] 刘仁光. 高钾血症复杂心电图精读. 临床心电学杂志, 2006, 15(5): 384-388.

[3] Liu R, Chang Q. Hyperkalemia-Induced Brugada Pattern with Electrical Alternans. Annals of Noninvasive Electrocardiology, 2013, 18(1): 95-98.

[4] Anselm D D, Baranchuk A. Brugada phenocopy emerging as a new concept. Revista Espaola De Cardiología, 2013, 66(9): 755-755.

[5] Tamene A, Sattiraju S, Wang K, et al. Brugada-like electrocardiography pattern induced by severe hyponatraemia. Europace: European pacing, arrhythmias, and cardiac electrophysiology: journal of the working groups on cardiac pacing, arrhythmias, and cardiac cellular electrophysiology of the European Society of Cardiology, 2010, 12(6): 905.

[6] Irani F, Kasmani R, Kanjwal Y. Hyperkalemia and cocaine induced dynamic Brugada-type electrocardiogram. Eur J Emerg Med, 2010, 17(2): 113-115.

[7] Antzelevitch C, Brugada Syndrome. Pacing & Clinical Electrophysiology, 2006, 29(29): 1130-1159.

第10章 应激性心肌病

专题一 ♥ 从"急性前壁心肌梗死"中识别应激性心肌病

应激性心肌病与急性前壁心肌梗死的一些临床情况相似,如表现为发作性胸痛,伴心肌损伤标记物升高,心电图胸前导联 ST 段抬高等,多数临床医生认为二者的及时鉴别有一定困难,多数是冠状动脉造影阴性后才怀疑应激性心肌病,甚至有的医生不认识这种疾病,将 ST 段抬高归结于冠状动脉痉挛。

一、病例分享

患者 68 岁,女性,与装修工人发生争执后突发持续性胸痛伴气短。自服"硝酸甘油"共 3 粒,症状未缓解,胸痛症状持续 3h 就诊于我院急诊。

既往史:高血压病 1 年,最高血压 170/?❶mmHg,服用缬沙坦治疗,控制良好。2 型糖尿病 30 年,胰岛素治疗,血糖控制尚可。否认烟酒史。

入院查体:T 37℃,脉搏 118 次/min,呼吸 22 次/min,BP 126/78mmHg,神志清楚,双肺呼吸音清,未闻及干湿啰音,心率 118 次/min,律齐,无异常附加音,各瓣膜区未闻及病理性杂音。腹软无压痛,肝脾肋下未触及,双下肢无水肿。

入院时心电图:窦性心律,心率 118 次/min,Ⅰ、Ⅱ、aVL、$V_2 \sim V_6$ 导联 ST 段抬高 0.1~0.2mV,余未见异常。

心肌损伤标志物:心肌肌钙蛋白 I(cTnI)1.6ng/mL ↑(正常范围:0~1ng/mL)。CK-MB 11.6ng/mL ↑(正常范围:0~5ng/mL)。肌红蛋白(Myo)86.1ng/mL ↑(正常范围:0~70ng/mL)。血常规:白细胞 10.21×10^9/L ↑,中性粒细胞 71.7%。血生化:GLU 17.08mmol/L ↑。

分析图 10-1 心电图会发现:患者除胸前导联 ST 段抬高外,Ⅱ 导联也有 ST 段抬高,需要考虑为急性前壁心肌梗死合并下壁心肌梗死,而这种情况并不常见,因为这

---

❶ 舒张压未知。

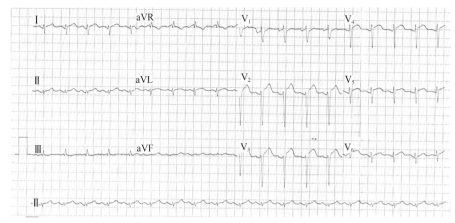

图 10-1　入院时心电图

需要前降支很长，包绕心尖部，并且供应下壁心肌。而且血栓闭塞的部位是左前降支远段才可能出现这种改变。如果出现在前降支的近段或中段，应该是下壁导联出现 ST 段的压低，Ⅰ、aVL 导联的 ST 段抬高，即广泛的前壁心肌梗死。因左前降支不同部位闭塞会引起 ST 段综合向量指向发生改变从而导致相应导联 ST 段改变（图 10-2）。

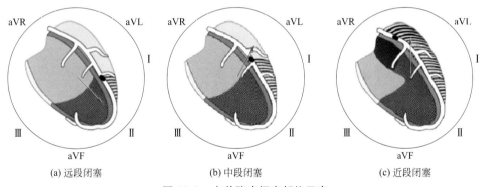

(a) 远段闭塞　　　　　　　　(b) 中段闭塞　　　　　　　　(c) 近段闭塞

图 10-2　左前降支闭塞部位示意
箭头所示为额面 ST 段综合向量

根据向量原理，ST 段综合向量指向哪个导联，哪个导联 ST 段即最高。以（a）为例，左前降支包绕下壁，其远段闭塞，缺血影响左室心尖部，前壁（较少）和下壁的 ST 段综合向量（可理解为物理中的合力）指向Ⅱ导联，即Ⅱ导联 ST 段抬高幅度大于Ⅲ导联。同时此图可以解释在应激性心肌病情况下（以左室心尖部受累为最多见），Ⅱ导联 ST 段抬高幅度大于Ⅲ导联的鉴别价值。而（b）图和（c）图表明，左前降支近段或中段闭塞，由于前壁受累范围大，指向左上方的 ST 段向量远远大于指向下壁的 ST 段向量，其合力（即综合向量）仍指向左上方，背离下壁导联，故左前降支近段或中段闭塞下壁导联 ST 段压低。

而我们知道，下壁的供血主要是右冠状动脉，其次是回旋支，发生率最低的就是左前降支。所以我们初步判断患者为应激性心肌病，而非急性前壁心肌梗死，为了验证我们的推测，进行冠状动脉造影、左心室造影、超声心动图、心肌酶及 NT-proBNP 检查。

冠状动脉造影检查（图 10-3）：前降支近段斑块；回旋支开口斑块；未见显著狭窄及阻塞性病变。

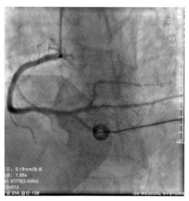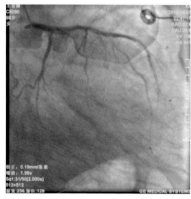

图 10-3　冠状动脉造影

左心室造影（图 10-4）：左心室中远段及心尖部室壁运动减弱，EF40%。

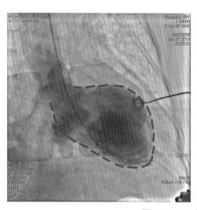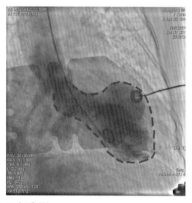

图 10-4　左心室造影

超声心动图：节段性室壁运动异常，室间隔中下段及心尖部运动幅度及收缩期增厚率减低，估测左心室 EF 值 47%。

心肌酶及 NT-proBNP 检测结果见表 10-1。

表 10-1　心肌酶及 NT-proBNP 检测结果

	急诊	来院后时间					
		2h	10h	33h	42.5h	4天	6天
cTnI/（ng/mL）	1.6						
TnI/（ng/mL）		2.00	1.15	0.54	0.41	<0.16	<0.16
CK-MB	11.6/（ng/mL）				11.1IU/L		
Myo/（ng/mL）	86.1	70.2	54.6		68.5		
NT-proBNP/（ng/L）		145	1079	2994	3020	245	262

二、急性前壁 ST 段抬高型心肌梗死与应激性心肌病的相似点

① 诱因：情绪、运动、疾病等。

② 症状：持续胸痛。

③ 心电图：前壁 ST 段抬高。

④ 心肌损伤标志物：肌钙蛋白升高。

⑤ 心脏彩超：室壁运动异常。

三、急性 ST 段抬高型心肌梗死与应激性心肌病的鉴别方法

（1）心电图　急性期应激性心肌病心电图表现为前壁导联广泛的导联 ST 段抬高，与急性前壁心肌梗死的典型心电图改变鉴别点为 II 导联 ST 段抬高程度＞III 导联，比如本例就是凭借入院第一份心电图这一点特征从而快速判定的。具体机制限于篇幅将于下文解释。

（2）冠状动脉造影　应激性心肌病冠状动脉狭窄部位与左心室运动减低的部位不匹配。这对冠状动脉介入医生而言，就尤为重要了，因为许多介入医生会将 ST 段抬高归因于冠状动脉痉挛，如前所述，根据左前降支支配室壁的范围，结合心电图可以轻松排除这种可能性。而且，介入医生应该进一步行左心室造影检查，明确室壁运动情况，而不是终止手术。

（3）心肌损伤标志物　应激性心肌病肌钙蛋白仅有轻度升高（很少超过 5ng/mL），与心电图 ST 段抬高的受累导联范围不匹配，肌钙蛋白升高的程度也与室壁运动障碍的范围不匹配，如表 10-1 中肌钙蛋白所示。

（4）应激性心肌病的 BNP 或 NT-proBNP 升高的幅度远远大于肌钙蛋白升高的程度，因为应激性心肌病不是心肌梗死，只是心肌在儿茶酚胺的毒性作用下，出现了心肌的坏死或凋亡。应激性心肌病主要表现为室壁运动差，也就是心力衰竭。所以 BNP 或 NT-proBNP 升高的幅度远远大于肌钙蛋白升高的程度（有兴趣的读者可以对比一下表 10-1 中二者的升高幅度）。

四、总结

综上，诊断应激性心肌病可以从心电图入手，不要单单看到胸前导联 ST 段抬高，也要注意 II 导联和 III 导联 ST 段抬高的程度孰高孰低，可以第一时间高度怀疑到应激性心肌病这个可能性。复查肌钙蛋白的动力学特征，会发现其峰值与心电图 ST 段抬高的范围不匹配，也是其另外一个特征。最后，如果我们不会看心电图，也没有关系，看心脏彩超室壁运动异常的范围与肌钙蛋白升高的程度不匹配，也可以及时修正自己的诊断。

专题二 ♥ 急性前壁心肌梗死 VS 应激性心肌病 秒杀技巧背后的秘密

当心电图 Ⅱ 导联 ST 段抬高程度高于 Ⅲ 导联时，为什么就要怀疑应激性心肌病，而不考虑急性前壁心肌梗死呢？本节再通过一个真实病例，具体阐明产生这种心电现象的机制，让您不单掌握秒杀技巧也懂得其中原理，授人以鱼也授人以渔。

一、病例分享

患者女性，65 岁，腹腔镜胆囊切除术后胸痛。心电图可见 Ⅰ、aVL、Ⅱ、V₂～V₆ 导联 ST 段抬高 ［图 10-5（a）］；1h 后复查心电图可见 V₂～V₆ 导联 T 波倒置 ［图 10-5（b）］；冠状动脉造影检查未见明显狭窄 ［图 10-5（c）］；左心室造影提示左心室心尖部球囊样改变 ［图 10-5（d）］。患者的左心室节段性运动异常，与冠状动脉的分布及狭窄程度不匹配，考虑经典的应激性心肌病，而非急性心肌梗死。1 个月后复查超声心动图恢复正常。这种可逆性改变更进一步证实应激性心肌病的诊断。

二、应激性心肌病 ST Ⅱ > ST Ⅲ 心电图改变的机制

1. 回顾一下力的合成原理

向量是心肌细胞除极的电动力，向量不仅有方向，还有大小。综合向量是将多个向量按照物理学力的原理进行叠加，即平行四边形法则，对角线为两个力合成后的合力（图 10-6）。

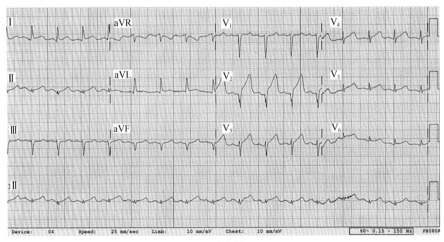

(a) 心电图

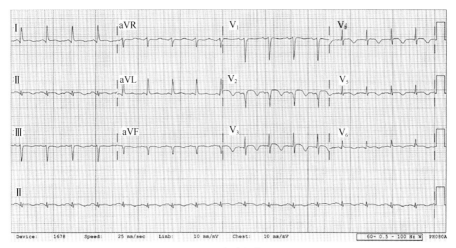

(b) 1h 后复查心电图

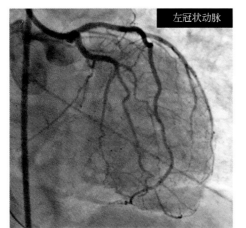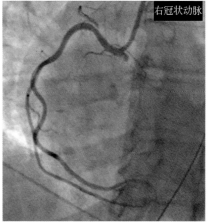

(c) 冠状动脉造影

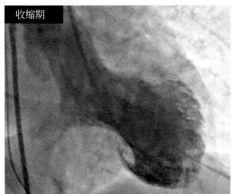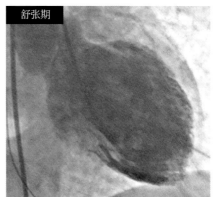

(d) 左心室造影

图 10-5　心电图及冠状动脉造影与左心室造影图

2. 复习一下额面六轴系统

额面六轴系统中，根据向量在导联轴投影的原理，如果向量投影在导联的正侧（与导联夹角小于90°），则向量为正，夹角越小，则向量越大；如果投影在导联的负侧（与导联夹角大于90°），则向量为负（图10-7）。

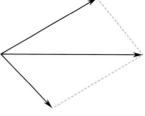

图 10-6　力的合成原理

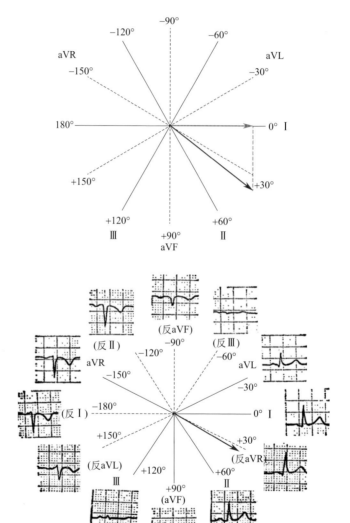

图 10-7　额面六轴系统

3. 了解前降支不同闭塞部位所导致心电图改变的机制

阐述此问题前要假设一个大前提：前降支足够长，包绕心尖部。

第一类：若前降支近段完全闭塞，根据受累心肌的部位，前壁心肌梗死 ST 向量为黄色箭头，下壁心肌梗死 ST 向量为蓝色箭头，而前壁质量大于下壁，故前壁心肌梗死 ST 向量（黄色箭头）大于下壁心肌梗死 ST 向量（蓝色箭头）；那么，由力的合成原理可知 ST 段综合向量为红色箭头，其指向上方，投影在下壁导联的负侧（即背离下壁导联）（图 10-8）。因此，我们看到心电图的下壁导联 ST 段压低（图 10-9）。

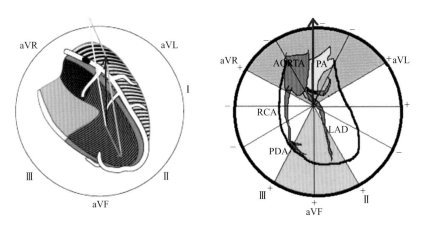

图 10-8　额面向量示意

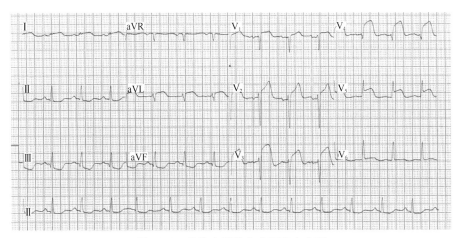

图 10-9　前降支近段完全闭塞心电图

第二类：若前降支中段闭塞，则 ST 段综合向量指向前上方（图 10-10），心电图依然为下壁导联 ST 段压低（图 10-11）。

第三类：若前降支远段闭塞，则左心室心尖部受累，ST 段综合向量指向心尖部，这时前壁及下壁导联 ST 段抬高，且由于 ST 段综合向量与 II 导联夹角更小，投影的向量更大，故 ST 段抬高程度 II 导联大于 III 导联（图 10-12、图 10-13）。

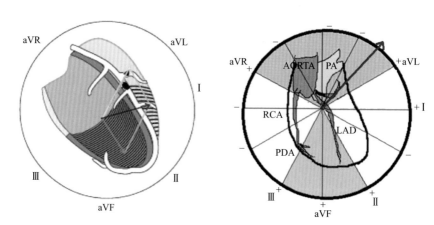

图 10-10　额面向量示意

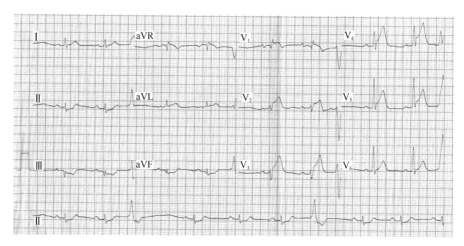

图 10-11　前降支中段闭塞心电图

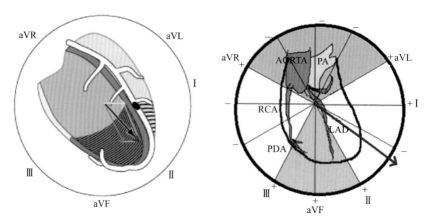

图 10-12　额面向量示意

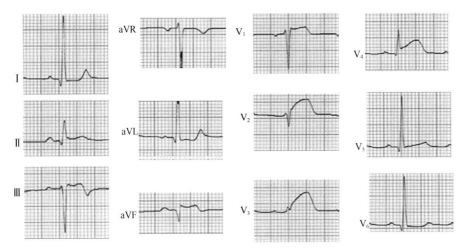

图 10-13 前降支远段闭塞心电图

第三类 ST 段向量的产生机制，也是应激性心肌病的受累范围。典型的应激性心肌病是左心室心尖部受累，ST 段综合向量指向 II 导联，即 $ST_{II} > ST_{III}$。

讲到这里，您可能会问，既然前降支闭塞和应激性心肌病 ST 段产生机制相同，那么二者是否无法鉴别？对此问题，在讲机制的初始我们即假设"前降支足够长，包绕心尖部，且一定发生远段闭塞"，但这种情况出现的概率非常低。当然，万一出现这种情况，即使心电图无法鉴别，也可以根据另外 3 个要点进行鉴别，可参阅本章专题一。

三、总结

目前，应激性心肌病越来越受到全球学者的高度重视，本文着重强调早期识别应激性心肌病，不仅仅限于诊断，更提醒大家早期诊断应激性心肌病的后续并发症问题，如左心室流出道梗阻、背后真正的病因——嗜铬细胞瘤等等。同时，在未开展冠状动脉介入的医院，可避免溶栓，减少医疗资源的浪费。希望此文能够帮助大家，在急诊室提高对应激性心肌病的诊断成功率。

参考文献

[1] Kato K, Kitahara H, Fujimoto Y, et al. Prevalence and Clinical Features of Focal Takotsubo Cardiomyopathy. Circ J, 2016, 80(8): 1824-1829.

[2] Kosuge M, Kimura K. Clinical implications of electrocardiograms for patients with anterior wall ST-segment elevation acute myocardial infarction in the interventional era. Circ J, 2012, 76(1): 32-40.

[3] Zorzi A, Baritussio A, ElMaghawry M, et al. Differential diagnosis at admission between Takotsubo cardiomyopathy and acute apical-anterior myocardial infarction in postmenopausal women. Eur Heart J Acute Cardiovasc Care, 2016, 5(4): 298-307.

[4] Looi J L, Wong C W, Lee M, Khan A, Webster M, Kerr A J. Usefulness of ECG to differentiate Takotsubo cardiomyopathy from acute coronary syndrome. Int J Cardiol, 2015, 199: 132-140.

[5] Mugnai G, Pasqualin G, Benfari G, et al. Acute electrocardiographic differences between Takotsubo cardiomyopathy and anterior ST elevation myocardial infarction. J Electrocardiol, 2015, 48: 79-85.

[6] Pelliccia F, Greco C, Vitale C, et al. Takotsubo Syndrome (Stress Cardiomyopathy): An Intriguing Clinical Condition in Search of its Identity. Am J Med, 2014, 127(8): 699-704.

[7] Rosenbloom A J. Massive ST-segment elevation without myocardial injury in a patient with fulminant hepatic failure and cerebral edema. Chest, 1991, 100(3): 870-872.

[8] Bybee K A, Prasad A. Stress-related cardiomyopathy syndromes. Circulation, 2008, 118(4): 397-409.

[9] Scantlebury D C, Prasad A. Diagnosis of Takotsubo Cardiomyopathy. Circulation Journal, 2014, 78(9): 2129-2139.

[10] Kosuge M, Kimura K. Electrocardiographic findings of takotsubo cardiomyopathy as compared with those of anterior acute myocardial infarction. J Electrocardiol, 2014, 47(5): 684-689.

[11] Bybee K A, Prasad A: Stress-Related Cardiomyopathy Syndromes. Circulation, 2008, 118(4):397-409.

第 11 章　电与结构不匹配的心肌淀粉样变性

本文将从心电图与心脏超声方面阐述心脏淀粉样变性，从电与结构的不匹配现象逐步抽丝剥茧。

一、病例分享

患者因"间断胸闷 6 个月"入院。6 个月前，受凉后出现咳嗽、咳痰，为白色黏稠痰，伴劳力时胸闷、双下肢水肿，当地医院诊断为"肺部感染、双侧间质性肺炎、双侧胸腔积液、心包积液、肺气肿、心功能不全"。予以胸腔穿刺术抽出胸水 600ml，并予抗感染、平喘及利尿等治疗，患者咳嗽及胸闷好转。1 个月前，患者胸闷、下肢水肿加重，行走 100m 及大声说话时即感胸闷、气短，当地医院诊为"慢性肺源性心脏病失代偿期、心功能不全、胸腔积液、低钾血症"。予以抗感染、利尿、补钾等治疗后出院。出院后仍于活动时感到胸闷。同时，近 1 个月来四肢末梢出现烧灼感。

既往无慢性病史、家族史；吸烟史 50 年，20 支 / 日，戒 6 个月；饮酒史 40 余年，戒 10 年。

从患者 6 个月前与本次入院心电图 [图 11-1（a）、（b）] 及本次就诊的心脏超声心动图 [图 11-1（c）] 中，能了解哪些讯息？如何诊断？

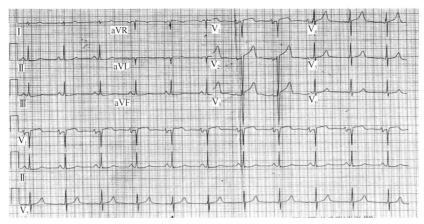

(a) 6 个月前心电图

图 11-1

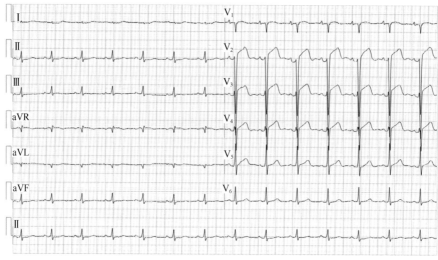

(b) 本次入院心电图

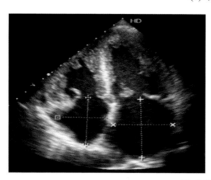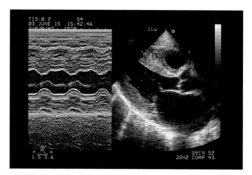

(c) 本次心脏超声心动图

图 11-1　心电图及心脏超声心动图

　　答案：6 个月前与本次心电图：肢体导联 I 、II 的 QRS 波群皆呈现低电压；胸导联 $V_1 \sim V_4$ 导联 R 波均递增不良，$V_2 \sim V_4$ 导联 ST 段均抬高。

　　心脏超声：双房增大，双心室内径正常，室间隔与左心室后壁增厚（均为14mm）。

二、淀粉样变性心肌病两个电与结构的不匹配

1. 第一个电与结构的不匹配

　　从心电图上发现的第一个问题为"肢体导联 QRS 波群低电压、胸导联 R 波递增不良"：首先，6 个月前与本次心电图中，明显可见 I 导联几乎均接近等电位线［图 11-2（a）和图 11-2（b）实线框］，并且将两者比较时发现肢体导联 QRS 波群的电压在 6 个月内骤降［图 11-2（c）］，尤其是 I 导联几乎均接近等电位线。其次，胸导联

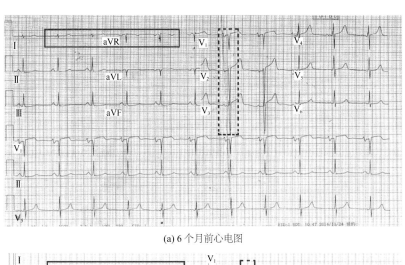

(a) 6 个月前心电图

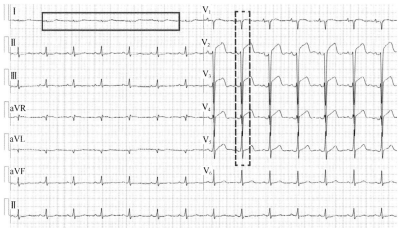

(b) 本次心电图

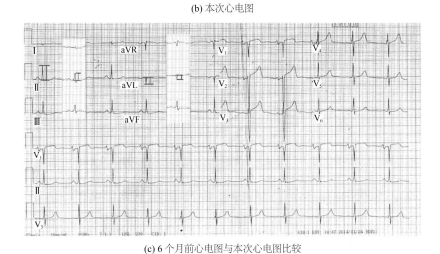

(c) 6 个月前心电图与本次心电图比较

图 11-2　6 个月前心电图与本次心电图 QRS 波对比

可见 R 波递增不良［图 11-2（a）和图 11-2（b）虚线框］，但心脏超声中心室壁增厚。因此，QRS 波电压与左心室厚度不匹配（voltage/left ventricular mass mismatch，心室壁增厚，但肢体导联 QRS 波群电压降低），为第一个电与结构的不匹配。

第一个电与结构的不匹配的原因：这是因为淀粉样物质沉积在心室肌细胞之间，导致心室壁增厚，同时使得心室肌细胞之间的电传导受到影响，最终导致体表心电图 QRS 波低电压，这就是心脏淀粉样变性造成电与结构的不匹配的机制。同时，我们需要深刻理解"电与结构的不匹配（mismatch）"，室壁增厚但心电图 QRS 波低电压，是一种不匹配，而室壁增厚但心电图未出现相应的 QRS 波群电压增高，也是一种不匹配。警惕这种不匹配现象，有利于在临床工作中及早诊断心脏淀粉样变性，并尽早治疗。

2. 第二个电与结构的不匹配

超声提示双房扩大，但心电图未出现双房扩大的表现，即 P 波增宽（≥0.12s）且振幅增高（≥0.25mV），V_1 导联 P 波高大双相，且上下振幅均超过正常范围（如 $PtfV_1$ 阳性）。由于心室充盈受限，从心房射向心室的血液受阻，导致心房腔室扩大，从患者的心脏超声即可证明左右心房扩大（图 11-3）。

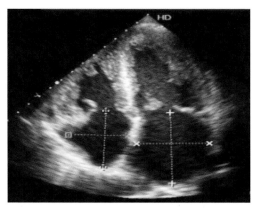

图 11-3　心脏超声

然而，从患者 6 个月前与本次心电图发现：Ⅰ、Ⅱ、Ⅲ导联的 P 波未出现心房增大的相应表现（P 波增宽，振幅增高）（图 11-2 实线框），$PtfV_1$ 为阴性。这就是心脏淀粉样变性第二个电与结构的不匹配：双房扩大，但是心电图上未出现双房扩大的表现。

心脏彩超双房增大与心电图不匹配的原因：机制仍然在于淀粉样物质。我们称为"心脏"淀粉样变性，而不是"心室"淀粉样变性，是因为淀粉样物质既可以沉积在心室也可以沉积在心房，导致心房壁增厚（如本例的房间隔增厚）、心房除极受影响。心电图表现为 P 波振幅的降低，其原理与心室水平的 QRS 波低电压相同。对比本例患者前后 6 个月的 P 波变化，从中即可推测淀粉样物质在心房水平沉积的进展情况（图 11-4）。

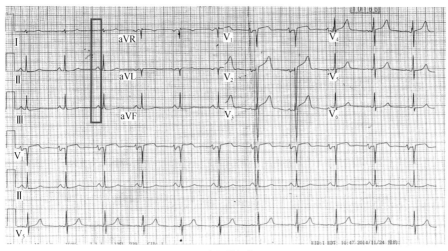

(a) 6 个月前心电图

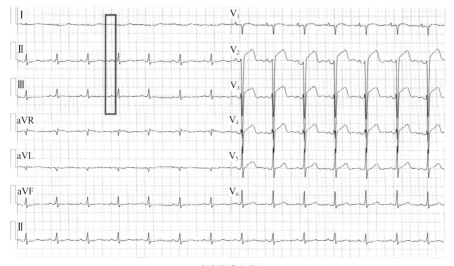

(b) 本次就诊心电图

图 11-4　6 个月前心电图与本次就诊时心电图 P 波对比

　　结合 *Circulation* 杂志上的一个心脏淀粉样变性病例，进一步分析心脏淀粉样变 P 波的特点。

病例资料：

　　71 岁，男性，因发生 4 次与体位有关的晕厥就诊。既往病史：肥厚型心肌病（经心脏彩超确诊）。心电图如图 11-5 所示，可见肢体导联 QRS 波低电压、胸导联 R 波递增不良。

讨论：

仔细分析图 11-5 中的 P 波：

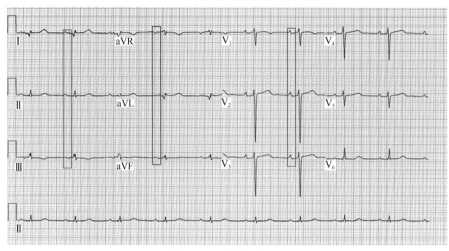

图 11-5　患者心电图

为同步标记 P 波起始及终末部分，图中红色方框宽度完全相等

Ⅰ、aVL 导联 P 波明显双峰。分析其原因为：窦性心律时，心房冲动从右心房传导至左心房，故双峰的第一个 P 波成分是右心房激动形成，第二个是左心房激动形成。

P 波时程明显增宽，提示房间传导延迟。

下壁导联中，Ⅱ 导联 P 波只有一个正向成分，而Ⅲ导联 P 波仅有一个负向成分。

心电图中实线方框左右两条竖线是根据Ⅰ导联标记的 P 波起始和终末。

Ⅱ 导联 P 波终末部分，振幅极为低平，几乎为一条直线，提示左心房严重受累；Ⅲ 导联的 P 波起始成分，振幅也非常低平，几乎为一条直线，提示右心房严重受累。

根据与肢体导联相同的 P 波时程，看胸导联 P 波情况，可以发现在 V_1 导联仅有正向的成分，左心房激动形成的负向成分完全缺失，也提示左心房受累严重。

那么，患者为何会出现这些 P 波特征性变化？

考虑患者的心电图中 QRS 波的低电压与室壁厚度不匹配，怀疑心脏淀粉样变性，遂进一步行心脏 MRI，结果显示心房及心室水平均有延迟强化，提示心房及心室均受累（图 11-6）。因此，从结构上也解释了心电图 P 波的特征性改变。

随后对患者进行心肌活检，证实为心脏淀粉样变性。免疫组化分析表明：甲状腺素转运蛋白（TTR）阳性、κ/λ 轻链阴性、甲状腺素蛋白基因突变阴性，故考虑为野生型 TTR 心脏淀粉样变性（老年性系统性淀粉样变性）。

接下来介绍淀粉样变性的由来以及淀粉样变性诊断的金标准。

三、淀粉样变性与淀粉样变性心肌病

淀粉样变性（amyloidosis）指不可溶性纤维蛋白在细胞外沉积，使正常组织结构损伤和器官功能障碍甚至衰竭的一类疾病，它属于蛋白质构象病（**protein conformational**

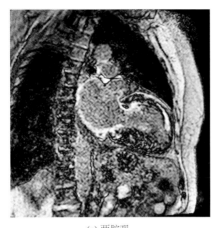 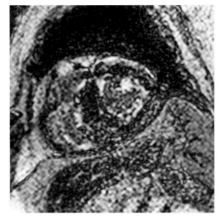

(a) 两腔观

前壁心内膜下及下壁中层有广泛的强化，心房的强化也非常显著

(b) 短轴观

心室中部水平显示左右双室心内膜下弥漫的近环形的强化

图 11-6　心脏 MRI

diseases，PCD），是一组涉及多个系统的代谢性疾病。最常累及的器官依次为：肾脏、心脏、皮肤、消化系统和骨髓。

淀粉样变性心肌病（cardiac amyloidosis，CA）指淀粉样物质在心脏中沉积、浸润所引起的心肌疾病。最常见的累及心脏的淀粉样变性类型：①轻链型淀粉样变性（AL型），最常见，预后最差；② TTR 型，家族性淀粉样变是由于编码血浆中甲状腺素转运蛋白（transthyretin, TTR）的基因发生突变所致，预后相对较好；③老年性系统性淀粉样变性（Senile systemic amyloid, SSA）。淀粉样蛋白沉积在心脏时对心脏的影响见图 11-7。微观上看（图 11-8），心脏中沉积的淀粉样物质有两种：①淀粉纤维浸润（amyloid fibril infiltration）；②循环的轻链（circulating free light chains），最终病理上导致心肌凋亡（cardiomyocyte apopotsis）。

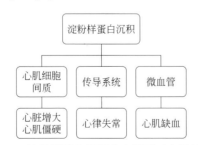

图 11-7　淀粉样蛋白沉积在心脏时对心脏的影响

下一步检查：

经过常规检查后，由于血液循环中有游离轻链（图 11-8），游离轻链沉积于心脏就是淀粉样心肌病，沉积于肾脏就是淀粉样肾脏病，因此应测试血中的循环游离轻链，以及探查是否有物质沉积心脏及其他受累器官，再继续进行下一步检查。

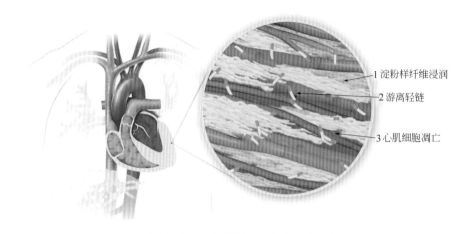

1 淀粉样纤维浸润

2 游离轻链

3 心肌细胞凋亡

图 11-8　淀粉样蛋白沉积在心脏示意

引自：Martha Grogan, Angela Dispenzieri, Morie A Gertz.Light-chain cardiac amyloidosis: strategies to promote early diagnosis and cardiac response. Heart, 2017,103(14): 1065-1072.

血常规示红细胞 3.36×10^{12}/L↓，血红蛋白 109g/L↓。铁饱和度 13.2%↓，血清铁 6.80μmol/L↓。生化示尿素 10.8mmol/L↑，总蛋白 56.70g/L↓，白蛋白 39.50g/L↓，NT-proBNP 16172ng/L↑，β_2 微球蛋白 5.18μg/mL↑。免疫学相关检查示免疫球蛋白 G 575.00mg/dL↓，免疫球蛋白 A 70.40mg/dL↓，补体 C_3 50.00mg/dL↓，补体 C_4 10.20mg/dL↓，中性粒细胞胞浆抗体核周型及胞浆型皆阴性。二便常规、甲状腺功能、凝血功能、肝肾功能未见明显异常。超声检查提示肾脏的结构未见异常。该患者肾脏不考虑受累。

心脏 MRI 显示室壁向心性增厚，延迟强化（图 11-9 黄色箭头）提示心肌弥漫性延迟强化，以中层为著。提示心肌浸润性疾病。

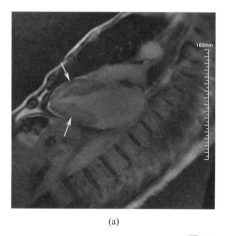
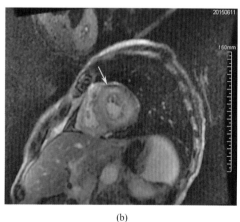

(a)　　　　　　　　　　　　　　　(b)

图 11-9　心脏 MRI

此患者出现四肢末梢的烧灼感。患者的肢端末梢感觉在患者精神状况良好，既往无糖尿病，故也怀疑了淀粉样物质是否累及外周神经呢？肌电图也证实远端轴突病变，于是考虑淀粉样物质累及外周神经。

在已经十拿九稳确定心肌受累后，才采用活检腹部脂肪，在偏振光下刚果红染色可见苹果绿般的荧光（图 11-10）；以及激光显微切割联合质谱蛋白质组学分析（LMD/MS）证实淀粉样物质的存在，可见淀粉样变伴侣蛋白（SAP 蛋白、ApoE 蛋白和 ApoA-1 蛋白）以及较大量的致淀粉样变蛋白（λ 轻链），证实患者是 AL 型淀粉样变性。

图 11-10　偏振光下刚果红染色

四、淀粉样变性心肌病的诊断误区

淀粉样变性误区一：血清无 M 蛋白也是淀粉样变性？

现在大部分医院都可以检测血尿蛋白电泳，如果发现 M 蛋白才进一步检测轻链（但是只有少数医院能够检测游离轻链），所以对于未发现 M 蛋白的患者，就不考虑淀粉样变性，而不再进行其他检测手段，也就将淀粉样变性这个疾病漏诊。

其实淀粉样变性完全可以无 M 蛋白，图 11-11 向我们展示了三种疾病 M 蛋白的检测情况。

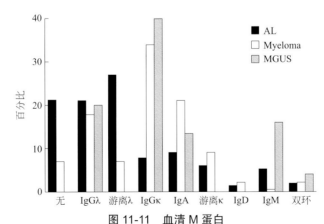

图 11-11　血清 M 蛋白

AL—轻链型淀粉样变性；Myeloma—多发性骨髓瘤；MGUS—未名的免疫球蛋白增多症

从图 11-11 可以看出，轻链型淀粉样变性及多发性骨髓瘤可以无 M 蛋白。其实检测 M 蛋白是用来进行免疫分型的，并不用来诊断淀粉样变性，所以我们并不能因为血中未检测出 M 蛋白就认为不是淀粉样变性。

淀粉样变性误区二：血中检测出游离轻链＋心脏 MRI 存在延迟强化，就一定是轻链型淀粉样变性（AL）吗？

诊断淀粉样变性的核心是证实组织中有淀粉样物质沉积，只有进行活检或者尸检才能明确淀粉样物质的化学本质。有时患者对于组织活检存在顾虑，所以临床医生们会将血中有游离轻链、心肌组织存在延迟强化的患者，考虑为轻链型淀粉样变性（AL）。但是其实很多人血中有游离轻链、心肌组织存在延迟强化也并不一定是轻链型淀粉样变性（AL），有可能是甲状腺素转运蛋白相关淀粉样变性（ATTR），甚至是意义未明的球蛋白增多症。故对于血中检测出游离轻链＋心脏 MRI 存在延迟强化者，不要轻易诊断为轻链型淀粉样变性（AL）。在治疗前一定要进行组织活检及蛋白质组学检测，彻底证实有淀粉样物质沉积在组织中，明确致病蛋白的种类，才能说明淀粉样变性的真正类型，仅凭血中检测出游离轻链，并不能说明一定是轻链型淀粉样变性。

淀粉样变性误区三：AL 型淀粉样变性就是多发性骨髓瘤早期。

多发性骨髓瘤的诊断标准：

（1）血或尿中存在 M- 蛋白。

（2）骨髓中有克隆性浆细胞或浆细胞瘤。

（3）相关的器官或组织损害。

淀粉样变性的定义：是由多种原因造成的淀粉样物在体内各脏器细胞间的沉积，致使受累脏器功能逐渐衰竭的一种临床综合征。它包括一组疾病，组织内有淀粉样物质沉着称为淀粉样变性。

少数多发性骨髓瘤患者的血液循环中存在游离轻链，同时存在组织中有淀粉样物质沉积，可以考虑多发性骨髓瘤合并轻链型淀粉样变性，但是淀粉样变性还有很多其他的类型，比如 ATTR 型等，所以我们并不能笼统地说，淀粉样变性就是多发性骨髓瘤早期。

图 11-12 清楚地展示了多发性骨髓瘤与淀粉样变性的关系，两种疾病有同时存在的情况，两者其实是两类疾病。

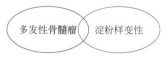

图 11-12　多发性骨髓瘤与淀粉样变性的关系示意

假设一个病人患有贫血、血中有游离轻链，但是骨穿结果浆细胞数少，我们不能因为骨穿结果不够多发性骨髓瘤的诊断标准，就放弃对轻链的进一步追踪检查，忽视对淀粉样变性的诊断，盲目地认为这就是多发性骨髓瘤早期，让患者等待复查，这样做就可能错失了对淀粉样变性这个真正的病因的及时治疗。

五、结论

（1）淀粉样变性心肌病是一种蛋白质构象病，多伴有其他系统的受累。

（2）不明原因的顽固性心力衰竭＋两个电与结构不匹配，应高度怀疑本病；心肌核磁延迟钆显像是无创的诊断方法之一。

（3）心内膜下心肌活检是诊断淀粉样心肌病的金标准。

参考文献

[1] Yi Z, Huang Y S, Wang L, et al. A man with chest tightness and burning limbs. BM J, 2017, 357: j1979. doi: 10.1136/bmj.j1979.

[2] Martinelli N, Carleo P, Girelli D, et al. An unusual heart failure: cardiac amyloidosis due to light-chain myeloma. Circulation, 2011, 123: 583-584.

[3] Yilmaz A, Sechtem U. Diagnostic approach and differential diagnosis in patients with hypertrophied left ventricles. Heart, 2014,100:662-671.

[4] Quarta C C, Kruger J L, Falk R H. Cardiac amyloidosis. Circulation, 2012,126: 178-182.

[5] Falk R H, Alexander K M, Liao R, et al. AL (Light-Chain) Cardiac Amyloidosis: A Review of Diagnosis and Therapy. J Am Coll Cardiol, 2016, 68: 1323-1341.

[6] Ritts A J, Cornell R F, Swiger K, et al. Current Concepts of Cardiac Amyloidosis: Diagnosis, Clinical Management, and the Need for Collaboration. Heart Fail Clin, 2017, 13:409-416.

[7] Wechalekar A D, Gillmore J D, Hawkins P N. Systemic amyloidosis. Lancet, 2016, 387:2641-2654.

[8] Vincent Rajkumar S. Multiple myeloma: 2014 Update on diagnosis, risk-stratification, and management. American journal of hematology, 2014, 89: 999-1009.

[9] Dispenzieri A, Buadi F, Kumar S K, et al. Treatment of Immunoglobulin Light Chain Amyloidosis: Mayo Stratification of Myeloma and Risk-Adapted Therapy (mSMART) Consensus Statement. Mayo Clin Proc, 2015, 90: 1054-1081.

[10] Wechalekar A D, Gillmore J D, Bird J, et al. BCSH Committee. Guidelines on the management of AL amyloidosis. Br J Haematol, 2015, 168: 186-206.

[11] Philippakis A A, Falk R H. Cardiac amyloidosis mimicking hypertrophic cardiomyopathy with obstruction: treatment with disopyramide.[J]. Circulation, 2012, 125(14):1821-1824.

第12章 淋巴瘤浸润性心肌病

一、病例分享

一位 40 岁男性患者因呼吸困难进行性加重就诊，心功能 Ⅱ - Ⅲ 级（NYHA），查体双肺底湿啰音，肝脏肿大，移动性浊音阳性。胸片提示心影大、肺水肿及右侧胸腔积液。心电图提示肢体导联低电压（图 12-1）。

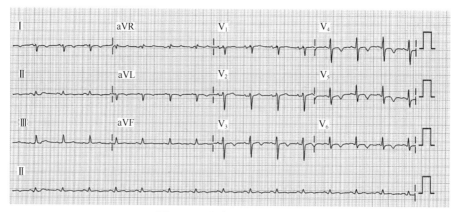

图 12-1 患者入院时心电图

超声心动图（图 12-2）提示：心包积液，室壁增厚，左心室间隔 24mm，后壁

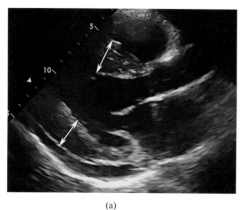

(a)

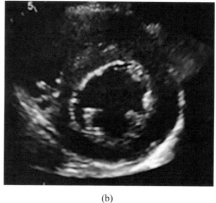

(b)

图 12-2 患者入院时超声心动图

19mm，左心室舒张末期内径 54mm，左心室射血分数 12.2%，舒张功能减退，左心房扩大。

心脏 MRI（图 12-3）提示：双室壁增厚，弥漫性延迟强化。

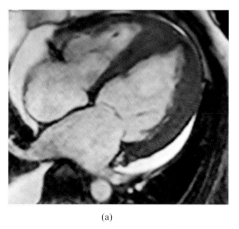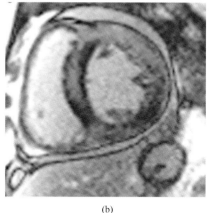

(a)   (b)

图 12-3　患者心脏 MRI

虽然左心室壁肥厚，但是心电图 QRS 波低电压，看到这种反常的情况，怀疑患者存在浸润性心肌病，建议行心内膜下心肌活检。

心肌活检结果显示非 B 非 T 细胞淋巴瘤。

为了进一步明确全身其他部位有无淋巴瘤，行 PET-CT 检查和骨髓活检，未发现全身其他部位淋巴瘤证据，考虑原发性心脏淋巴瘤（primary cardiac lymphoma，PCL）。

给予患者化疗，化疗后复查超声心动图（图 12-4），左心室射血分数由 12.2% 上升至 63%，左心室壁厚度恢复正常（除左心室心尖部）。

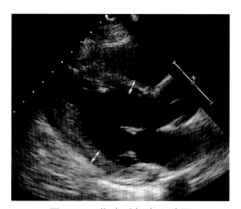

图 12-4　化疗后超声心动图

二、心电图与心脏肿瘤

原发于心脏的肿瘤患病率很低，占普通人群的 0.0017%～0.28%，其中良性肿瘤超过 75%，恶性肿瘤少见；而原发性心脏淋巴瘤 (primary cardiac lymphoma，PCL) 罕见，仅占原发性心脏肿瘤的 1.3%，约占全部结外淋巴瘤的 0.5%。关于原发性心脏淋巴瘤的概念，目前有两种不同的观点，第一种由 McAllister 及 Fenogho 首先提出，是指仅累及心脏和心包的恶性淋巴瘤，由于要求排除心外病变，通常只能在仔细的尸检后才能最后确诊；另一种认为，初诊时发现心脏有大块肿瘤组织或以淋巴瘤心肌浸润引起的心脏症状为主要表现的患者即可诊断为原发性心脏淋巴瘤，可伴有纵隔淋巴结肿大、胸膜渗出、肺栓塞等转移征象。后一种定义适用于临床实践。因临床表现不典型，发病率低，因此诊断较困难。

2011 年 *International Journal of Cardiology* 发表了一篇原发性心脏淋巴瘤（PCL）的综述：临床表现（表 12-1）常见呼吸困难、水肿等，心电图表现（表 12-2）常见传导阻滞及 QRS 波低电压等，病理学类型大部分为弥漫 B 细胞淋巴瘤；PCL 的发生部位以右心房最为多见，其次为右心室、左心室、左心房。

表 12-1　心脏淋巴瘤的临床表现

表现	患者数/个	百分率/%	表现	患者数/个	百分率/%
呼吸困难	17	20	神经系统症状	4	5
颜面水肿	8	10	体重下降	3	4
喘息	8	10	奇脉	3	4
颈静脉怒张	8	10	肝脏肿大	2	2
下肢水肿	7	8	腹水	2	2
晕厥	6	6	肺底爆裂音	1	1
夜间盗汗	6	6	头晕	1	1
干咳	4	5	全身瘙痒	1	1
发热	4	5	总数	85	100

表 12-2　心脏淋巴瘤患者的心电图表现

心电图	患者数/个	百分率/%	心电图	患者数/个	百分率/%
完全性心脏传导阻滞	6	19	心房颤动	3	10
QRS 波低电压	5	16	二度房室阻滞	2	7
心动过缓	4	13	T 波倒置	2	7
心房扑动	4	13	异位搏动	2	7
右束支阻滞	4	13	总数	32	100

通常情况下，心电图常表现为非特异性的心律失常及心肌损害。超声心动图检查是诊断心脏肿瘤的敏感而无创的影像技术，PCL 的超声心动图表现主要为心脏占位和（或）心包积液，肿块多位于右心，体积较大，故通常不难发现；采用 CT 或 MRI 等影像技术可进一步观察肿瘤的位置。

低电压的原因分为心脏本身因素和心外因素。

心脏本身因素：主要是弥漫性心肌病变，包括心肌变性、损伤和水肿。

心外因素：包括电流传导短路现象和传导阻力增大。短路现象见于胸壁软组织水肿、心包积液、胸腔积液；传导阻力增大见于肺气肿、气胸、肥胖、缩窄性心包炎等。

三、总结

如果我们遇到超声提示左心室肥厚，但心电图 QRS 波低电压，这种矛盾的情况，就要想到假性左心室肥厚——浸润性心肌病，鉴别思路如图 12-5 所示。

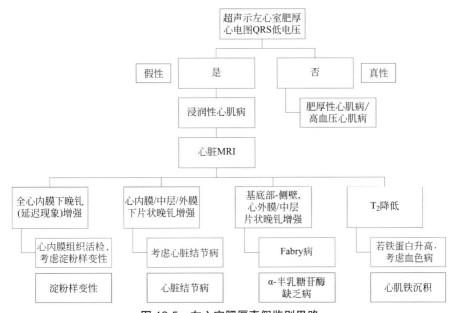

图 12-5　左心室肥厚真假鉴别思路

原发性心脏淋巴瘤整体预后较差，但若及早发现并治疗，多数患者病情可获得缓解，甚至存活多年。所以我们要掌握这一简单的识别技巧，让患者尽早确诊，得到正确的治疗，延长生存时间。

参考文献

[1] Lee G Y, Kim W S, Ko Y H. Primary cardiac lymphoma mimicking infiltrative cardiomyopathy[J]. European Journal of Heart Failure, 2013, 15(5):589-591.

[2] Kim D H, Kim Y H, Song W H, et al. Primary cardiac lymphoma presenting as an atypical type of hypertrophic cardiomyopathy[J]. Echocardiography, 2014, 31(4):E115-E119.

[3] Petrich A, Cho S I, Billett H. Primary cardiac lymphoma: an analysis of presentation, treatment, and outcome patterns[J]. Cancer, 2011, 117(3):581-589.

专题一 ♥ 心电图就可以诊断心尖肥厚型心肌病？
远远不够！

心尖肥厚型心肌病是肥厚型心肌病的一种类型，其在心电图上通常有特征性的改变，即广泛 T 波倒置，且其心室造影为特征性黑桃 A "♠" 样改变。我们在临床上经常根据广泛 T 波倒置的表现，怀疑患者是否为心尖部肥厚型心肌病，而进行进一步的诊断，当患者左心室造影出现黑桃 A "♠" 样改变时而最终确诊为心尖部肥厚型心肌病。但本文介绍乳头肌肥厚型心肌病也可以有同样的心电图和左心室造影表现。

一、病例分享

病例1 48 岁女性因胸痛入院，伴心悸，既往有高血压、高脂血症史。图 13-1（a）

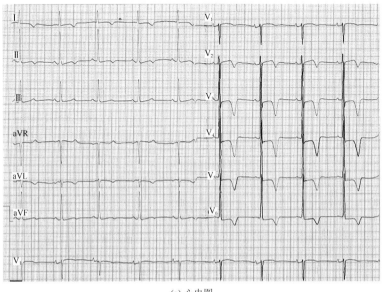

(a) 心电图

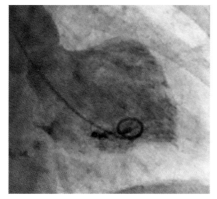
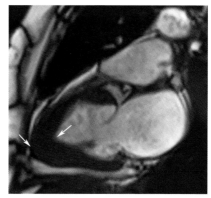

(b) 心室造影	(c) 心脏 MRI

图 13-1　病例 1 的心电图、心室造影及心脏 MRI

心电图为 I、aVL、Ⅱ、aVF 和 $V_2 \sim V_6$ 导联 T 波倒置，aVR 导联 T 波直立，左心室高电压。心脏超声提示中重度的左心室肥厚但心尖部显影不清。图 13-1（b）为心室造影，提示心室舒张末期黑桃 A "♠" 样改变；图 13-1（c）为心脏 MRI，提示心尖部明显增厚（白色箭头所指）。患者最终诊断为心尖肥厚型心肌病。

　　病例 2　63 岁，女性，3 年前行冠状动脉旁路移植术，因术后出现反复乏力及中度胸部紧缩感入院。静息状态心电图［图 13-2（a）］提示：I、aVL 导联和 $V_2 \sim V_6$ 导联 T 波倒置，aVR 导联 T 波直立。冠状动脉造影示搭桥血管向对角支和回旋支血流通畅。心室造影［图 13-2（b）］提示：心室舒张末期黑桃 A "♠" 样改变和收缩期心室中部的闭塞（提示心尖部肥厚）。心脏超声［图 13-2（c）］和心脏 MRI［图 13-2（d）］表

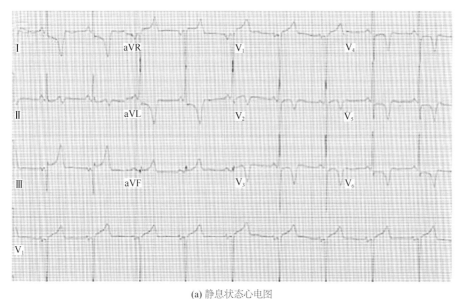

(a) 静息状态心电图

图 13-2

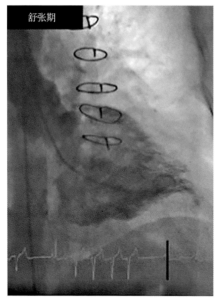
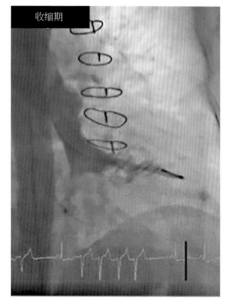

(b) 心室造影

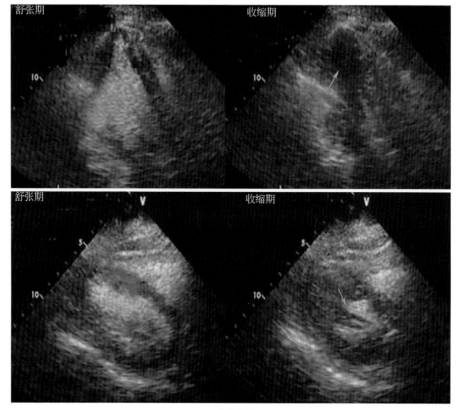

(c) 心脏超声

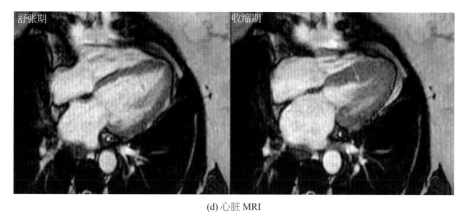

(d) 心脏 MRI

图 13-2　病例 2 的静息状态心电图、心室造影、心脏超声及心脏 MRI

明心室厚度正常，且收缩期心室中部闭塞是由于乳头肌肥厚所致（绿色箭头），而非心尖肥厚所致。因此患者的最后诊断为乳头肌肥厚型心肌病。

　　病例 1 为我们熟知的心尖肥厚型心肌病的心电图（广泛 T 波倒置）和心室造影（舒张末期特征性黑桃 A "♠" 样改变）表现。病例 2 为乳头肌肥厚型心肌病。我们可以发现这两者的心电图、心室造影特征相同。

二、心尖肥厚型心肌病 VS 乳头肌肥厚型心肌病

1. 心尖肥厚型心肌病患者的心电图和左心室造影表现

　　（1）广泛 T 波倒置，多表现为 aVR 及 V₁ 导联 T 波直立，而其余导联 T 波倒置。其中 T 波倒置是由于心尖部肥厚导致复极异常而出现。并且由于心尖部受累因此 T 波倒置范围多围绕心尖部，即多表现为 aVR 与 V₁ 导联的 T 波直立，而其余导联全部 T 波倒置，且胸前导联 T 波倒置范围多分布在 V₂~V₆。但是应激性心肌病患者的 T 波倒置是对称的，而心尖肥厚型心肌病的 T 波倒置是非对称的；并且心尖肥厚型心肌病患者有 QRS 波高电压，而应激性心肌病患者由于心肌水肿的存在 QRS 波为低电压特征。

　　（2）QRS 波高电压，由于患者存在心室肥厚，因此 QRS 波有高电压表现。

　　（3）患者左心室造影呈舒张末期特征性黑桃 A "♠" 样改变。

2. 乳头肌肥厚型心肌病

　　文献报道约 15% 的乳头肌肥厚型心肌病患者的心电图可表现为广泛 T 波倒置（aVR 及 V₁ 导联 T 波直立，而其余导联 T 波倒置），并且与心尖肥厚型心肌病患者的心电图和心室造影特征相同。但其心电图表现为 T 波倒置的机制未明。上述第 2 个病例也向我们证实了乳头肌肥厚型心肌病患者的心电图和心室造影可呈现与心尖肥厚型心肌病患者相同的表现。

在临床上，当患者的心电图表现为广泛 T 波倒置（aVR 及 V$_1$ 导联 T 波直立，而其余导联 T 波倒置）时，我们往往会对患者进行心脏彩超检查。但由于心脏彩超对心尖部成像较差，而无法观察到心尖部是否肥厚时，我们又转战到心室造影，心室造影为黑桃 A "♠" 样改变时，我们会窃喜自己诊断正确。但是此时我们在心中记着也要应用心脏 MRI 对心尖部进行成像检查，进而区分开心尖部肥厚型心肌病和乳头肌肥厚型心肌病而明确最后诊断。

三、小结

在临床上看到特征性广泛 T 波倒置（aVR 及 V$_1$ 导联 T 波直立，而其余导联 T 波倒置）和心室造影呈黑桃 A "♠" 样特征性改变时，不要简单地认为是心尖肥厚型心肌病，也要记得乳头肌肥厚型心肌病也可以有相同的心电图和心室造影特征，建议对患者进行心脏 MRI 检查以明确诊断。

参考文献

[1] Lee S P, Park K, Kim H K, et al. Apically displaced papillary muscles mimicking apical hypertrophic cardiomyopathy. Eur Heart J Cardiovasc Imaging, 2013, 14(2): 128-134.

[2] To A C, Lever H M, Desai M Y. Hypertrophied papillary muscles as a masquerade of apical hypertrophic cardiomyopathy. J Am Coll Cardiol, 2012, 59(13): 1197.

[3] Kapoor K, Chaudhry A, Evans M C, et al. Apical Hypertrophic Cardiomyopathy Among Non-Asians: A Case Series and Review of the Literature. Cardiology research, 2016, 7(1): 46-50.

专题二 ♥ 室间隔中部梗阻肥厚型心肌病

一、病例分享

病例 1 患者女，66 岁，主因间断胸闷憋气二十余年，再发加重半天就诊于我院急诊，既往脑梗死病史二十余年，遗留左侧肢体活动不利；否认高血压、糖尿病史。急诊心电图提示：Ⅱ、Ⅲ、aVF、V$_2$～V$_6$ 导联 ST 段弓背向上抬高 0.1～0.3mV 伴 T 波倒置；拟诊"急性心肌梗死？室壁瘤？"收入院。入院查体：体温 36.5℃，脉搏 76 次 /min，血压 140/80mmHg，神志清楚，语言欠清，无颈静脉怒张，双肺呼吸音粗，右肺底可闻及水泡音，心率 76 次 /min，律不齐，可闻及早搏，心尖部、三尖瓣听诊区可闻及收缩期吹风样杂音（2/6 级），腹软，无压痛，肝脾肋下未及，双下肢不肿。

辅助检查：入院即刻心肌肌钙蛋白 I（cTnI）0.048ng/mL（正常值＜0.02ng/mL），肌酸激酶同工酶：7.8U/L（正常值 0～16U/L），电解质、肝肾功能、血常规、凝血常规均正常，入院第二天复查：cTnI 0.047ng/mL，较入院时无升高；B 型利钠肽 508pg/mL；心电图示：窦性心律，PR 间期 110ms，Ⅱ、Ⅲ、aVF、V$_2$～V$_6$ ST 段弓背向上型抬高 0.1～0.3mV 伴 T 波倒置，偶发室性早搏（图 13-3）；心脏超声（图 13-4）：左心房 44mm 内径增大，左心室室壁增厚；室壁中间段明显增厚（室间隔中间段约 22.6mm，后壁中间段 23.9mm），收缩期左心室腔变小［图 13-4（a）］；将左心室腔分为低压腔与心尖高压腔，心尖部室壁变薄，向外膨出约 26.4mm×27.2mm 形成室壁瘤［图 13-4（b）］；收缩期高压腔向低压腔最大流速约 383cm/s，射血分数 60%［图 13-4（c）］；提示：肥厚型心肌病、心尖瘤样扩张、左心房扩大。结合心肌酶及心脏彩超结果考虑患者心电图 ST 段弓背向上抬高是左心室中部肥厚型心肌病并心尖部室壁瘤所致，患者拒绝进行冠状动脉造影检查，予以阿司匹林 100mg qd 及美托洛尔缓释片 47.5mg qd，好转出院，门诊随访半年患者心电图无动态改变。

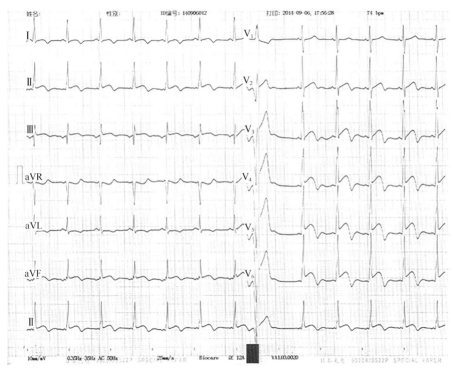

图 13-3　入院第二天复查心电图

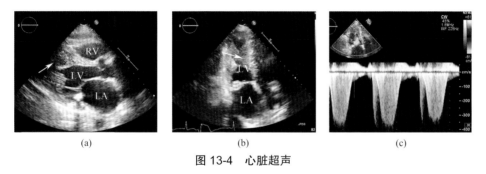

(a)　　　　　　　　　(b)　　　　　　　　　(c)

图 13-4　心脏超声

病例 2   患者男，61 岁，主因突发眩晕、头痛伴复视、左侧肢体无力 1 天就诊，既往脑梗死病史二十余年，遗留左侧肢体活动不利；患者既往无心脏病史，近半年有劳力性呼吸困难，高血压病史 5 年，否认糖尿病史。无家族心脏病史，吸烟史二十年，无饮酒史。入院查体：体温 36.5℃，脉搏 73 次 /min，BP 150/90mmHg，神志清楚，语言欠清，无颈静脉怒张，双肺呼吸音粗，心率 73 次 /min，律齐，心尖部、三尖瓣听诊区可闻及收缩期吹风样杂音 3/6 级，腹软，无压痛，肝脾肋下未及，双下肢不肿，左眼外展不全，双眼左右视时可见不持续水平眼震，左上肢肌力 V 级，左下肢肌力 V⁻ 级，右侧肢体肌力 V 级，指鼻试验左侧不稳准，轮替动作左侧差，左侧 Babinski 征阳性。

实验室检查：电解质、肝肾功能、凝血常规均正常，血常规示红细胞计数轻度升高，血细胞比容 39.6%,，B 型利钠肽 73.4pg/mL（正常<100pg/mL），D- 二聚体 801ng/mL（正常<500ng/mL），心肌肌钙蛋白 I（cTnI）0.008ng/mL（正常值<0.1ng/mL）。心电图（图 13-5）示：窦性心律， I 、Ⅱ 、Ⅲ 、aVF、V₂～V₆ 导联 ST 段压低，T 波倒置。头颅 MRI（图 13-6）：左侧小脑半球、左桥臂及脑桥左侧梗死。心脏超声

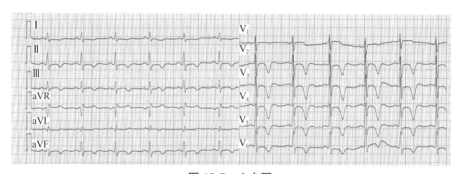

图 13-5　心电图

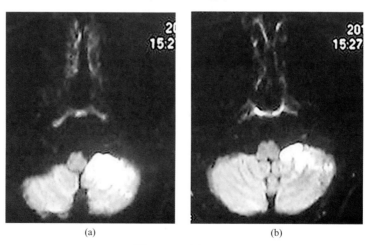

(a)　　　　　　　　　　　　(b)

图 13-6　头颅 MRI

（图 13-7）：左心房前后径 38mm（轻度扩大），左心室壁非对称性增厚，室间隔增厚（16～21mm）以中段显著，左心室侧壁心尖段及前壁心尖段增厚（14～15mm），心尖段心腔狭小，室间隔中部血流速度明显增快（约 4m/s）；左心室心尖部心肌变薄（3mm），呈瘤样膨出，大小约 3.9cm×3.4cm，其内可见一大小约 3.5cm×2.9cm 的等回声团块附着，位置较固定；左心室射血分数 70%；提示肥厚型心肌病合并心尖部室壁瘤伴附壁血栓形成，左心室腔内梗阻（中度）。1 个月后冠状动脉 CTA 未见明显冠状动脉狭窄，予以低分子肝素及华法林抗凝治疗（INR 2～3），症状逐渐缓解。

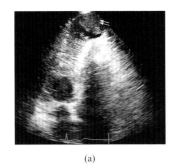 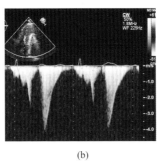 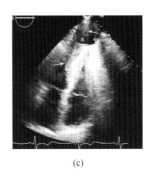

(a)	(b)	(c)
两腔心切面可见室壁瘤及巨大心尖附壁血栓	(b) 连续多普勒室间隔中部血流速度明显增快，约 4m/s	四腔心切面示室间隔增厚（16～21mm），以中段为著，心尖部心肌变薄（3mm），呈瘤样膨出

图 13-7　患者经胸心脏超声

二、室间隔中部梗阻肥厚型心肌病

室间隔中部梗阻肥厚型心肌病（Mid-ventricular obstructive hypertrophic cardiomyopathy，MVOHCM）是肥厚型心肌病（HCM）中特殊的亚型，左心室中部闭塞与舒张早期二尖瓣反流是其特征性的病理生理学特点，主要特征是左心室游离壁与室间隔中部心肌发生肥厚，将左心室腔分隔为基底腔和心尖腔，并伴有左心室心尖部与基底部间压力阶差。基底腔内的血流在收缩期经左心室流出道射入升主动脉，而心尖部血液淤滞形成的高压腔随着舒张期左心室中部梗阻的解除，可在舒张早期反流入左心房，形成舒张早期二尖瓣反流。

1976 年 Falicov 首次报道了 2 例特殊的肥厚梗阻型心肌病患者，发现左心室流入道和流出道无压力阶差，而心尖和基底部存在明显的压力阶差，其中一例心室内收缩期压力阶差达 100mmHg，并命名为室间隔中部梗阻肥厚型心肌病。对于MVOHCM，目前尚无大规模临床研究，亦无统一的 MVOHCM 诊断标准，目前认为 MVOHCM 约占 HCM 的 5%，但各家报道有所不同。国内阜外医院单中心研究发现 MVOHCM 约占 HCM 的 2.9%（60/2068）；日本学者报道 MVOHCM 占 HCM 的 9.6%（46/490）；美国学者报道为 12.9%，而意大利学者报道为 10.9%（12/110）。

1. 临床表现

MVOHCM 患者临床症状常无特异性，包括劳力性呼吸困难、胸痛、心悸、头晕及晕厥等。少数患者平时无症状，也可突然出现致命性心律失常如心室颤动或心脏性猝死，也可伴有快速型心律失常如心房颤动等，查体可在心尖部闻及收缩期杂音且较 HCM 流出道梗阻杂音弱，Valsalva 动作可使此杂音增强。

2. 诊断（含辅助检查）与鉴别诊断

MVOHCM 患者临床表现无特异性，临床上主要是依据超声心动图、心脏 MRI 及左心室造影做出诊断。此外，其诊断的金标准是基因突变位点检测，但目前尚未广泛应用于临床。

（1）超声心动图（UCG） 是目前诊断 MVOHCM 常用且最重要的无创检查方法，敏感性和特异性较高，可直观地判定心肌肥厚的部位和程度、心功能及流出道压力阶差，其诊断标准包括：

① 室间隔中部的瞬时压力阶差（左心室心尖部至左心室基底部间）≥30mmHg，常伴特征性收缩末期持续的异常高速血流（由心尖至心底部）及舒张早期二尖瓣反流信号；

② 室间隔中部梗阻是由于显著的左心室间隔中部室壁肥厚在收缩期与游离壁相互作用所致，而非收缩期二尖瓣前叶的前向运动（SAM 现象）所致，左心室中部收缩期梗阻或闭塞，呈"沙漏形"（hourglass-shaped）（图 13-8）。

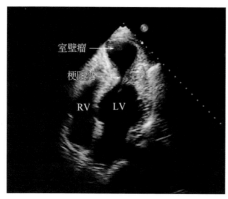

(a) 心尖四腔心切面
收缩期左室腔变小，将左室腔分为低压腔与心尖高
压腔，心尖部室壁变薄向外膨出形成室壁瘤

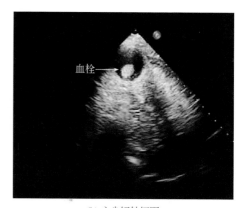

(b) 心尖短轴切面
可见心尖部附壁血栓

图 13-8 MVOHCM 患者超声心动图

近年来心脏声学造影技术的发展，提高了超声诊断的准确性，可更加清晰地显示心内膜边界及心功能、血流信息和心肌灌注情况。此外，实时三维超声技术可直观地反映室间隔中部在不同心动周期的动态改变，可动态地观察到梗阻部位及其程度。

（2）心脏磁共振成像（CMR） 可直观地显示心腔形态，大小及心室壁心肌的厚度，为目前诊断 MVOHCM 的可靠、无创的检查方法。左心室中部梗阻时在左心室长轴切面可观察到心室壁肥厚、室腔变窄及收缩期左心室中部高速血流信号，心电门控MRI 可显示 MVOHCM 心肌信号的变化，肥厚心肌呈均匀的中等信号强度，有时可显示有高信号或低信号，提示心肌缺血及纤维化。心电门控电影扫描示心肌肥厚处舒张期顺应性下降，收缩期增厚率下降（图 13-9）。此外还可清晰地显示室间隔和乳头肌肥厚部位，心尖室壁瘤和附壁血栓。心脏 MRI 敏感性比超声心动图要高，尤其适用于非典型部位和心尖部 HCM 的诊断和鉴别诊断。

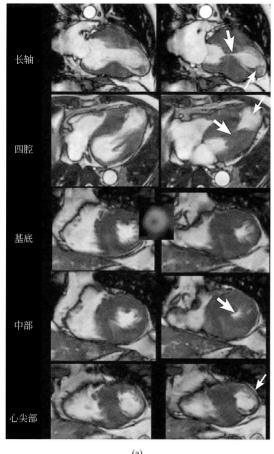

（a）
从不同切面显示左室中部梗阻及心尖室壁瘤

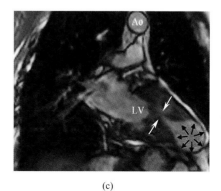

（b）
左室中部梗阻及心尖室壁瘤形成

（c）
左室中部梗阻及心尖室壁瘤形成

图 13-9　MVOHCM 患者心脏磁共振成像图

（3）左心室造影　属于有创性诊断检查技术，不作为首选检查方法。左心室造影能清晰地显示左心室中部收缩期梗阻或闭塞，心尖室壁瘤形成，多呈"哑铃状"或"沙漏形"（图 13-10），左心室心尖部至左心室基底部压力阶差≥30mmHg，而左心室流出道无明显压力阶差，此方法可同时观察心室壁运动功能，乳头肌肥厚程度，有无室壁瘤形成及二尖瓣反流等。当高度怀疑患者合并冠心病时，可同时行冠状动脉造影检查。

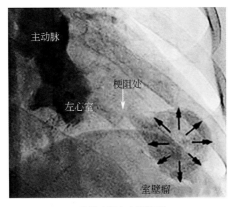

(a) 收缩末期左心室造影   (b) 舒张末期左心室造影

图 13-10　MVOHCM 患者左心室造影图

（4）心电图　由于左心室除极复极向量改变，导致心电活动在室间隔和左心室的传导异常，而引起心电图异常改变，其因心肌肥厚的类型不同心电图表现不一，最常见的表现为左心室肥大，左心室高电压伴 ST 段压低，胸前导联巨大倒置 T 波，深而不宽的病理性 Q 波等。合并心尖部室壁瘤时心电图可出现 ST 段弓背向上型抬高（图 13-11）。Ichida 等报道胸前导联 $V_3 \sim V_5$ ST 段弓背向上型抬高可作为左心室心尖室

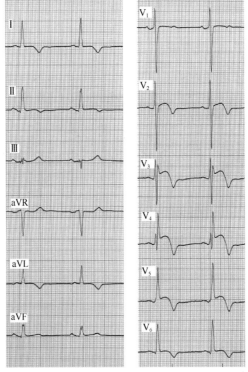

图 13-11　MVOHCM 伴左心室室壁瘤患者心电图

壁瘤的预测因素，敏感性为 66.7%（14/21），特异性为 98.7%（223/226）。动态心电图可有室性早搏、非持续性或持续性室性心动过速、心房颤动、心房扑动等非特异性表现，严重者可发生心室颤动。

（5）其他 冠状动脉血管造影可排除或鉴别是否共存冠状动脉粥样硬化性疾病及其病变的部位和程度。此外，由于 HCM 是常染色体显性遗传病，携带有突变基因的人出现肥厚型心肌病的概率高达 95%，因此基因检测也可辅助 MVOHCM 的诊断和筛查，且有助于其亲属进行逐层遗传鉴定筛查。

3. 预后与合并症

MVOHCM 较其他类型的 HCM 预后差，阜外医院对 60 例 MVOHCM 和 263 例心尖肥厚型心肌病（ApHCM）平均 7 年的随访研究发现 MVOHCM 的年心血管病死率为 2.1%，明显高于 ApHCM 的 0.1%，且 MVOHCM 心血管事件发病率亦明显高于 ApHCM（56.7% VS 17.1%；$P<0.001$），MVOHCM 和 ApHCM 的心血管事件年发病率分别为 8.0% 和 2.6%。MVOHCM 患者心血管病死率与心血管事件发病率明显升高的原因包括：心脏性猝死（SCD）及恶性心律失常（如非持续性室速和室颤）发生率明显升高，此外与 ApHCM 相比心力衰竭恶化进展发生率更高 (16.7% VS 5.3%；$P<0.01$)。日本学者对 46 例 MVOHCM 随访（10.4±8.2）年期间，23.9%(11/46) 的患者发生心肌病相关死亡，其中 2 例患者猝死，7 例成功心肺复苏获救，2 例发生 ICD 放电治疗；多变量分析表明室间隔中部梗阻是 HCM 相关死亡的独立危险因素（HR 2.23，$P=0.016$），更是猝死和恶性心律失常发生联合终点的独立危险因素（HR 3.19，$P=0.001$）。

一项荟萃分析显示年龄、NYHA 心功能分级、家族猝死史、晕厥、房颤发作、非持续性室性心动过速（nsVT）、最大左心室室壁厚度和梗阻程度均是 HCM 患者心血管死亡的重要预后因素。nsVT 是心血管死亡的最强有力的预测因素（13.02%，95%CI 3.60%～25.91%），左心室流出道梗阻 / 中部梗阻是导致全因死亡和心脏猝死的最强预测因素（10.09%，95%CI 4.72%～20.42% 和 16.44%，95%CI 7.45%～31.55%）。

常见的合并症如下：

（1）左心室心尖室壁瘤（Left Ventricular Apical Aneurysm，LVAA） 心尖室壁瘤是 MVOHCM 最常出现并发症，是不良临床结果和预后的独立预测因素。心尖室壁瘤发生率文献报道不同，Maron 等报道肥厚型心肌病患者中 LVAA 的发生率为 2.2%。Ichida 等报道的 HCM 患者 LVAA 的发生率为 8.5%（21/247）。阜外医院报道 MVOHCM 患者左室心尖室壁瘤的发生率为 20%（12/60）。日本学者报道心尖室壁瘤的发生率为 28.3%（13/46），心尖室壁瘤是 HCM 相关死亡的独立危险因素（HR 3.47，$P=0.008$），是猝死和恶性心律失常发生联合终点的独立危险因素（HR 5.08，$P<0.001$）。Ethan 等回顾分析了 1940 例 HCM 患者，93 例合并心尖室壁瘤（4.8%），其中 34 例（37%）合并明显心腔中部压力阶差 [（44±26）mmHg]。CMR 证实室壁瘤边缘及室间隔和毗邻的左心室游离壁均表现为延迟钆显像增加，表明上述区域有瘢痕或纤维化形成；随

访研究显示 MVOHCM 合并 LVAA 较无心尖室壁瘤的非持续性室速发生率显著增高（58.3% VS 16.7%；P=0.003），且左室附壁血栓发生率增加，进而体循环栓塞等不良事件上升，是心脏性猝死的高危人群。Maron 等研究提示在（4.1±3.7）年的随访期间 43% 的合并心尖室壁瘤患者出现心血管事件，包括心脏性猝死，ICD 放电治疗，血栓栓塞性脑卒中及心力衰竭进展所致死亡。一项关于合并 LVAA 的 MVOHCM 的荟萃分析共纳入 39 项研究共 94 例患者，结果显示合并 LVAA 最常见的并发症为室性心动过速（39.3%），（16±20.1）个月随访期内全因病死率为（13.8%）。LVAA 的诊断主要依据超声心动图、心脏 MRI 及左心室造影。室壁瘤形成具体机制不明，可能继发于小血管病变所致冠状动脉血流储备减少、心尖部心室腔压力增大、肥厚部位室壁张力显著增加冠状动脉受挤压、间隔部位梗阻使冠状动脉灌注压下降以及毛细血管 / 心肌纤维比率下降等。

（2）心律失常　日本学者报道 MVOHCM 患者非持续性室速的发生率成为 30.4%（14/46），房颤的发生率为 23.9%（11/46）。多项研究表明 MVOHCM 合并 LVAA 的室速发生率显著增高。Furushima 等报道了 12 例 MVOHCM，均合并持续性室速，其中 7 例为右束支阻滞（RBBB）图形，4 例为左束支阻滞（LBBB）图形，1 例未记录到十二导联心电图，VT 的平均周期长度 292±33.8ms，电生理检查显示其中 3 例可诱发室速，6 例可诱发室颤或多形性室速，另外 3 例无室速发作。可诱发室速发作的 3 例室速均起源于心尖部室壁瘤。另有一些个案报道显示室速发生与 LVAA 明显相关，可能起源于瘤颈部（图 13-12），室壁瘤瘢痕组织和左心室心肌纤维化可能为恶性快速型室性心律失常产生的基础。

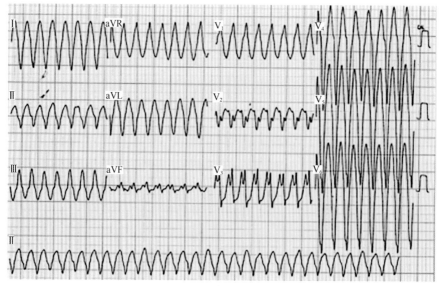

图 13-12　53 岁男性合并 LVAA 的 MVOHCM 患者发作室速时心电图

（3）脑卒中　MVOHCM 合左心室心尖部室壁瘤形成，长期心室腔内血流动力学紊乱以及收缩期室间隔中部梗阻和舒张期矛盾血流所致的心内膜损伤是引起心尖附壁血栓的重要原因，心尖附壁血栓多是脑卒中及血栓栓塞事件的重要来源，阜外医院报道 MVOHCM 患者合并脑卒中的发生率为 6.7%（4/60），心尖室壁瘤合并血栓可能与异常血流动力学改变相关。日本报道 10.9%（5/46）合并非致死性脑卒中，本文作者亦报道一例以脑卒中为首发症状的 MVOHCM。

（4）心力衰竭恶化　阜外医院报道 MVOHCM 患者合并进展性心力衰竭发生率为 16.7%（10/60），明显高于 ApHCM 组 5.3%（14/263）。日本东京的研究中 13.0%（6/46）的 MVOHCM 患者合并进展性心力衰竭，心功能≥3（NYHA 分级）。尽管目前尚无确切病理生理机制解释 MVOHCM 患者进展性心力衰竭的高发生率，考虑与左心室收缩及舒张功能受损相关。MVOHCM 患者大量心尖部心肌瘢痕和左心室心尖部室壁瘤形成使局部心肌收缩功能受损、血流动力学改变造成左心室收缩功能不全。CMR 提示延迟钆显像增加表明 MVOHCM 患者弥漫的心肌纤维化或瘢痕形成从而造成左心室壁僵硬度增加、顺应性下降，舒张末期压力上升导致左心室舒张功能不全。

（5）冠状动脉微栓塞　AnkurKalra 等曾报道一例 36 岁男性合并 LVAA 的 HCM 患者发生急性冠状动脉综合征，考虑为心尖室壁瘤部位血栓形成进而导致冠状动脉栓塞引起。

4. 治疗

MVOHCM 的治疗与 HCM 治疗相似，包括药物治疗和非药物治疗，治疗目标为降低心室内压力阶差，缓解梗阻症状和预防心脏性猝死。MVOHCM 患者应避免过度劳累、情绪激动、竞技体育运动等，并避免使用增强心肌收缩力和减轻心脏负荷的药物，如洋地黄类、利尿药、血管扩张药等。

（1）药物治疗　对于诊断明确且有症状的 MVOHCM 患者，药物治疗为首选治疗手段。常用的治疗药物包括 β 受体阻滞药、钙通道阻滞药。β 受体阻滞药与非二氢吡啶类钙通道阻滞药在解除左心室中部梗阻和降低室内压差方面作用有限且疗效尚存在不确定性，目前仍处于经验性用药。抗心律失常治疗方面，对于非持续性室速患者，可考虑应用索他洛尔或胺碘酮。一项荟萃分析共纳入 94 例合并 LVAA 的 MVOHCM 患者，β 受体阻滞药是最常使用药物，使用率为 58.5%，胺碘酮（10.6%）是最常用于治疗室性心动过速（VT）的抗心律失常药物。

抗凝治疗：2011ACC/AHA 关于肥厚性心肌病指南强调合并直径超过 3cm 心尖室壁瘤的 HCM 应予以抗凝治疗，2014 ESC 关于肥厚性心肌病指南推荐发现心尖室壁瘤内血栓形成的患者应长期抗凝治疗。AnkurKalra 认为对于合并 LVAA 的 HCM 患者无论室壁瘤大小均应采用预防性的抗凝治疗。

（2）非药物治疗

① 经皮室间隔心肌化学消融术 (PTSMA) 治疗：可通过化学消融方法解除左心室

中部肥厚梗阻,与外科手术相比可降低患者的住院时间和成本。目前 PTSMA 治疗 MVOHCM 的主要适应证为患者不能耐受药物治疗或经药物治疗后仍存在严重的症状,尤其是行外科手术失败者。但目前尚无 PTSMA 与外科手术治疗 MVOHCM 的大规模随机对照研究,且 MVOHCM 患者 PTSMA 术后的近期与长期疗效和预后均不清楚。

② 外科手术治疗:外科治疗可矫正心室结构的和形态的异常。Adhyapak 随访观察了 2 例室间隔中部肥厚型梗阻性心肌病患者,外科手术治疗后心室几何形态的变化,肥厚心肌切除术后舒张末期容积增加,中部压力阶差下降,心脏舒张功能改善。

对于合并严重心尖室壁瘤且反复发生室性心动过速者应行心尖室壁瘤切除术。MVOHCM 合并乳头肌显著肥厚而导致二尖瓣脱垂时,可考虑行二尖瓣置换术。外科治疗切除心尖室壁瘤,矫正左心室形态可最大限度的预防心律失常的发生、改善生活质量,延长寿命。Shimahara 等报道一例 44 岁合并 LVAA 的 MVOHCM 患者,患者伴有抗心律失常药物和导管消融治疗无效的难治性单型性室速,考虑患者室速环路位于肥厚心肌深部,导管消融效果不佳,采用常温体外循环下行外科经心尖部肥厚心肌切除术联合室壁瘤边缘冷冻消融术终止室速成功(图 13-13)。

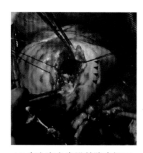 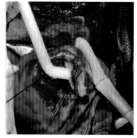 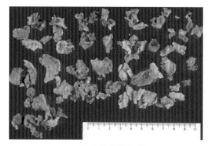

(a) 左心室心尖沿前降支切口　　(b) 心尖室壁瘤边缘冷冻消　　(c) 切除的心肌组织
切除肥厚的左心室中部心肌　　　融术

图 13-13　外科经心尖部肥厚心肌切除术联合室壁瘤边缘冷冻消融术

③ 双腔 DDD 起搏器治疗:Begley D 随访观察 14 例置入双腔 DDD 起搏器的 MVOHCM 患者,分别于术前、术后 6 个月至 1 年行心导管检查,表明左心室腔内压力阶差较基线明显降低(43±36 VS 84±31mmHg,$P<0.0005$),左心室心尖部收缩期压力下降(152±37 VS 188±34mmHg,$P<0.001$),患者心功能分级明显改善,运动耐量时间延长(445±123 VS 396±165)。目前关于 DDD 在 MVOHCM 治疗研究较少,因此,DDD 并不是 MVOHCM 的一线治疗措施,但可作为外科手术或 PTSMA 治疗失败后的补救措施,尤其是同时合并心动过缓、高度房室传导阻滞或束支传导阻滞者。

④ 置入型心律转复除颤器(ICD):对于存在猝死高危因素,如猝死家族史、反复晕厥史,左心室室壁厚度≥30mm 及致命性心律失常(如自发性持续性或非持续性室性心动过速)者应考虑置入 ICD 作为一级预防;对于既往发生室颤,心肺复苏成功患者考虑置入 ICD 作为二级预防。合并 LVAA 的 MVOHCM 患者中室性心动过速发生

率为 39.3%，其中 37.2% 患者置入 ICD，置入 ICD 患者中 25.7% 发生心脏事件，接受了适当电击治疗。

三、总结

目前国内外对 MVOHCM 的研究报道较少，多为病案报道或小样本病例分析，其流行病学特点、致病基因型、临床特征、治疗及预后等仍有待于大样本量的临床研究，以建立适合的 MVOHCM 诊断标准和治疗措施。进一步的 MVOHCM 患者的基因突变检测工作，有望发现新的致病基因及其突变位点，将遗传学与临床研究相结合，探讨能否通过基因学检测为 MVOHCM 的早期诊断、风险评估及治疗和预后提供依据。

参考文献

[1] Begley D, Mohiddin S, Fananapazir L. Dual chamber pacemaker therapy for mid-cavity obstructive hypertrophic cardiomyopathy. Pacing Clin Electrophysiol, 2001, 24(11):1639-1644.

[2] De Gregorio C. Left ventricular dynamic obstruction by atypical papillary muscle morphology: is this finding so unusual in clinical practice? J Am Soc Echocardiogr, 2007, 20(1):100-101.

[3] Sato Y, Matsumoto N, Matsuo S, et al. Mid-ventricular hypertrophic obstructive cardiomyopathy presenting with acute myocardial infarction. Tex Heart Inst J, 2007, 34(4):475-478.

[4] Maron M S, Finley J J, Bos J M, et al. Prevalence, clinical significance, and natural history of left ventricular apical aneurysms in hypertrophic cardiomyopathy. Circulation, 2008, 118:1541-1549.

[5] Efthimiadis G K, Pliakos C, Pagourelias E D, et al. Hypertrophic cardiomyopathy with midventricular obstruction and apical aneurysm formation in a single family: case report. Cardiovasc Ultrasound, 2009, (16)7:26.

[6] Furushima H, Chinushi M, Ⅱjima K, et al. Ventricular tachyarrhythmia associated with hypertrophic cardiomyopathy: incidence, prognosis, and relation to type of hypertrophy. J Cardiovasc Electrophysiol, 2010, 21(9):991-999.

[7] Minami Y, Kajimoto K, Terajima Y, et al. Clinical implications of mid-ventricular obstruction in patients with hypertrophic cardiomyopathy. J Am Coll Cardiol, 2011, 57: 2346-2355.

[8] Mörner S, Johansson B, Henein M. Arrhythmogenic left ventricular apical aneurysm in hypertrophic cardiomyopathy. Int J Cardiol, 2011, 151:8-9.

[9] Gao X J, Kang L M, Zhang J, et al. Mid-ventricular obstructive hypertrophic cardiomyopathy with apical aneurysm and sustained ventricular tachycardia: a case report and literature review. Chin Med J (Engl), 2011, 124(11):1754-1757.

[10] Gersh B J, Maron B J, Bonow R O, et al.2011 ACCF/AHA guideline for the diagnosis and treatment of hypertrophic cardiomyopathy: a report of the American College of Cardiology Foundation/American Heart Association Task Force on Practice Guidelines. J Thorac Cardiovasc Surg, 2011,142(6): 153-203.

[11] Osawa H, Fujimatsu T, Takai F, Suzuki H.Hypertrophic cardiomyopathy with apical aneurysm: left ventricular reconstruction and cryoablation for ventricular tachycardia. Gen Thorac Cardiovasc Surg, 2011, 59(5):354-358.

[12] Kaku B. Intra-cardiac thrombus resolution after anti-coagulation therapy with dabigatran in a patient with mid-ventricular obstructive hypertrophic cardiomyopathy: a case report. J Med Case Rep, 2013,7:238.

[13] Ichida M, Nishimura Y, Kario K. Clinical significance of left ventricular apical aneurysms in hypertrophic cardiomyopathy patients: the role of diagnostic electrocardiography[J]. J Cardiol, 2014, 64(4):265-272.

[14] Petrou E, Kyrzopoulos S, Sbarouni E, et al. Mid-ventricular hypertrophic obstructive cardiomyopathy

complicated by an apical aneurysm, presenting as ventricular tachycardia. J Cardiovasc Ultrasound, 2014, 22(3):158-159.

[15] Sun J P, Yang X S, Wong K T, et al. Hypertrophic Cardiomyopathy with Apical Aneurysm. Int J Cardiol, 2015, 184C:394-396.

[16] Kalra A, Maron M S, Rowin E J, et al. Coronary embolization in hypertrophic cardiomyopathy with left ventricular apical aneurysm. Am J Cardiol, 2015, 115(9):1318-1319.

[17] Shimahara Y, Kobayashi J, Fujita T, et al. Tran-apical myectomy and surgical cryoablation for refractory ventricular tachycardia due to hypertrophic cardiomyopathy with apical aneurysm. Eur J Cardiothorac Surg, 2015, 48(2): 334-335.

[18] Cai C, Duan F J, Yang Y J, et al. Comparison of the prevalence, clinical features, and long-term outcomes of mid-ventricular hypertrophy vs apical phenotype in patients with hypertrophic cardiomyopathy. Can J Cardiol, 2014, 30(4):441-447.

[19] Cui L, Suo Y, Zhao Y, et al. Mid-Ventricular Obstructive Hypertrophic Cardiomyopathy and Apical Aneurysm Mimicking Acute ST-Elevation Myocardial Infarction. Ann Noninvasive Electrocardiol, 2016, 21(1):98-101.

[20] Pérez-Riera A R, Barbosa-Barros R, de Lucca A A Jr, et al. Mid-ventricular Hypertrophic Obstructive Cardiomyopathy with Apical Aneurysm Complicated with Syncope by Sustained Monomorphic Ventricular Tachycardia. Ann Noninvasive Electrocardiol, 2016, 21(6):618-621.

[21] Liu Q, Li D, Berger A E, et al. Survival and prognostic factors in hypertrophic cardiomyopathy: a meta-analysis. Sci Rep, 2017, 20;7(1):11957-11967

[22] Elsheshtawy M O, Mahmoud A N, Abdelghany M, et al. Left ventricular aneurysms in hypertrophic cardiomyopathy with midventricular obstruction: A systematic review of literature. Pacing Clin Electrophysiol, 2018: Epub ahead of print.

[23] Adhyapak S M, Menon P G, Rao Parachuri V. Improvements in left ventricular twist mechanics following myectomy for hypertrophic cardiomyopathy with mid-ventricular obstruction. Interact Cardiovasc Thorac Surg, 2017, 25(1):128-130.

[24] Rowin E J, Maron B J, Haas T S, et al. Hypertrophic Cardiomyopathy With Left Ventricular Apical Aneurysm: Implications for Risk Stratification and Management. J Am Coll Cardiol, 2017, 69(7):761-773.

[25] Ma J F, Fu H X. Apical aneurysm, apical thrombus, ventricular tachycardia and cerebral hemorrhagic infarction in a patient of mid-ventricular non-obstructive hypertrophic cardiomyopathy: A case report. Int J Cardiol, 2016, 220:828-832.

专题三 ♥ 一例罕见的肥厚型心肌病——合并室壁瘤、室壁瘤内血栓、左心室中部梗阻及室速

一、只窥 ST-T，可否得"豹"

患者男性，60 岁，因心悸后晕厥两次就诊，晕厥持续时间不详。有高血压病史，服用美托洛尔、厄贝沙坦氢氯噻嗪片，血压控制可。就诊时心电图（图 13-14）示：频发室早、完全性右束支传导阻滞、$V_4 \sim V_6$ 导联 ST 段穹隆样抬高，$V_3 \sim V_6$、Ⅱ、Ⅲ、

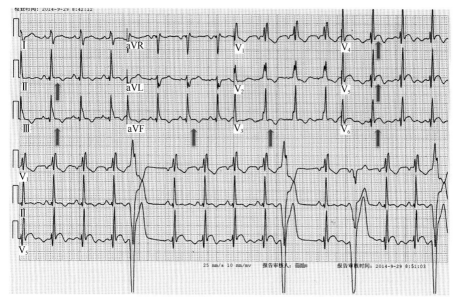

图 13-14 就诊时心电图

aVF 导联 T 波倒置。查心肌酶未见明显增高。住院期间复查心电图未见动态改变。首次心脏彩超检查时，只发现左心室壁明显增厚、左房大。

因为患者并无胸闷、胸痛病史、心肌酶不高、心电图也无动态改变，而且心脏彩超提示肥厚型心肌病，结合心电图 ST 穹隆样改变、T 波倒置，高度怀疑有心尖部室壁瘤。于是复查了心脏彩超，这次不仅发现了心尖部的室壁瘤，还发现了室壁瘤内有血栓形成。具体结果是：左心房增大，左心室大（左心室长径约 108mm，横径约 49mm）；左心室壁中间段及基底段明显增厚，室壁光点增粗，回声增强，室壁运动幅度降低，中间段室壁厚 17～20mm，基底段室壁厚 14～15mm；心尖段室壁见大小约 38mm×35mm 的类圆形结构，局限性呈瘤样向外膨出，与左心室腔相通，瘤壁厚约 5mm，与心室壁相延续，运动减低；瘤内见大小约 20mm×33mm 中强回声团块附着瘤壁上，瘤颈部内径较瘤腔内径窄，约 12mm；左心室乳头肌粗大；左心室流出道内径约 15mm；收缩期乳头肌与左心室间血流速增快，v_{max} 3.45m/s，PG 48mmHg；v_{max}（左心室流出道）1.38m/s；v_{max}（主动脉瓣）1.67m/s（图 13-15、图 13-16）。

可见，不能仅凭一张有 ST 抬高、T 波倒置的心电图就断定是冠心病，心尖部的室壁瘤也可以有 V4～V6 导联 ST 段的穹隆样抬高及 T 波倒置。正是因为知道这一知识点，我们要求复查心脏彩超，而心脏彩超的结果证实了我们的猜想。我们成功地窥得一"豹"，即：肥厚型心肌病、心尖部室壁瘤伴附壁血栓形成、左心室中部有梗阻。然而，患者的心悸晕厥是什么原因呢？另外，我们可以百分之百地排除冠心病吗？这些问题我们会逐步揭秘的。

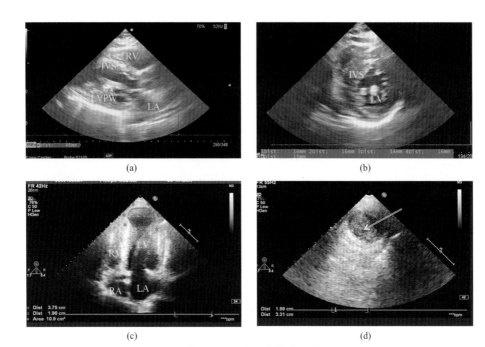

(a)

(b)

(c)

(d)

图 13-15　心脏彩超（一）

*—心尖部室壁瘤；黄色箭头—室壁瘤内的血栓回声

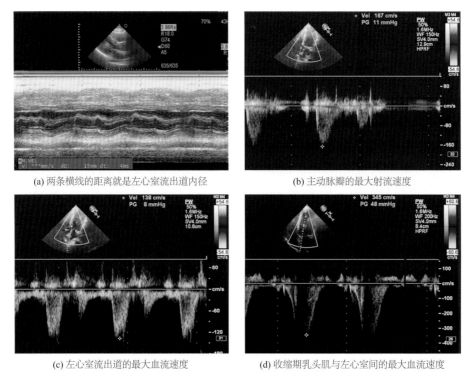

(a) 两条横线的距离就是左心室流出道内径

(b) 主动脉瓣的最大射流速度

(c) 左心室流出道的最大血流速度

(d) 收缩期乳头肌与左心室间的最大血流速度

图 13-16　心脏彩超（二）

二、住院期间的"惊"与"喜"

患者的心悸、晕厥的原因是什么

心脏彩超提示左心室流出道内径正常，静息状态下左心室流出道最大血流速度为1.38m/s，根据伯努利方程算得的压差为7.6mmHg，可见静息状态下并无左心室流出道的梗阻。恰巧的是，患者在住院第二天再发心悸、晕厥，心电监护为室速。急查血钾为3.18mmol/L。使用胺碘酮、补充钾镁后未复律成功，予以同步电复律后，恢复窦律。正是因为突发室速这个"惊"，我们才"喜"得患者心悸、晕厥的原因（室速发作时的心电监护图，见图13-17）。

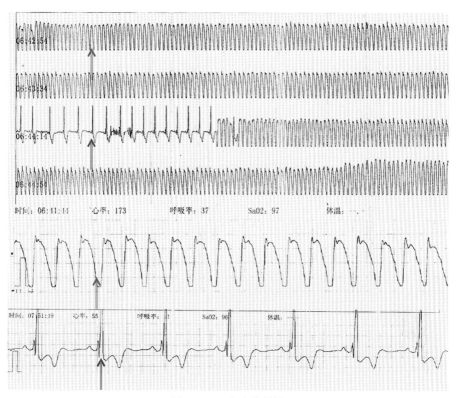

图 13-17　心电监护图
红色箭头指的室性的 QRS 波；蓝色箭头指的窦律的 QRS 波

我们虽然"喜"得患者心悸、晕厥的原因是室速发作，然而因为没有做十二导联心电图，我们还不能判断室速的来源。患者症状改善后要求出院，出院后服用美托洛尔缓释片 23.75～47.5mg，qd。

三、再次确认有"豹"

患者于 2015 年 1 月在门诊行心脏 MRI。检查结果如下（图 13-18）：室间隔、左

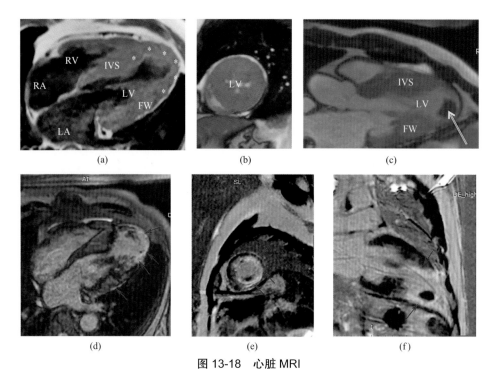

图 13-18　心脏 MRI

* 包围的范围是心尖部室壁瘤；黄色箭头指室壁瘤内的血栓；红色箭头指的室壁及室间隔的强化

心室侧壁及后壁明显增厚，室间隔最厚处约 31.7mm，室间隔与左心室厚度之比为 1.2：1，心室容积缩小，主动脉圆锥组织稍肥大，左心室流出道未见明显变窄。电影序列显示收缩期心肌增厚程度与舒张期相仿，心肌增厚率下降，增强后增厚的室间隔及左心室壁可见强化。左心室心尖部心肌壁相对菲薄，内壁 T2 压脂呈高信号，左心室心尖部可见一大小约 1.6cm×2.5cm×2.3cm 的等 T_1 等 T_2 信号灶，边界尚清楚，电影序列显示结节未随心肌收缩舒张而运动，增强未见明显强化。考虑心尖部瘤样扩张，其内血栓形成可能性大。

增厚的室间隔及左心室壁可见强化，提示心肌的纤维化或局部心肌细胞间质增多，这就是心电图无高电压表现的原因。之后的用药情况为：美托洛尔缓释片 23.75～95mg，qd；胺碘酮 0.1g，qd；达比加群 110mg，bid。

四、终得全"豹"之貌

患者于 2017 年 1 月 1 日突发心悸、头晕，就诊于当地医院，查心电图为室速，利多卡因、胺碘酮未复律，最后电复律后恢复窦律。于 1 月 6 日就诊于我科，查血钾为 3.58mmol/L。1 月 7 号再发室速（图 13-19）。胺碘酮未复律成功，150 J 同步电复律后恢复窦律。1 月 8～9 日的 Holter 显示阵发性室速（图 13-20）。

于 2017 年 1 月 9 号行冠状动脉造影检查，结果：①左冠优势型。②左冠状动脉：

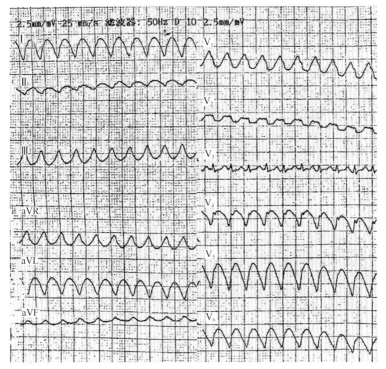

图 13-19　2017.01.07 室速发作

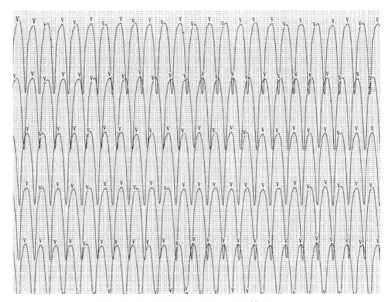

图 13-20　2017.01.08 ～ 09 的 Holter

左主干未见狭窄；左前降支：近段狭窄 25%，其余各段及分支未见狭窄；左回旋支：近段狭窄 25%，中段狭窄 25%，其余各段及分支未见狭窄。③右冠状动脉：近段狭窄 25%，其余各段及分支未见狭窄。

造影术后置入了双腔 ICD，起搏器参数设置如下（图 13-21）。ICD 术后服用美托洛尔缓释片 23.75～95mg，qd；胺碘酮片 0.1g，qd。

Parameter	Settings	Initial	Redetect	V. Interval (Rate)
VF	On	30/40	12/16	320 ms (188 bpm)
FVT	via VF			260 ms (231 bpm)
VT	On	16	12	360 ms (167 bpm)
Monitor	Monitor	32		450 ms (133 bpm)

Polarity	RV
Pace Polarity	Bipolar
Sense Polarity	Bipolar

EGM	Source	Range	Sensitivity	
EGM1	Atip to Aring	+/− 8 mV	Atrial	0.3 mV
EGM3	RVtip to RVring	+/− 8 mV	RV	0.3 mV

图 13-21　起搏器参数设置

2018 年的程控可见短阵快心室率事件，没有 ATP 及放电治疗的事件。2018 年 3 月复查的心电图（图 13-22），4 年来的心电图对比（图 13-23）。心脏彩超情况基本同前。

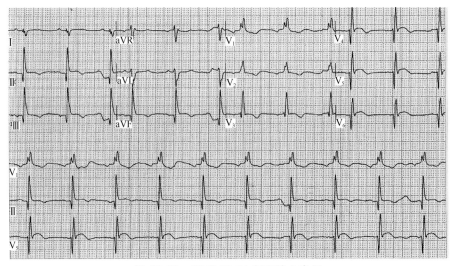

图 13-22　2018.03.21 复查的心电图

本节讨论：

（1）关于室速　V_3～V_6、Ⅰ、Ⅱ、Ⅲ、aVF 导联的 QRS 为负向波，aVR、aVL 导联正向，考虑是来源于心尖部的室速。心尖部的室壁瘤，常常合并心尖部室壁的透壁性的瘢痕，这就是患者室速形成的解剖基础。

（2）患者的室速发作并不频繁，但发作时有晕厥，胺碘酮药物复律不佳，是置入

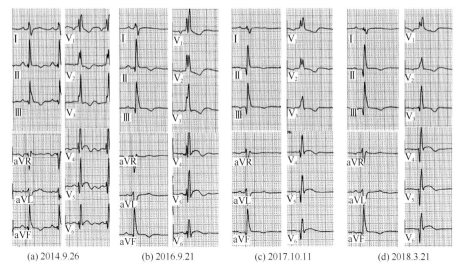

(a) 2014.9.26 (b) 2016.9.21 (c) 2017.10.11 (d) 2018.3.21

图 13-23　2014、2016、2017、2018 年的心电图对比

ICD 的适应证。随访发现置入 ICD 后有短阵室速数次，因为没进入 ICD 设置的 VT 与 VF 区，故没有发放 ATP 及放电。

（3）患者 4 年来的心电图对比　可见 $V_4 \sim V_6$ 导联 q 波逐渐加深，Ⅰ、aVL 导联转为 QS 型，提示心肌纤维化逐渐加重。

五、讨论

（1）本文重点讲解心尖部室壁瘤的心电图特点

① $V_4 \sim V_6$ 导联 ST 段的穹隆样抬高；

② 广泛 T 波倒置，即心室复极综合向量背离心尖部。

该病例的心室复极综合向量在 60°～90°（2014 年），之后复查的心电图心室复极综合向量接近 90°（因为Ⅰ导联 T 波变平，aVL、aVR 导联 T 波直立）（图 13-24）。$V_3 \sim V_6$ 导联 T 波倒置，同样提示心室复极向量背离心尖部（图 13-25）。

（2）该病例除了心尖部室壁瘤外，还合并室壁及室间隔明显增厚、室壁瘤内有血栓形成、左室中部梗阻以及来源于心尖部的室速。病情复杂，置入 ICD 及服用抗心律失常药物（胺碘酮、美托洛尔）后，患者目前病情稳定。

参考文献

[1] Maron M S, Finley J J, Bos J M, et al. Prevalence, clinical significance, and natural history of left ventricular apical aneurysms in hypertrophic cardiomyopathy. Circulation, 2008, 118(15):1541-1549.

[2] Ozeke O, Ertan C, Keskin G, et al. Association of ST elevation with apical aneurysm in hypertrophic cardiomyopathy. Indian Heart J, 2015, 67(5): 434-439.

[3] Shah D K, Schaff H V, Abel M D, Gersh B J. Ventricular tachycardia in hypertrophic cardiomyopathy with apical aneurysm. Ann Thorac Surg, 2011, 91(4): 1263-1265.

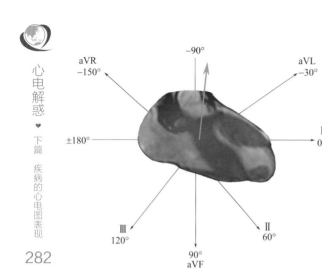

图 13-24　心室复极综合向量（一）
（即 T 波）（绿色箭头指向）

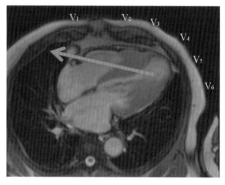

图 13-25　心室复极综合向量（二）
（即 T 波）（绿色箭头指向）

专题四 ♥ 利用室性早搏的血流动力学改变诊断隐匿性肥厚型梗阻性心肌病

　　肥厚型心肌病是否存在梗阻至关重要，因为肥厚型梗阻性心肌病的危险程度及治疗策略与单纯肥厚型心肌病截然不同，所以如何识别出肥厚型梗阻性心肌病（HOCM）就成了我们工作中的关键问题。尤其是隐匿性肥厚型梗阻性心肌病（Brockenbrough-Braunwald-Morrow sign），更需要我们用敏锐的眼睛去寻找，巧妙地规避药物或运动负荷试验的风险。

一、肥厚型心肌病的分类

　　肥厚型心肌病以心肌肥厚为特征，根据左心室流出道有无梗阻可分为梗阻性、隐匿性梗阻性和非梗阻性心肌病。

　　① 梗阻性：安静状态下左心室腔压力与主动脉压力阶差＞30mmHg。

　　② 隐匿性梗阻性：安静状态下左心室腔压力与主动脉压力阶差＜30mmHg，负荷运动后左心室腔压力与主动脉压力阶差＞30mmHg。

　　③ 非梗阻性：安静及负荷运动后左心室腔压力与主动脉压力阶差均＜30mmHg。

　　下文通过一个病例，介绍如何运用室性早搏引起的血流动力学改变来对 HOCM 进行分析。这里需要指出的是 Brockenbrough-Braunwald-Morrow 是三个人的名字，Braunwald 想必大家都知道，Brockenbrough 是当时 Braunwald 在 NIH（美国国立卫生研究院）的住院医师，Morrow 则是创立了 HOCM 室间隔切除术的心外科医生。

二、病例分享

62 岁女性患者，既往有高血压病史，近期出现活动时气短症状，入院时血压 138/77mmHg，腔内有创压力监测见图 13-26，蓝色线为心电图，粉色曲线为主动脉腔内压力（AO）曲线，黄色曲线为左心室腔内压力（LV）曲线，三条曲线为同步记录。在窦性心律（1、2 次心搏）时，压力监测显示左心室及主动脉腔内压力几乎相等，左心室峰值与主动脉腔内压力峰值的压力阶差很小（约 10mmHg），也就是说在静息状态下，左心室流出道不存在梗阻。

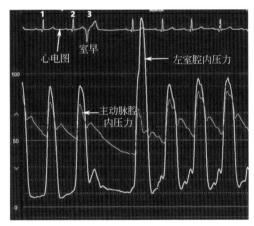

图 13-26　隐匿性左心室流出道梗阻患者腔内有创压力监测

但是我们看到当患者心电图出现一次室性早搏（第 3 次心搏），室性早搏之后出现完全代偿间歇，室早之后的窦性心搏的压力监测出现显著变化，左心室腔内压力较前两次心搏时的左室内压力明显升高（产生机制见下文），但是主动脉腔内压力较前两次心搏时主动脉腔内压力的反而下降，导致左心室 - 主动脉的压力阶差变大（约 100mmHg），远远超过 30mmHg。根据上面我们介绍的肥厚型心肌病分型，此患者在静息状态下，左心室流出道不存在梗阻，而在室性早搏之后左心室流出道出现了梗阻，因此此患者出现了隐匿性左心室流出道梗阻表现，这种现象就称为 Brockenbrough-Braunwald-Morrow sign。因此此患者被诊断为隐匿性肥厚型梗阻性心肌病。

三、肥厚型心肌病与 Brockenbrough-Braunwald-Morrow sign 的原理

Brockenbrough-Braunwald-Morrow sign 的产生原理：无论是 HOCM 还是隐匿性 HOCM，在完全代偿间歇的室性期前收缩后，由于出现舒张期延长，左心室舒张末容积增加，心脏前负荷增加；根据 Frank-Starling 定律，前负荷增加，心肌纤维初长度增

加，则心肌收缩力增强。故室性早搏后的心肌收缩力增强，心室内压上升，但同时由于收缩力增强，左心室流出道流速增快，根据伯努利方程，二尖瓣前叶被推向室间隔，故流出道梗阻亦加重（超声可以发现 SAM 征）。患者本身存在流出道梗阻加上二尖瓣前叶移向室间隔，更加加剧了流出道的梗阻，所以最终导致主动脉内压反而降低。

> 　　这里伯努利方程大家可以脑补一下普通物理，生活中伯努利方程也可以体现出来：一列高速运动的机动车从我们身边经过，我们会身不由己地向这辆机动车靠近，由于机动车速度快，导致机动车附近的空气压强变小，而远离机动车的空气压强无变化，形成压强差，导致人会靠近快速运动的机动车。此处可以类比为由于心肌收缩力增强以后，左心室流出道高速血流经过，造成左心室流出道附近的压强变小，最终导致二尖瓣前叶贴近室间隔，即所谓的二尖瓣收缩期前向运动（Systolic Anterior Motion, SAM）。根据伯努利方程，我们可以看出其实二尖瓣也是"身不由己"地向室间隔移动。

　　在超声前时代，Brockenbrough-Braunwald-Morrow sign 为鉴别主动脉瓣狭窄及主动脉瓣下狭窄（即肥厚型梗阻性心肌病）提供了强有力的依据。

　　这里必须指出的是，英文文献中总是提及 HOCM 的左心室流出道狭窄为动力性梗阻（dynamic obstruction）也就是说随着心肌收缩力增强，HOCM 的梗阻程度加重，流出道内外的压力阶差增加，反过来，随着心肌收缩力减弱，HOCM 的梗阻程度会减轻，流出道内外的压力阶差也随之降低。这也是为何 HOCM 患者药物的治疗基础都是抑制心肌收缩力的秘密，因为只有降低心肌收缩力，流出道内外的压力阶差才会降低。而在英文文献也指出主动脉瓣狭窄为固定梗阻（fixed obstruction），即主动脉瓣狭窄程度并不受心肌收缩力影响，如图 13-27 所示。

　　主动脉瓣狭窄患者的有创压力监测（图 13-27）显示：在窦性心律时（前两次心搏），左心室－主动脉的压力阶差为 30mmHg，在室性早搏（PVC）之后的心搏，根据我们上面解释的 Frank-Starling 定律，左心室腔内压力升高，因患者无左心室流出道动力性梗阻，因此主动脉腔内压力也会相应地升高，我们可以看出左心室－主动脉的压力阶差仍然为 30mmHg。这就是主动脉瓣狭窄的固定狭窄，与之前的 HOCM 的动力性狭窄不同。

四、总结

　　由于目前临床工作中，常用静息超声心动图来诊断梗阻或者非梗阻性肥厚型心肌病，但难以发现隐匿性梗阻性肥厚型心肌病，且药物及运动负荷超声心动图难以开展，因此隐匿性肥厚型梗阻性心肌病较难以发现。同时肥厚型心肌病患者容易出现室

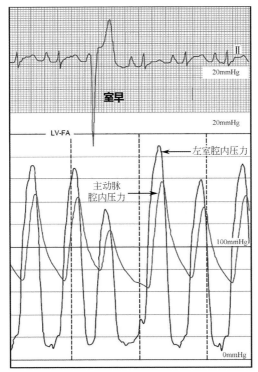

图 13-27　主动脉瓣狭窄患者腔内有创压力监测

性早搏，因此我们认识了 Brockenbrough-Braunwald-Morrow sign，恰好可以通过观察早搏后心搏的主动脉及左心室压力阶差，来找出隐匿性梗阻性肥厚型心肌病。识别出该病，将有助于指导患者的治疗策略。

参考文献

[1] Andrew G Morrow, Edwin C Brockenbrough, Braunwald Eugene. A hemodynamic technic for the detection of hypertrophic subaortic stenosis. Circulation, 1961, 23(2): 189-194.

[2] Barison A, Del F A, Todiere G. Haemodynamic findings in obstructive hypertrophic cardiomyopathy: pulsus bisferiens and Brockenbrough-Braunwald-Morrow sign[J]. Journal of Cardiovascular Medicine, 2016, Suppl 2: 154-155.

[3] John Michael, Griley S L G, William J French. The brockenbrough-braunwald-morrow sign. The New England Journal of Medicine, 1994, 12(8):1589-1590.

[4] Sim M M. Brockenbrough-Braunwald-Morrow sign.Eur Heart J, 2017, 38(12): 868.

第14章 肌营养不良与心肌病

本文再次强调心电图不仅仅是心内科常用的辅助工具，在疾病病因诊断上也是占有一席之地。

一、病例分享

18岁瘦弱青少年因反复肺炎数周就诊，生命体征：脉率108次/min，呼吸23次/min（呼吸短促），体温38.5℃，胸部体格检查：双侧胸廓扩张对称但呼吸运动起伏小、左下肺可闻及湿啰音，心尖搏动于左锁骨中线外1cm，心界向左扩大，心率108次/min，心律齐，未闻及杂音。神经系统体格检查：四肢肌力4级，深浅反射皆引出，病理反射阴性。患者自幼无法快跑，上楼梯时感双腿无力，双上肢无法提重物，但未予以重视。家族中有大姨于34岁可疑心脏性猝死病史。入院心电图如图14-1所示，心脏彩超提示扩张型心肌病（左室中度扩张、重度弥漫性运动功能减退，左心室射血分数15%～20%）。肺功能检查提示限制性通气功能障碍。请问读者认为是以下哪一种疾病呢？

A. 右心室肥厚　　　　　　　　　　B. 右束支传导阻滞

C. 右位心　　　　　　　　　　　　D. Duchenne型肌营养不良症

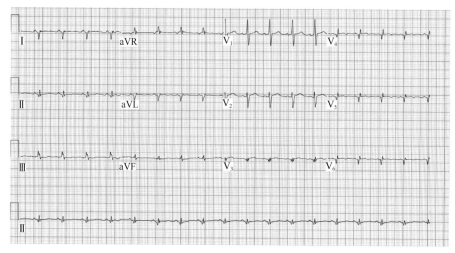

图 14-1　入院心电图

1. 解答

答案：D，Duchenne 型肌营养不良症（Duchenne muscular dystrophy，DMD）。

为什么患者是 Duchenne 型肌营养不良症？从心电图（图 14-1）获得的提示是：窦性心动过速 108 次 /min，电轴右偏，V_1 导联 R 波高电压，胸导联 R 波递增不良，Ⅱ 导联及 $V_4 \sim V_6$ 导联出现 Q 波。尽管 V_1 导联 R 波高电压对 DMD 的特异性高达 80%～90%，但是不能轻忽其他电轴右偏的疾病如右心室肥厚、右束支传导阻滞、右位心的可能性。但是青少年消瘦患者的病史出现胸廓呼吸运动起伏小，肺功能检查提示限制性通气功能障碍，可能是呼吸肌无力，再结合扩张型心肌病和肌无力的症状体征，首先应该先将疾病瞄准在 DMD。

下一步医生查患者血清肌酸激酶以及心脏延迟钆 MRI。回报血清肌酸激酶 3224 IU/L（正常值 25～173IU/L），心脏延迟钆 MRI 成像见外侧壁心外膜强化（图 14-2）。由图 14-3 解释：外侧壁心外膜纤维化其实也符合了 V_1 导联 R 波高电压的表现，如箭头所示，外侧壁纤维化导致去极化的电轴改变，朝向 V_1 导联导致 R 波高电压。对患者的肌肉组织活检及基因检测证实 Xp21.1 染色体上的 *DMD* 基因突变。

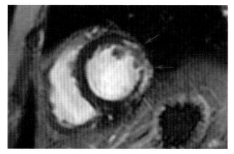

图 14-2　患者心脏延迟钆核磁成像见外侧壁心外膜强化

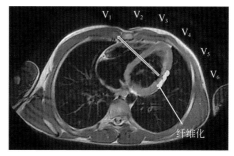

图 14-3　外侧壁心外膜纤维化示意（非此患者）

2. 讨论

临床上心内科医生如何怀疑 DMD ？

① DMD 的常见心电图是窦性心动过速，V_1 导联 R 波高电压（或异常的 R/S 比值），$V_5 \sim V_6$ 导联和下壁导联出现 Q 波等。

② 心脏超声提示扩张型心肌病。

③ DMD 的血清肌酸激酶往往是标准值的 10～100 倍不等。但需要提醒大家的是，不要因为血清肌酸激酶不高而排除肌肉疾病的可能性。

通过以上 3 点，心内科医生应高度怀疑 DMD，下一步应立即安排神经科或神经科肌肉病专家会诊。

二、Duchenne 型肌营养不良症与心肌病

1868 年法国医生 Duchenne 发现年轻男孩患有重度肌无力但小腿肌肉异常假性肥

大（图 14-4），因此 Duchenne 对其男孩的肌肉活检发现骨骼肌被脂肪－结缔组织所取代因而命名此疾病为 Duchenne 型肌营养不良症（Duchenne muscular dystrophy，DMD）。虽然 DMD 至此在临床上受到临床医生的注意，但 100 年后 DMD 的真实面纱才完整地呈现在大家面前。1986 年 Louis Kunkel 的实验室中证实 DMD 是由于某段基因突变导致 427kDa 的杆状蛋白 dystrophin 缺失所致。因此命名此段基因为 *DMD* 基因。

DMD 是常见的肌肉病，男婴发生率为 1/5000，绝大多数女性为无症状携带者，也就是说 DMD 是个 X 染色体隐性遗传疾病。*DMD* 基因位于 Xp21.1 染色体上，一旦 *DMD* 基因突变，则杆状蛋白 dystrophin 缺乏。Dystrophin 位于细胞内，一侧连接肌动蛋白（一

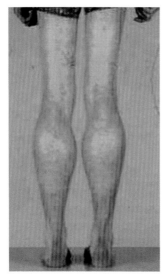

图 14-4　异常假性肥大的小腿肌

种细胞内收缩装置），另一部分连接细胞膜上的蛋白聚糖复合物（dystroglycan complex，DGC），DGC 又与细胞外基质相连（图 14-5），因此，Dystrophin 能够在细胞收缩时传递细胞内肌节产生的力至细胞外基质而稳定细胞膜，缺少 dystrophin 会造成细胞膜的易脆性增加，并导致肌细胞损伤后大量钙离子内流，最终引起肌细胞死亡。

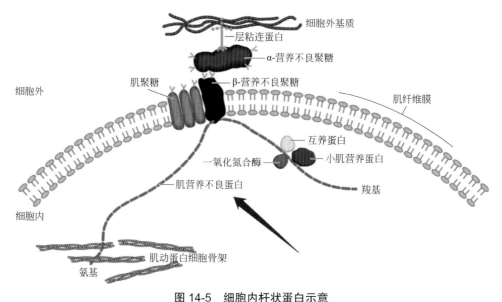

图 14-5　细胞内杆状蛋白示意

一图总结 DMD（图 14-6）：

心肌终究还是一块肌肉，脂肪－结缔组织积蓄沉积导致心肌病继续恶化的过程会

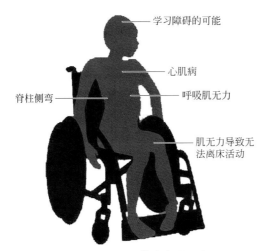

图 14-6　DMD 临床表现示意

导致左心室收缩功能障碍而演变为心力衰竭（图 14-7）。临床上治疗 DMD 选用：①激素减缓心肌病的进展；② ACEI 可以预防左心室收缩功能障碍的恶化；③ β 受体阻滞药推测可以缓解患者心力衰竭症状；④利尿药缓解心力衰竭症状，甚至到了 DMD 末期可以考虑心脏移植或等待移植前安装左心辅助装置。

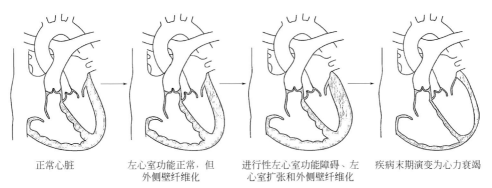

图 14-7　正常心肌经脂肪 - 结缔组织沉积受累逐渐演变为心力衰竭示意

拓展阅读

Am J Med 病例的心电图中，除了 V_1 导联 R 波高电压以外，$V_2 \sim V_6$ 导联呈现 R 波低电压，并且图 14-1 心电图的主要特征还是 V_1 导联 R 波高电压。图 14-8 展示 *J Am Coll Cardiol* 另一幅 DMD 患者的心电图，也是以 V_1 导联 R 波高电压为特征。

虽然这是发表在 *Am J Med* 上的一例病例，但文中诊断为 DMD 并不十分严谨，因为典型的 DMD 患者常于 2～5 岁起病，如不治疗，9～12 岁左右丧失行走能力，而本例患者已 18 岁，有四肢无力表现，但仍能行走，故诊断为 Becker 型肌营养不良（Becker muscular dystrophy，BMD）更合适。DMD 及 BMD 均为 *Dystrophin* 基因突变所

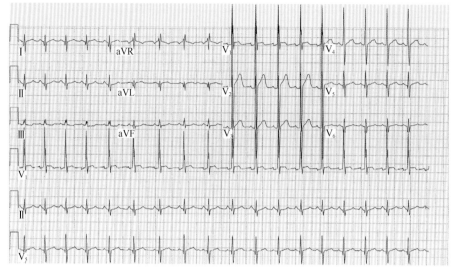

图 14-8 DMD 患者的心电图

致, 临床表现相似, 主要为儿童早期出现的四肢近端肌无力和肌肉萎缩, 血肌酸激酶明显升高, 二者的鉴别点在于 BMD 常于 7 岁以后发病, 12 岁以后才不能独立行走, 故发病年龄及丧失行动能力的时间均较 DMD 晚, 临床症状更轻。因此, DMD 及 BMD 属于 Dystrophinopathy 的不同亚型。

三、DMD/BMD 的诊断要点

① 临床: 四肢近端肌无力, 腓肠肌假肥大, Gower 征, 鸭步步态。

② CK 明显升高。

③ 肌电图: 肌源性损害。

④ 肌肉活检: 肌营养不良样改变, 免疫组化染色显示 dystrophin 表达下降。

⑤ 基因检测: *Dystrophin* 基因存在致病性缺失、重复、剪切及点突变等。

参考文献

[1] Indorkar R, Al-Yafi M, Romano S, et al. Cardiomyopathy In Muscular Dystrophy. QJM, 2017.

[2] Kamdar F, Garry D J. Dystrophin-Deficient Cardiomyopathy. J Am Coll Cardiol, 2016, 67(21): 2533-2546.

[3] Lee J J, Patel S M, Saba S F. X marks the spot: Duchenne's cardiomyopathy. Am J Med, 2014, 127(7): 13-14.

第15章 洋地黄中毒

专题一 ♥ 见鬼了，地高辛浓度正常的中毒

洋地黄类药物是临床上经常使用的心脏正性肌力药物，该药物已经有200多年的历史，主要用于治疗充血性心力衰竭和快速型室上性心律失常。但是由于洋地黄类药物药效学个体差异大、容易受电解质和一些药物影响等，常易引起中毒，而往往认为地高辛血药浓度大于2ng/mL为洋地黄中毒，本节介绍由于受电解质浓度的影响而导致地高辛浓度正常的洋地黄中毒。

首先看一下发表于 *Journal of Emergency Medicine* 杂志上的，由于洋地黄中毒引起的交界区性心动过速的病例报道。

一、病例分享

患者为一名66岁女性，因腹部不适、恶心、呕吐和间断心悸1天入院，既往有糖尿病、高血压、严重左心室收缩功能障碍、心力衰竭。患者已应用6个月抗心衰药物，目前应用药物为呋塞米40mg bid，螺内酯20mg qd，洋地黄0.125mg qd，卡维地洛6.25mg bid，赖诺普利10mg qd，二甲双胍和钙片。患者转诊时心电图（图15-1）所示，

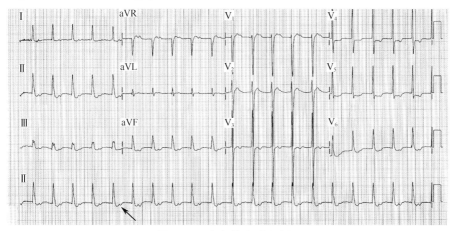

图 15-1　患者转诊时心电图

心率 130 次 /min，窄 QRS 心动过速，P 波倒置且与 T 波融合（箭头所指），aVR 导联上 P 波直立，提示交界区性心动过速。

急诊入院时心电图（图 15-2）提示，心率 110 次 /min，PR 间期延长，下斜型 ST 段压低与 T 波交界处呈现鱼钩样改变（箭头所指，图 15-3 为经典的洋地黄化的鱼钩样表现）。考虑患者心电图为异位房性心动过速。患者服用洋地黄，根据患者心电图表现怀疑其为洋地黄中毒。但检查血地高辛水平正常，肌钙蛋白阴性，血钾 3.9mmol/L，肌酐 91μmol/L（正常范围 45～90μmol/L），GFR 54mL/（min·1.73m^2），BNP 2017pg/mL（正常范围 20～285pg/mL）。这些化验结果初步排除了洋地黄中毒的可能，而将患者的心律失常归因于潜在的心肌病。然而患者的心电图改变高度提示洋地黄中毒，因此又对患者的血 Mg^{2+} 和血 Ca^{2+} 进行检测，发现 Ca^{2+} 正常，而 Mg^{2+} 水平降低为 0.39mmol/L（正常范围 0.65～1.25mmol/L）。最终患者被诊断为由于低镁血症诱导的洋地黄中毒。

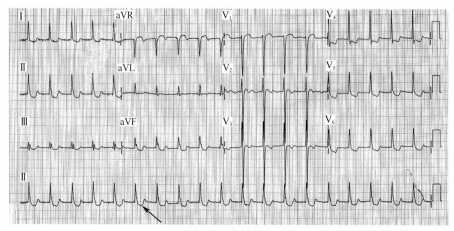

图 15-2　急诊入院时心电图

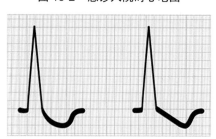

图 15-3　经典的洋地黄化鱼钩样表现

患者随即进行静脉滴注硫酸镁溶液，并且停止使用洋地黄。1h 后，患者心律恢复（图 15-4）为窦性心律，心率 70 次 /min，PR 间期延长。对比第二份心电图（图 15-2）和第三份心电图（图 15-4），可以发现两份心电图的 P 波是不同的，因此验证了第二份心电图为异位房性心动过速。在补镁治疗后，患者再未发生心律失常，出院时患者地高辛水平为 1.4nmol/L，Mg^{2+} 水平为 1.1mmol/L。

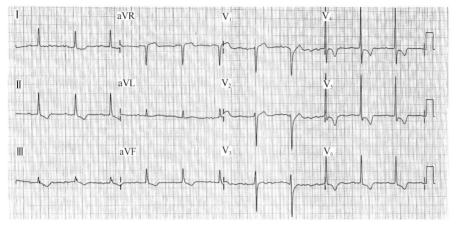

图 15-4　停止使用洋地黄后心电图

上面这个病例是由于低镁血症诱导的地高辛浓度正常的洋地黄中毒，进而出现的第一份心电图（图 15-1）的交界区性心动过速。虽然上面病例患者血钾和血地高辛水平正常时，也要检查血钙和血镁的水平，因为电解质异常可以诱发洋地黄中毒。

二、洋地黄中毒

1. 洋地黄中毒诱发心律失常的机制

强心机制：如图 15-5 所示，洋地黄与心肌细胞膜上钠泵（Na^+-K^+-ATP 酶）相结合并抑制其活性，使细胞内 Na^+ 浓度增多，K^+ 浓度减少。胞内 Na^+ 浓度升高后，再激活 Na^+-Ca^{2+} 交换体（Na^+-Ca^{2+} 交换体为调节胞内 Ca^{2+} 浓度的重要机制之一，可双向以 $3Na^+ : 1Ca^{2+}$ 方式交换，产生 Na^+-Ca^{2+} 交换电流），使 Na^+ 外流增加，Ca^{2+} 内流增加，

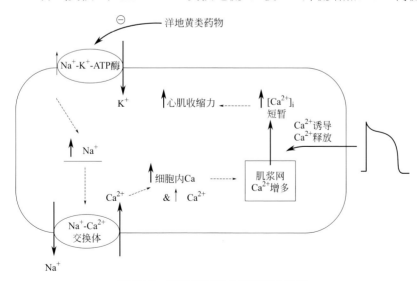

图 15-5　洋地黄增加心肌收缩力示意

导致心肌细胞内 Ca^{2+} 浓度增加，激活肌浆网上 RyR 受体，导致肌浆网内 Ca^{2+} 离子释放入心肌细胞，使心肌细胞内的 Ca^{2+} 浓度上升（钙诱发钙释放），Ca^{2+} 与肌钙蛋白结合引起心肌收缩力增强。

快速型心律失常机制：肌浆网 Ca^{2+} 增加，会导致舒张期时肌浆网内的 Ca^{2+} 自发释放，再通过 Na^+-Ca^{2+} 交换体，使 Ca^{2+} 外流，Na^+ 内流。由于 Na^+-Ca^{2+} 交换体，转运 3 个 Na^+ 与 1 个 Ca^{2+}，可产生 1 个去极化的内向电流。当去极化内向电流达到一定程度时，将会产生延迟后除极（DAD）的发生，进而出现自发性动作电位，而产生快速型心律失常。

2. 电解质异常诱发洋地黄中毒的原因

低钾血症：K^+ 和洋地黄共同竞争 Na^+-K^+-ATP 酶的结合位点，当血 K^+ 降低时，会增加 Na^+-K^+-ATP 酶对洋地黄的敏感性，导致洋地黄对钠泵抑制作用增强。

低镁血症：Mg^{2+} 对 Na^+-K^+-ATP 酶有激活作用，当血 Mg^{2+} 降低时，Na^+-K^+-ATP 酶活性降低，使细胞内血 Na^+ 增高。血 Mg^{2+} 降低，也可使心肌细胞摄取洋地黄增多，而导致洋地黄中毒。

高钙血症：高钙血症可增加心肌细胞对洋地黄的敏感性。

因此给心力衰竭患者应用利尿药合并洋地黄治疗时，一定要注意利尿药可导致电解质紊乱，进而诱发洋地黄中毒。

3. 其他可以诱发洋地黄中毒的原因

肾功能受损：洋地黄主要经肾脏清除，肾功能减退时，肌酐清除率降低，洋地黄排泄延缓，蓄积性增加。所以应保护心力衰竭患者的肾功能，一旦发现肾功能减退，应减少洋地黄剂量。

三、总结

当我们在对患者应用洋地黄治疗时，一定要警惕患者心电图的变化，即使在地高辛浓度正常的患者，由于电解质水平的紊乱，也可以诱发洋地黄中毒。

参考文献

[1] Raja Rao M P, Panduranga P, Sulaiman K, et al. Digoxin toxicity with normal digoxin and serum potassium levels: beware of magnesium, the hidden malefactor. J Emerg Med, 2013, 45(2): 31-34.

[2] Gonano L A, Petroff M V. Subcellular mechanisms underlying digitalis-induced arrhythmias: role of calcium/calmodulin-dependent kinase Ⅱ (CaMK Ⅱ) in the transition from an inotropic to an arrhythmogenic effect. Heart Lung Circ, 2014, 23(12): 1118-1124.

[3] Ewy G A. Digoxin: The Art and Science. Am J Med, 2015, 128(12): 1272-1274.

专题二 ♥ 洋地黄中毒导致房速合并房室阻滞

本文介绍一下洋地黄中毒导致 DAD 伴迷走神经兴奋进而出现的房速合并房室传导阻滞的心电图变化。

一、病例分享

77 岁女性，因间断憋气、下肢水肿 10 天入院，10 天前受凉后出现憋气，活动时憋气加重伴双下肢可凹性水肿。既往有高血压、糖尿病、房颤，1 年前由于阵发性房颤伴长间歇置入起搏器治疗。常规服用药物：螺内酯 20mg qd，地高辛 0.125mg qd，倍他乐克 12.5mg bid，依姆多缓释片 30mg qd，华法林 3mg qd，及降糖药物。患者 NT-ProBNP 及 TnI 浓度正常，K^+ 4.81mmol/L（正常范围 3.5～5.3mmol/L），Ca^{2+} 2.21mmol/L（正常范围 2.03～2.60mmol/L），Mg^{2+} 0.97mmol/L（正常范围 0.60～1.10mmol/L）。

患者入院时心电图如图 15-6 所示，此患者心电图是什么？

A. 交界区性逸搏

B. 房速合并房室阻滞

C. 窦性心律

通过仔细分析心电图（图 15-6），P 波频率为 120 次 /min，QRS 波频率 60 次 /min，V_1 导联上两种箭头均指示 P 波，其中箭头向下（↓）的箭头提示 P 波可下传至 QRS 波，但 PR 间期约 0.24s；箭头向上（↑）的箭头提示 P 波未下传，提示患者为房速伴 2∶1 房室传导阻滞。赵运涛医生遂怀疑患者是否服用洋地黄类药物，一线医生回答此患者确实服用洋地黄。遂查地高辛浓度为 2ng/mL（正常范围：0～2ng/mL）。虽然患者地高辛浓度在正常范围内，但由于房速伴房室传导阻滞是严重洋地黄中毒的标志，遂停用地高辛。5 日后复查的地高辛浓度为 0.4ng/mL（正常范围：0～2ng/mL），且患者心电图恢复正常（图 15-7），进一步印证了患者出现房速伴房室阻是由洋地黄中毒导致。

二、讨论

洋地黄中毒诱发缓慢型心律失常的原因。

上节介绍了洋地黄诱发快速型心律失常的原因：由于抑制心肌细胞膜上钠泵（Na^+-K^+-ATP 酶）活性，使细胞内 Na^+ 浓度增多，再激活 Na^+-Ca^{2+} 交换体，导致心肌细胞内 Ca^{2+} 浓度增加，产生 DAD 的发生，进而出现自发性动作电位，而产生快速型心律失常。

以上患者的房速机制为洋地黄抑制心肌细胞膜上钠泵活性，进而产生心房水平 DAD 所导致；而患者的房室阻滞机制为洋地黄兴奋迷走神经致减慢房室结的传导所导

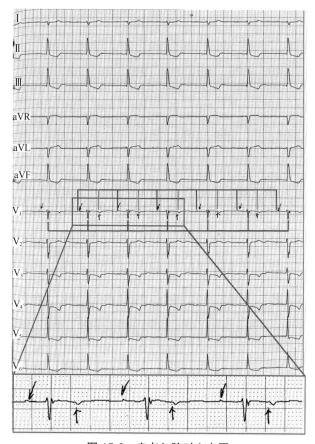

图 15-6　患者入院时心电图

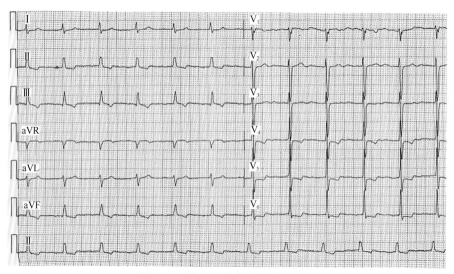

图 15-7　停用洋地黄后正常心电图

致，洋地黄除具有抑制钠泵进而增强心肌收缩力的作用外，还具有兴奋迷走神经的作用，抑制窦房结或减慢房室结的传导作用，进而表现出缓慢型心律失常。因此最终患者由于洋地黄中毒诱发的心房水平 DAD 伴迷走神经的兴奋，导致患者心电图表现为房速伴房室阻滞。

三、总结

通过以上病例的介绍，加深大家对洋地黄中毒导致心律失常的心电图认识。并且当患者心电图表现为房速合并 2∶1 房室阻滞，且患者服用洋地黄类药物时，要考虑到患者心电图很可能由洋地黄中毒导致。

第16章　其他

专题一　♥　"除"不掉的室速

值夜班最怕遇到需要抢救的危重患者，尤其是恶性心律失常的患者。临床上常见电复律治疗室性心动过速，但少见反复电复律无效的室速。只要见过一次，终生不忘！

一、病例分享

一位拾荒老人在洗衣服时一头栽倒在洗脸盆里，火速被送到医院。患者入院时意识模糊，口吐白沫，测血压 50/30mmHg，心电图（图 16-1）示：双向性室性心动过速。

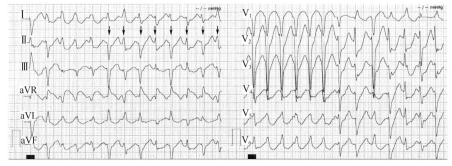

图 16-1　入院心电图

赵运涛医生看过心电图后指出，这是双向性室性心动过速，指示马上给予电复律，室速未终止；静注利多卡因，无效；静注胺碘酮，无效；静注美托洛尔，依然无效；反复电复律（200J 双向波）达 20 次，室速仍然无法终止。

赵运涛医生仔细阅读心电图后，又指出双向室速最常见的原因是地高辛中毒及乌头碱中毒，其次是儿茶酚胺敏感性多形室速。由于该患者年龄偏大，首先考虑患者为药物中毒可能性大，询问患者家属，否认地高辛用药史。接下来考虑乌头碱中毒，看到患者双手捂着肚子，仍然在口吐白沫，立即给予留置胃管，引流出 700mL 胃内容物。2h 后患者室速终止，血流动力学稳定，意识恢复。患者回忆"惊魂时刻"前一幕：她捡拾到一瓶药酒，服用约 50mL 后半小时出现上述症状。次日血液药物毒理学检测结果发现乌头碱阳性，证实了赵运涛医生的诊断。

这是我们所遇到的一例乌头碱中毒导致双向性室性心动过速的经典案例，已发表在加拿大心脏病学杂志。针对我们报道的病例，同期的文章述评为：大自然的产物也有可能产生毒性。因此，对于大自然的产物中药，我们也要谨慎应用。

二、乌头碱与乌头碱中毒

乌头碱是中药附子的主要化学成分（图16-2）。附子又名乌头或附片，主要产于四川、湖北、湖南等地，加工炮制后多用于治疗关节炎、脑梗死等疾病。民间流传自制附子药酒的方法，用于散寒除湿，但经常有报道出现中毒的事件，轻者四肢发麻、心慌，严重者会导致死亡，所以无论是内服还是外用，都需谨慎使用。

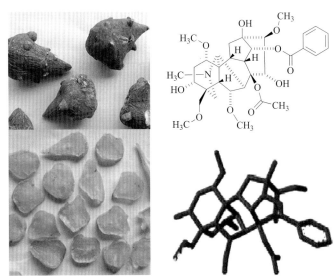

图 16-2 附子、附子饮品及乌头碱

1. 乌头碱中毒的临床表现

乌头碱可经消化道和破损皮肤吸收，且其吸收速度很快，多数急性乌头碱中毒患者在30min内出现特异性临床症状。急性乌头碱中毒主要会对神经系统和心血管系统造成损伤，其中乌头碱心脏毒性的主要作用机制为影响钠离子通道激动作用，使钠通道持续开放，进而引发心律失常，进一步损伤心肌细胞超微结构，诱导心肌细胞凋亡。此外乌头碱还可以造成消化道损伤。本例患者尽管意识模糊，但仍然捂着肚子不停呻吟，口吐白沫，就是由于乌头碱造成消化道损伤的临床表现。

2. 乌头碱中毒的处理

乌头碱中毒患者入院后，应立即进行洗胃（服用6h内）、催吐、导泻、利尿等治疗，必要时采取血液灌流联合血液透析，上述治疗可促进毒物快速排泄。对于表现为快速型心律失常，可给予利多卡因、胺碘酮及电复律及电除颤等处理措施，但本例患者药物及电复律治疗均无效。

三、乌头碱中毒与双向性室性心动过速

双向性室性心动过速（双向性室速）于 1922 年首次作为地高辛中毒的心电图表现而被报告，近年来，越来越多的临床情况能伴发双向性室速，几乎都是心肌弥漫性病变，如地高辛中毒、乌头碱中毒、儿茶酚胺敏感性多形室速，最近还有报道双向性室速可在心肌炎、心肌梗死、应激性心肌病、嗜铬细胞瘤等情况下出现。其中儿茶酚胺敏感性室速是有猝死高风险的家族性心律失常，而双向性室速常是该病的一个标志性心电图表现。

双向性室速心电图表现为同一导联两种 QRS 波交替出现，典型的图呈现 QRS 主波方向"一上一下"表现，例如本例心电图箭头所示 QRS 波群"一上一下"交替出现（图 16-1），但这种特点的心电图改变并不是同时存在于所有导联。双向性室速有典型的心电图改变，但并不能指向某种特定的疾病，病因需要结合病史及其他辅助检查进行分析和诊断。

1. 双向室速的发生机制

乒乓机制是近期解释双向性室速机制的新学说，该机制认为心脏存在两个不同的起搏位点，而触发两个位点发生延迟后除极的阈值心率不同，其中一个位点引发延迟后除极的心率低，当患者窦性心率升高到阈值心率，则在一次正常的心室激动后，一次迟后除极将触发一次新的动作电位而形成室早，甚至是室早二联律；待窦性心率再上升到另一位点阈值心率时，将触发该位点的延迟后除极，结果形成双向性室速，最常见的位点是位于左前分支＋左后分支两个位点形成的双向性室速。

2. 鉴别诊断

由于双向性室速的位点多位于束支，所以双向性室速的 QRS 波宽度通常不太宽，有时容易和室性早搏二联律混淆，图 16-3 所示心电图，为误诊的肺动脉栓塞导致双向

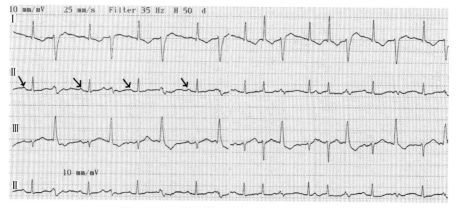

图 16-3　室性早搏二联律误诊为双向室速

性室速病例，实际为室早二联律，箭头标出 P 波。所以以后诊断室速时一定要仔细分析 P 波与 QRS 波之间的关系，进而判断是否存在房室分离。

3. 治疗

对于室性心动过速的患者，治疗策略需两步走。第一，应用电复律纠正血流动力学紊乱（地高辛中毒禁用电复律），血流动力学稳定患者可以给予抗心律失常药物治疗，如利多卡因、胺碘酮、美托洛尔，同时补钾补镁，增加细胞膜稳定性。第二，我们在治疗过程的同时，要尽早明确心律失常的原因，比如本例双向性室速，需要鉴别地高辛中毒、乌头碱中毒、急性大面积心肌梗死、急性心肌炎、应激性心肌病等病因，仔细询问患者用药史，发病前诱因等情况，针对病因进行治疗。

四、总结

这种电复律都无法转复的室速，实属罕见，我们要提高警惕，一定要进一步分析病因，针对病因治疗才能彻底治疗室速。希望本文的乌头碱中毒导致双向性室性心动过速病例，不仅让心内科、急诊科、中医科医生认识到这种疾病，同时能让广大的人民群众认识到不能盲目听信所谓的中草药偏方，要到正规的中医医院，经中医师指导下，妥善口服中药汤剂。

参考文献：

[1] Zhao Y T, Wang L, Yi Z. An Unusual Etiology for Bidirectional Ventricular Tachycardia. Can J Cardiol, 2016 Mar, 32(3):395. 5-6.

[2] Zhao Y T, Huang Y S, Yi Z. An 88-year-old man with syncope and analternating axis. Heart, 2016 May 15, 102(10): 3.

[3] Richter S, Brugada P. Bidirectional ventricular tachycardia. JAm Coll Cardiol, 2009 Sep 22, 54(13):1189.

[4] Backx PH. Serving up the ping-pong mechanisms for biventricular ventricular tachycardia. Heart Rhythm, 2011 Apr, 8(4):606-607.

[5] Arias M A, Puchol A, Pachón M. Bidirectional ventricular tachycardia inleftventricular non-compaction cardiomyo-pathy. Europace, 2011 Jul,13(7):962.

[6] Roses-Noguer F, Jarman J W, Clague J R, Till J. Outcomes of defibrillator therapy in catecholaminergic polymorphic ventricular tachycardia. Heart Rhythm, 2014 Jan,11(1):58-66.

[7] Traykov V B, Kotirkov K I, Petrov I S. Pheochromocytoma presenting with bidirectional ventricular tachycardia. Heart, 2013 Apr, 99(7):509.

[8] Park Y H, Kim J. Bidirectional ventricular tachycardia in a patient with acute myocardial infarction and a orticstenosis. Int J Cardiol, 2013 Jan 10, 162(2):41-42.

[9] Miller P E, Scholten E L, Desai C S. et al. A patient with systolic dysfunction and an alternating axis. JAMA Intern Med, 2014 Dec,174(12):2027-2028.

[10] Chapman M, Hargreaves M, Schneider H, et al. Bidirectional ventricular tachycardia associated with digoxin toxicity and with normal digoxin levels. Heart Rhythm, 2014, 11(7): 1222-1225.

[11] Baranchuk A. Bidirectional ventricular tachycardia or not? That is the question. Cardiol J, 2010,17(2):214.

[12] Tatli E, Aktoz M, Barutcu A, et al. Bidirectional tachycardia in a patient with pulmonary embolism. Cardiol J, 2010, 17(2):194-195.

专题二 ♥ LAD 近段闭塞的两种不同的梗死——广泛前壁和前间壁

明明都是左前降支（LAD）近段闭塞，12 导联心电图为什么会出现急性前间壁 ST 段抬高心肌梗死（STEMI）以及广泛前壁 STEMI 呢？

一、为什么 LAD 近段闭塞时，急性前间壁 STEMI 抬高的导联只局限于 V_1~V_3 导联而没有到达心尖部呢

常见的急性前间壁 STEMI 心电图如图 16-4（a）所示，V_1~V_3 导联 ST 段抬高；急性广泛前壁 STEMI 心电图如图 16-4（b）所示，Ⅰ、aVL、V_1~V_6 导联 ST 段抬高。

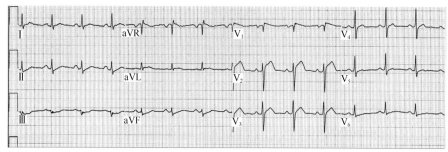

(a) 急性前间壁 STEMI 心电图

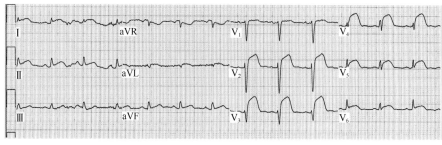

(b) 急性广泛前壁 STEMI 心电图

图 16-4　STEMI 心电图

H. D. Huang 研究了心电图表现 STEMI 的 97 例患者的冠状动脉造影，内容包括 LAD 长度、LAD 闭塞的位置以及是否有额外的血供至心尖部。其中心电图表现为急性前间壁 STEMI 有 39 人，表现为急性广泛前壁 STEMI 的有 58 人。

那么问题来了，LAD 近段闭塞时，为什么只表现急性前间壁 STEMI 的心电图而不是广泛前壁 STEMI 呢？于是 H. D. Huang 用冠状动脉造影分别探查急性广泛前壁、

前间壁 STEMI 的冠状动脉血管，两者的冠状动脉血管解剖差别（表 16-1）。

表 16-1　急性广泛前壁、前间壁 STEMI 的冠状动脉血管解剖差别

急性广泛前壁 STEMI（n=58）	急性前间壁 STEMI（n=39）	冠状动脉解剖情况
12.1%	35.9%	① ≥1 支以上的分支到达心尖 ② LAD 近端闭塞伴随短 LAD 或伴随＞1 支大的侧支

二、讨论

LAD 近段闭塞时，急性前间壁 STEMI 在 $V_1 \sim V_3$ 导联 ST 段抬高有两种假说：

① 急性前间壁 STEMI 代表了坏死面积较小的急性前壁 STEMI：因为有相应的血供到达远段（短 LAD 却有大钝缘支），所以 $V_4 \sim V_6$ 导联没有出现 ST 段抬高。

② 相消效应（cancelation effect）：长 LAD 近段闭塞伴短钝缘支时原本应该造成大面积坏死，但是向量的相消效应［由于缺血位置在室间隔及前壁基底部（图 16-5），朝向 $V_1 \sim V_3$ 导联的向量占优势，并与 $V_5 \sim V_6$ 导联呈钝角，因此 $V_1 \sim V_3$ 导联呈现 ST 段抬高，而 $V_5 \sim V_6$ 导联呈现 ST 段压低或是 ST 段抬高程度递减］，导致相应侧面的胸导联 $V_5 \sim V_6$ 的 ST 段抵消。

现在大多数的临床统计比较支持假说①。针对心电图出现急性前间壁 STEMI 的原因为额外血供：示意图（图 16-6）用 Selvester 的 QRS

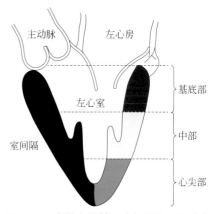

图 16-5　胸骨旁长轴示室间隔及心肌分段

计分来评价，用尚未进行再灌注治疗的坏死区域面积与 ST 段抬高的导联数之间的关系。按 Selvester 的 QRS 计分计算，如果 LAD 近段闭塞而急性前间壁 STEMI 坏死区域小于广泛前壁 STEMI 坏死区域的情况，只有用发生在室间隔远段的心尖部以及前壁有额外的血供才能够解释。

三、结论

因此，根据 H. D. Huang 的统计结果（表 16-1）也认同急性前间壁 STEMI 的 $V_4 \sim V_6$ 导联无 ST 段抬高的现象是因为远段存在其他血供保护（多为长的钝缘支），故此缺血只局限于前壁及间隔的基底部至中部［图 16-5 及图 16-6（a）］。

当 LAD 近段闭塞时为什么只有前间壁受累而远段心尖部未累及？很有可能是遇上了 LAD 短但钝缘支长的血管的变异。因此临床医生光专注于心电图与抢救患者是不够的，需要熟悉奇妙的心脏结构才能科学地"知其所以然"地诊断疾病。

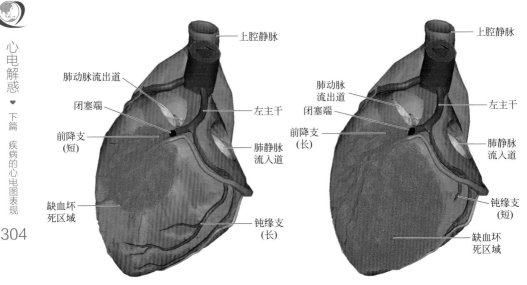

(a) 短LAD近段闭塞示意
LAD近段闭塞，若LAD短但钝缘支长，心尖部有
来自钝缘支的血供，则缺血坏死区域面积小，
心电图表现急性前间壁STEMI

(b) 长LAD近段闭塞示意
LAD近段闭塞，LAD长但钝缘支短小的情况下，
心尖部无额外血供，则缺血坏死区域面积大，
心电图表现急性广泛前壁STEMI

图 16-6　LAD 近端闭塞示意图

参考文献

[1] Huang H D, Tran V, Jneid H, et al. Comparison of angiographic findings in patients with acute anteroseptal versus anterior wall ST-elevation myocardial infarction. American Journal of Cardiology, 2011, 107(6): 827.

[2] Aldrich H R, Wagner N B, Boswick J, et al. Use of initial ST-segment deviation for prediction of final electrocardiographic size of acute myocardial infarcts. American Journal of Cardiology, 1988, 61(10): 749-753.

[3] Zhan Zhong-qun, Wang Wei, Wang Jun-feng. Does left anterior descending coronary artery acute occlusion proximal to the first septal perforator counteract ST elevation in leads V_5 and V_6? Journal of Electrocardiology, 2009, 42(1): 52-57.

[4] PARKER A B, WALLER B F, Gering L. Usefulness of the 12-Lead Electrocardiogram in Detection of Myocardial Infarction: Electrocardiographic- Anatomic Correlations-Part. Clinical Cardiology, 1996, 19(2): 141.

专题三 ♥ 诊断了这么多年的右心室梗死，其实并不存在

在临床上我们经常会碰到右冠状动脉闭塞的患者，通常我们将右冠状动脉闭塞导致的心肌梗死认为是右心室心肌梗死。并且目前国内关于右心室心肌梗死的文章可谓是汗牛充栋，但是今天我们要探讨一下：右心室心肌梗死是否真的存在？

翻开我们的内科学教科书，里面从来都没有提到过关于右心室梗死方面的内容，

但是在国外文献中很早就提到了右心室心肌梗死是不存在的。

一、右冠状动脉完全闭塞，导致右心室心肌缺血，右心室怎么会不梗死

右冠状动脉完全闭塞见图 16-7。

首先，我们要明确一点，急性心肌缺血的发生与否取决于心肌氧耗和血供的平衡失调（图 16-8），只要心肌的氧耗超过血供就会发生心肌缺血，缺血时间超过 30min 就可能发生心肌梗死。如斑块破裂，血栓形成，导致的血管闭塞，就是典型的氧耗超过血供导致急性心肌缺血进而导致心肌梗死的例子。同样，劳力性心绞痛也是氧耗超过血供导致心肌缺血的例子。

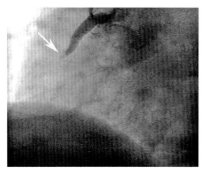

图 16-7　右冠状动脉完全闭塞

首先，回顾一下右心室的血供与解剖特点：

① 右心室前壁由左前降支供血，并且右心室的侧支循环很丰富。

② 右心室室壁薄，收缩期室内压低，进而收缩期对右冠状动脉压迫小，所以右心室是收缩期和舒张期双相供血，这与左心室完全不同，左心室主要是舒张期供血。

③ 右心室心肌细胞可以直接从右心室内的血液摄取氧气。

④ 右心室室壁薄，其跨室壁灌注压更均一，因此不会发生类似于左心室的心内膜下缺血。

其次，介绍一下右心室的氧耗特点：

右心室面对的是一个高容低阻的肺循环，肺循环阻力是体循环的 1/6，故右心室做功仅为左心室的 1/6，故右心室耗氧少。

从以上可知，右心室血供多，且右心室氧耗少。因此右心室本身的血供特点（血供远大于氧耗）决定了右心室即使在右冠状动脉完全闭塞情况下也不会发生急性心肌梗死。

二、既然右心室不会发生心肌梗死，怎么会有急性右心室心肌梗死特异的心电图表现——"V_{3R} ~ V_{5R} 导联 ST 段抬高，伴或不伴有 Q 波形成"

所谓"右心室心肌梗死"时右胸导联的 ST 段抬高或 Q 波形成均呈一过性，无所谓的陈旧性右心室梗死心电图表现。

ST 段抬高不是心肌梗死的心电图表现，只是右心室透壁缺血的表现。因为右心室缺血后氧耗和血供很快再次达到平衡，所以这种心电图改变为一过性。又因为只有右心室

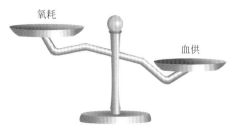

图 16-8　氧耗和血供的关系

心肌缺血，所以也就不存在陈旧性右心室心肌梗死的心电图表现。

因此不要把 $V_{3R} \sim V_{5R}$ 导联 ST 段抬高，伴或不伴有 Q 波形成等同于右心室心肌梗死。左心室同样也是如此，冠状动脉痉挛可导致 ST 段抬高，但并未发生心肌梗死。

三、如果没有梗死，为什么急性右心室梗死的患者院内病死率高

这是一个很好的问题，右心室的确不会发生心肌梗死，但右心室由于缺血导致的心肌顿抑，导致右心室收缩功能衰竭，进而导致低血压，却可以升高院内病死率。

这是右心室特殊的血流动力学特征决定的：右心室缺血、心肌顿抑，导致右心室收缩功能不全，从而使右心室心排血量下降，肺血减少，左室前负荷下降，左心室充盈减少而导致左心室心排血量降低。同时，右心室收缩末残存血量增加，导致右心室扩张、压力增加，使室间隔左移，阻碍了左心室舒张充盈。以上两种因素的合力下，使左心室心排血量减少，进而导致低血压状态。如图 16-9 所示。

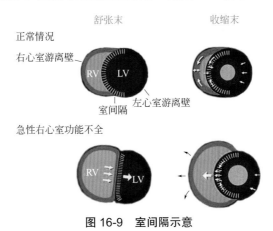

图 16-9 室间隔示意

四、其他方面论证右心室梗死的不存在

无论右冠状动脉再通与否，3～10 天后患者的右心室功能都会自发地改善，并且 3～12 个月后右心室的整体功能都会恢复至正常状态。进一步讲，急性右冠状动脉闭塞的患者，即使在未开通右冠的情况下，大多数患者也会出现早期血流动力学的改善，以至于后期右心室功能完全恢复。其中急性右冠状动脉闭塞所致的右心功能不全是右心室存活心肌的表现，这是与左心室缺血的不同之处。

左心室心肌梗死会有心脏破裂的并发症，而右心室壁明显比左心室壁薄，按此推理，右室心肌梗死更容易发生心脏破裂，可事实并非如此，原因就在于右心室只存在心肌缺血，而没有心肌梗死的状态。

并且，慢性右心衰竭的诸多病因里面，右心室心肌梗死几乎不被提及，也就是因为右心室不会发生梗死。所以，右心室心肌梗死在很大程度上是一个错误的命名。

五、总结

综上可知右室心肌梗死（right ventricular myocardial infarction）是一个错误的命名，严谨地说应该是右心室心肌缺血（right ventricular myocardial ischemia）。所以下次再遇到右冠状动脉闭塞的患者时，不要再认为会发生右心室心肌梗死了，其实仅是发生右心室缺血而已。

参考文献

[1] Bowers T R, O′ Neill W W, Grines C, et al. Effect of reperfusion on biventricular function and survival after right ventricular infarction. N Engl J Med, 1998, 338(14): 933-940.

[2] Goldstein J A. Pathophysiology and management of right heart ischemia. Journal of the American College of Cardiology, 2002, 40(5): 841-853.

[3] Haddad F, Doyle R, Murphy D J, et al. Right ventricular function in cardiovascular disease, part Ⅱ: pathophysiology, clinical importance, and management of right ventricular failure. Circulation, 2008, 117(13): 1717-1731.

[4] Haddad F, Hunt S A, Rosenthal D N, et al. Right ventricular function in cardiovascular disease, part I: Anatomy, physiology, aging, and functional assessment of the right ventricle. Circulation, 2008, 117(11): 1436-1448.

[5] Kakouros N, Cokkinos D V. Right ventricular myocardial infarction: pathophysiology, diagnosis, and management. Postgrad Med J, 2010, 86(1022): 719-728.

[6] Goldstein J A. Acute right ventricular infarction: insights for the interventional era. Curr Probl Cardiol, 2012, 37(12): 533-557.

[7] Goldstein J A. Acute right ventricular infarction. Cardiol Clin, 2012, 30(2): 219-232.

[8] Rallidis L S, Makavos G, Nihoyannopoulos P. Right ventricular involvement in coronary artery disease: role of echocardiography for diagnosis and prognosis. J Am Soc Echocardiogr, 2014, 27(3): 223-229.

专题四 ♥ 吞咽诱发晕厥

吃饭、饮水是日常生活不可或缺的部分，也为生命运转提供能量。然而，吃饭、饮水这一简单的吞咽动作却可以诱发晕厥。

一、病例分享

病例 1 61 岁，男性，因"反复晕厥一天"入院治疗。患者大多会在每逢进食或饮水后出现心悸、晕厥，持续几秒钟。既往有糖尿病病史，无家族猝死史。查体：心率 70 次 /min，血压 130/80mmHg。心肺查体未见异常。血清电解质（Na^+、K^+、Mg^{2+}、Ca^{2+}）及甲状腺功能正常。心脏超声未见任何异常。静息状态下心电图为窦性心律，但在摄入食物或液体后，心电图示短暂房速（图 16-10）。

患者吞咽时发生房速，自觉有黑蒙，自始至终无心动过缓发作。24h 动态心电图证实，患者每次吞咽之后均会出现短暂的房速。给予阿托品 1mg 肌注治疗，症状明显好转。遂进行电生理检查，明确房速起源于右心房下后部，行射频消融术治疗，术后

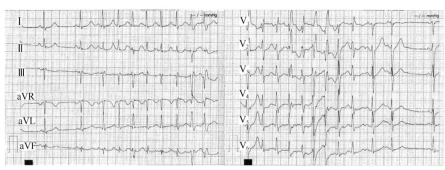

图 16-10 患者在摄入食物或液体后的心电图

患者反复吞咽未诱发任何房速。2 年后随访，诉吞咽后未再出现任何晕厥与心悸症状。

下面我们再介绍一个发表于 *Tex Heart Inst J* 杂志上由吞咽引起房颤进而出现心悸的病例。

病例 2 38 岁，女性，因"间断心悸 4 天"入院。患者近 4 天反复出现心悸，每天发作次数达 30 次，每次心悸持续约数秒钟，每次症状的发生均与进食有关，无胸痛、气短，无头晕、头痛、晕厥，无吞咽困难、吞咽痛等。查体：血压 110/70mmHg，心率 70 次 /min，甲状腺无肿大，心肺查体未见异常。化验检查、心脏彩超未见明显异常。入院心电图提示窦律，心率 80 次 /min，无 ST 段及 T 波改变。

在患者进食后，重复进行心电图检查（图 16-11），出现短暂房颤。在心电图上出现房颤之前未出现心动过缓。

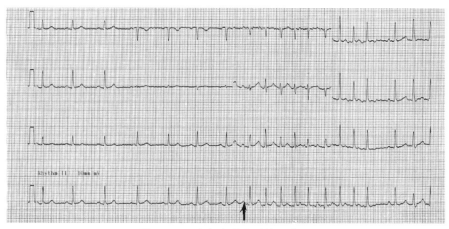

图 16-11 患者在进食后的心电图
箭头所指为房颤开始

给予患者丙吡胺治疗，1 个月后复查，24h 动态心电图证实患者房颤发作次数减少，且患者诉心悸症状每天发作 2～3 次。遂给予维拉帕米治疗，两种药物合用 9 个月后，最终患者在进食后心悸症状完全消失。

从以上两个病例我们可以看出，吞咽可以引起房颤或房速等快速型房性心律失常的发生，进而再导致心悸、晕厥等症状。

二、讨论

上述病例为吞咽诱发的房性心动过速，进而引起晕厥或心悸。

1. 吞咽诱发晕厥的相关心律失常的表现有哪些

文献报道，吞咽诱发的晕厥可由心动过缓性心律失常与心动过速性心律失常所导致。其中，心动过缓较心动过速更常见。

心动过缓中房室传导阻滞是最常见的表现，患者多伴有食管病变、冠状动脉病变或强烈的迷走神经介导的心脏抑制（strong vagally mediated cardiac inhibition）。

心动过速为罕见的表现，其中房速为心动过速中最多见的表现。心动过速的患者多无食管或心脏病变。

报道显示，截至 2014 年，公开报道的吞咽诱发的房速病例尚不足 50 例，且多发生于年龄＞35 岁的男性，女性非常少见。对阿托品的治疗反应不一，约 15.7% 的患者有效，如本例患者，对阿托品反应良好，进食不会再发生房速。

2. 吞咽诱发快速型房性心律失常进而导致晕厥的机制

吞咽诱发的房速既可以起源于右心房，也可以起源于左心房，特别是肺静脉区域。既往观点认为左心房起源的房速，是因左心房与食管毗邻，吞咽动作时食物通过食管后，食管扩张直接机械刺激左心房所致，但无法解释吞咽诱发的右心房起源的房速。

病例 1 的患者，有趣的是：无需吞咽食物或水，只需做一个简单的吞咽动作即可出现房速，且"屡试不爽"，术中心房电生理刺激未能诱发房速，而患者自己的吞咽动作却可以诱发房速。

目前倾向的机制如下：

（1）受到牵张而激活的食管机械感受器可能发挥了很重要的作用。食管机械感受器感受到食管扩张后，通过迷走神经向食管丛发出信号到脑干。从脑干传出的迷走神经冲动优先使心房肌放电，而未使窦房结兴奋性及房室结传导性下降，后者会导致窦性停搏或房室阻滞，而不是房速。据推测，由于迷走神经末梢在心房中呈不均匀分布，导致心房内迷走神经刺激所致的 I_{KAch} 的激活亦不一致。从而增加了复极的离散度和对房性快速型心律失常的易损性，有利于房性快速型心律失常的发生和维持。虽然这一理论提供了一种可能的机制，但未解释为什么迷走神经阻滞药物如阿托品不能非常有效地抑制房速（尽管我们临床上遇到的患者有效，但文献报道的有效率仅 10% 左右）。

（2）另一假设的机制与之相反，吞咽诱发的快速型房性心律失常是由于食管的肾上腺素能神经反射的存在。刺激心脏交感神经系统可以改变心房的复极，从而引起局灶折返，也可通过延迟后去极化来促进触发活动。这也许可以解释为什么交感神经系统阻滞药在某些情况下可以缩短持续时间或消除吞咽诱导的快速型房性心律失常。

总之，吞咽诱发的快速型房性心律失常的机制目前没有完美的解释，交感神经和副交感神经复杂的相互作用可能部分解释了这个疾病对药物治疗的多样性。

3. 吞咽诱发快速型心律失常进而导致晕厥或心悸的治疗

（1）药物治疗　目前对此类疾病尚无统一的药物治疗，文献报道的可缓解此类患者症状的药物有多种，包括：Ⅰa、Ⅰc或Ⅲ类抗心律失常药物，β受体阻滞药或钙通道拮抗药，阿托品。

（2）手术治疗　有异位兴奋点或对药物抵抗的患者，射频消融手术治疗可永久解决此类患者的晕厥症状。

三、总结

通过上述的介绍，我们又对吞咽这一简单的动作多了一层新的认识——吞咽可以引起心律失常进而引起心悸和晕厥。因此当我们在临床工作中碰到晕厥的患者，要询问晕厥症状与饮食或饮水的关系，要认真考虑患者有无吞咽诱发的晕厥，进而为患者进行有效的治疗。

参考文献

[1] Undavia M, Sinha S, Mehta D. Radiofrequency ablation of swallowing-induced atrial tachycardia: case report and review of literature. Heart rhythm, 2006, 3(8): 971-974.

[2] Tada H, Kaseno K, Kubota S, et al. Swallowing-induced atrial tachyarrhythmias: prevalence, characteristics, and the results of the radiofrequency catheter ablation. Pacing and clinical electrophysiology: PACE, 2007, 30(10): 1224-1232.

[3] Tada H, Kaseno K, Naito S, Oshima S. Non-contact three-dimensional mapping and ablation of swallowing-induced atrial tachyarrhythmias: two case reports. Journal of cardiovascular electrophysiology, 2007, 18(11): 1206-1209.

[4] Tandeter H, Kobal S, Katz A. Swallowing-induced atrial tachyarrhythmia triggered by salbutamol: case report and review of the literature. Clinical cardiology, 2010, 33(6): 116-120.

[5] Mitra S, Ludka T, Rezkalla S H, et al. Swallow syncope: a case report and review of the literature. Clinical medicine & research, 2011, 9(3-4): 125-129.

[6] Yokoshiki H, Mitsuyama H, Watanabe M, et al. Swallowing-induced multifocal atrial tachycardia originating from right pulmonary veins. Journal of electrocardiology, 2011, 44(3):395.391-395.

[7] Tanoue K, Sonoda M, Yamashita E, et al. Swallowing-induced atrial tachyarrhythmia triggered by solid foods. Circulation, 2014, 130(13): 113-115.

[8] Corteville B, Cottens D, Tavernier R, et al. To eat, or not to eat...?: A live video case of swallowing-induced atrial tachycardia. HeartRhythm case reports, 2015, 1(6): 503-505.

专题五 ♥ 不是所有的 R-on-T 型室早都那么可怕

R-on-T 型室早最早由 Smirk 于 1949 年与 1960 年报道，并指出其与许多恶性心律失常相关。1966 年法国医生 Dessertenne 首先使用尖端扭转型室速一词对非常有特征的多形性室速进行描述，其心电图表现为在 QT 间期延长的基础上出现的一种多形性室速，观察其形态类似于基线的扭转，因此而得名，R-on-T 型室早与尖端扭转型室速息息相关（图 16-12）。但关于 R-on-T 型室早的争议也屡见不鲜，真的所有的 R-on-T 型室早都会引起尖端扭转型室速或室颤吗？

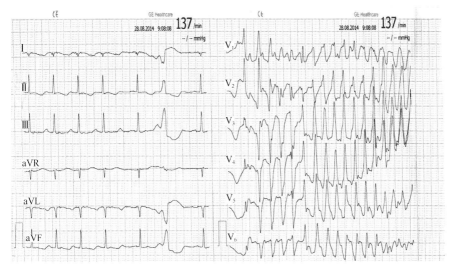

图 16-12　长 QT 伴 R-on-T 型室早引发的尖端扭转型室速

R-on-T 型室早从字面上看说，指的是那些 QRS 波早早地发生于前面心搏 T 波上的室早，这类室早因其恶性程度较高，往往让很多临床大夫紧张。

一、R-on-T 室早发生机制及其分类

R-on-T 型室早发生的主要机制为提前激动的 QRS 波落入心室肌的易损期中。那何为易损期呢？心室肌在相对不应期开始之初有一个短暂的间期，称为易损期（图 16-13）。心室肌的易损期持续时间为 0～10ms，位于心电图 T 波升支到达顶点前的 20～30ms，当室性激动落入此生理期中，易发生尖端扭转型室速或室颤。

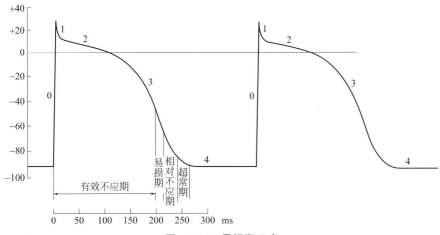

图 16-13　易损期示意

R-on-T 室早的分型：

① A 型：发生在 QT 间期正常的基础上，临床中较少见。QT 间期正常时，室性早搏是否引起反复性室速，取决于室性早搏联律间期，当室性早搏联律间期与 QT 间期之比＜1 时，易发生室性心动过速。

② B 型：发生在 QT 间期延长的基础上，也称为长间歇依赖型 R-on-T 型室早（图 16-12），多见于器质性心脏病患者，容易发生尖端扭转型室速以及室颤。

二、R-on-T 型室早诱发恶性室性心律失常的机制

R-on-T 型室早所诱发的恶性心律失常（室颤、尖端扭转型室速）只有在跨室壁复极离散度（TDR）高的情况下才会发生，而跨室壁复极离散度是指三层心室肌细胞活动所显示的电位差异。

因为心室肌中存在三层细胞（心内膜、心外膜、M 细胞）且其复极程度不一致，其中 M 细胞约占左心室心肌的 70%，且动作电位（ADP）时程最长，复极结束时间最晚，其复极结束对应于心电图中 T 波终点；心外膜动作电位（ADP）时程最短，复极结束最早，其复极结束对应于 T 波顶点。在体表心电图中，如图 16-14 所示，从 T 波波峰（Tpeak，Tp）到 T 波终点（Tend，Te）的间期，即 Tp-e 间期，可以反映因心室肌三层细胞复极不一致性所造成的跨室壁复极离散度的大小。在长 QT 患者心电图中 Tp-e 间期可以更明显延长，且与室性心律失常有关。且 Tp-e 与 QT 的比

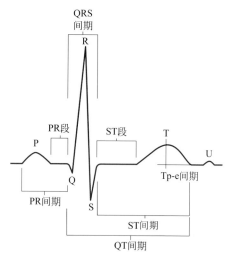

图 16-14 体表心电图 Tp-e 间期

值可以预测恶性心律失常发生的概率，正常的 Tp-e/QT 比值应在 0.17～0.23。

Tp-e 间期的测量有以下几项：

① T 波顶峰的测量：正向 T 波的峰点或负向 T 波的谷点，如果 T 波为双峰，取最高峰为顶点。

② T 波终点的测量：若 T 波下降支与基线的交点清楚，则以此点为准，若不清楚，则以 T 波远侧支的切线与基线的交点为主。

③ 若有 u 波，则取 T 波与 u 波的切迹。

三、所有的 R-on-T 室早都会引起恶性的心律失常吗

答案是否定的。在心肌梗死后或存在长 QT 的患者中，跨室壁复极离散度的增大是引起恶性心律失常的内在原因，而 R-on-T 型室早，则为此类恶性心律失常发生的一

个触发器。有些患者 QT 间期很长，但没有这个触发器，也并不会发生恶性室性心律失常。比如，在一个平静的湖面上，你扔一个石头仅是形成一个波澜，出现旋涡的可能性很低；但在尽管湖面呈平静，而湖底已经开始暗流涌动的情况下，那么再扔一个小石子就会引起旋涡，那么此时的小石子就是触发器。

综上所述，一些器质性心脏病，例如急性心肌梗死时的 R-on-T 型室早，以及长 QT 综合征或药物等各种原因引起的 QT 间期延长时的 R-on-T 型室早，为高危的 R-on-T 型室早，更容易导致尖端扭转型室速或室颤。没有基质成分（如 QT 延长或 ST 段抬高或冠状动脉痉挛）的 R-on-T 型室早，很难导致尖端扭转型室性心动过速或室颤的发生，并且在并行心律室性早搏与心室程序电刺激出现的 R-on-T 现象则为低危的 R-on-T 型室早。

四、何种 R-on-T 室早容易出现恶性心律失常

① 首先要看心脏的基础状态：器质性心脏病患者的易损期可能病理性增宽，此时易诱发室性心动过速、室颤。

② 自主神经系统：交感神经兴奋使器质性心脏病患者心室颤动阈值降低，容易诱发室性心动过速、室颤。

③ 刺激强度：置入 ICD 后的患者，术中测试时，高电压强电流刺激（电击电压 50～800V，能量 0.1～36.5J）更容易诱发心室颤动，这也是为何要对非室颤、非室扑及非无脉性室速患者应用同步电复律。

④ R-on-T 型室早出现的时间：越靠近易损期（T 波升支到达顶点前的 20～30ms）者更容易诱发室性心律失常。

五、总结

虽然 R-on-T 室早常是恶性心律失常的诱发因素，但并非所有的 R-on-T 室早都那么可怕。在临床上，要根据原发病对出现 R-on-T 型室早的患者区别对待。

参考文献

[1] Smirk F H. R waves interrupting t waves. Br Heart J, 1949, 11: 23-36.

[2] Smirk F H, Palmer D G. A myocardial syndrome. With particular reference to the occurrence of sudden death and of premature systoles interrupting antecedent t waves. Am J Cardiol, 1960, 6: 620-629.

[3] Dessertenne F. Ventricular tachycardia with 2 variable opposing foci. Archives des maladies du coeur et des vaisseaux, 1966, 59: 263-272.

[4] Fatih Oksuz, Baris Sensoy. Images in Cardiology The classical "R-on-T" phenomenon. Indian Heart Journal, 2015, 67: 392-394.

[5] 牟延光 . 临床心电图精解 . 北京：北京大学医学出版社，2012: 148.

专题六 ♥ 起搏器心电图——如何鉴别 T 波记忆与缺血性 T 波

T 波记忆是近 30 余年被认识的一种电生理现象，类似心肌缺血性 T 波倒置，由于易与缺血性 T 波混淆，需要提高认识。下文结合两个病例、利用 T 波的特征对二者进行鉴别。

一、病例分享

病例 1 患者男性，80 岁，既往因病态窦房结综合征置入单腔起搏器，1 个月前因严重的主动脉瓣狭窄，决定行瓣膜置换术，为保证手术安全性，把患者起搏器下限频率由 60 次 /min 提高到 80 次 /min，置入生物瓣膜 2 周后程控其心脏起搏器，发现其每天的心室起搏比例占 97%，心电图如图 16-15 所示。

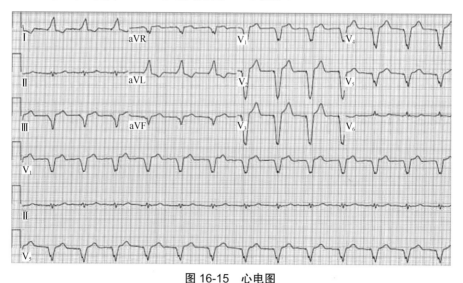

图 16-15 心电图
呈 LBBB 图形，QRS 波时限 198ms，心率 80 次 /min

故调整其起搏器下限频率由 80 次 /min 降为 60 次 /min，瓣膜置换术后 1 个月，再次复查行心电图示：心率 78 次 /min，窦性心律，一度房室阻滞，下壁、前壁导联广泛 T 波倒置（图 16-16）。

细心的读者可以发现一个有趣的现象：图 16-15 的 QRS 波方向与图 16-16 的 T 波方向相同。

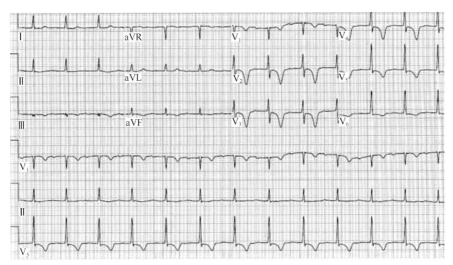

图 16-16 术后复查心电图

患者否认胸痛及呼吸困难症状，T 波倒置的原因是下列哪一个？

A. 前壁心肌缺血   B. 应激性心肌病

C. T 波记忆   D. 肺栓塞

病例 2   患者女，82 岁，因"阵发性胸痛半年余，加重 6h"入院，既往高血压病、糖尿病病史，双腔起搏器置入病史 3 年。自述入院前 6h 无明显诱因出现胸痛，伴肩背放射痛，就诊于我院急诊，于急诊科行心电图，如图 16-17 所示：心房起搏心律，心室跟随，Ⅰ、aVL，V₂~V₆ 导联 T 波倒置。

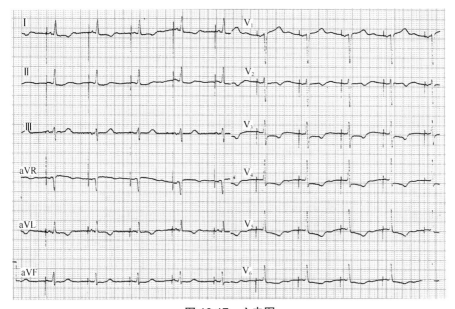

图 16-17 心电图

患者现 T 波倒置的原因是下列哪一个？

A. 前壁心肌缺血　　　　　　　B. 应激性心肌病

C. T 波记忆　　　　　　　　　D. 肺栓塞

二、病例分析

其实选项比较简单，所需要鉴别 T 波倒置的病因为缺血或是 T 波记忆现象。

病例 1 答案是 C（T 波记忆）。这个病例是 2016 年发表在 *JAMA Internal Medicine* 上的讨论一例起搏器术后 T 波倒置原因的文章，患者随后行造影检查排除了冠状动脉病变，故 T 波倒置的原因排除缺血，T 波倒置考虑为 T 波记忆。

病例 2 答案是 A（前壁心肌缺血）。这个例病例是我院 2016 年的一位双腔起搏器合并心肌缺血的患者，入院时 TnI：0.21ng/mL，行冠状动脉造影提示前降支近端狭窄 90%，第一对角支最狭窄处 90%。

三、T 波记忆与缺血性 T 波的鉴别

1982 年，Rosenbaum 发现并提出一种新的 T 波改变，这类 T 波改变常发生于间歇性左束支阻滞、室性早搏、右心室起搏、室速以及心室预激之后。这类 T 波的共同之处在于异常心室激动后，能引起随后窦性心律的 T 波改变，且 T 波改变与异常心室激动发生时的向量相同。此类 T 波被称为 T 波记忆或是心脏记忆，并推测是由电张力改变而引起，故又被称为电张性调整 T 波。

在临床中 R 波抑制型（VVI）起搏和房室全能型（DDD）起搏模式是最常用的起搏模式，心室电极多放置于右心室心尖部。当右心室起搏终止而窦性心律恢复时，肢体导联（多见于 Ⅱ、Ⅲ、aVF 导联）以及胸前导联 T 波多表现为倒置，此时的 T 波倒置即为 T 波记忆。

1. T 波记忆与缺血性 T 波鉴别

Alexei Shvilkin 在 2005 年发表在 *Circulation* 上的一篇文章中，对比了 40 例缺血性 T 波患者以及 13 例起搏器术后出现 T 波记忆在心电向量上的分布关系（图 16-18），体现出 T 波记忆的 T 波向量主要分布在 0°～-90°，故 T 波记忆在 Ⅰ、aVL 导联必为直立（因为 Ⅰ、aVL 导联向量在 0°～-90°），而缺血性 T 波，多背离 0°～-90°这个向量范围，其在 Ⅰ、aVL 导联大多数都为倒置。

Shvilkin A 教授在文章中总结了三个鉴别要点：① aVL 导联 T 波正向；② Ⅰ 导联 T 波正向或位于等电位线；③ 胸导联 TWI_{max} ＞ $TWI_{Ⅲ}$（胸前导联 T 波最大倒置幅度大于 Ⅲ 导联 T 波倒置幅度）。这三项指标诊断 T 波记忆的敏感性为 92%，特异性为 100%。

2. 鉴别诊断的电生理理论基础

临床中当 VVI/DDD 起搏时，心室电极常放置于右心室心尖部，右心室心内膜接受电脉冲刺激后，先兴奋右心室心肌，除极顺序自心尖部开始，向左扩散，呈现左束支阻滞图形。故其除极方向为从右向左，从下向上（图 16-19），所以肢体导联中 Ⅰ、

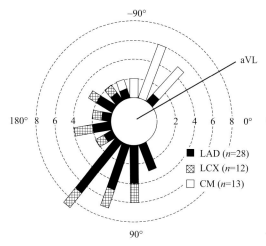

图 16-18　缺血性 T 波与 T 波记忆在心电向量上的分布关系

实心正方形代表缺血性 T 波病变冠脉为左前降支（LAD）分布的向量；网格正方形代表缺血性 T 波病变冠脉为左回旋支（LCX）分布的向量；空心正方形代表 T 波记忆现象（CM）所分布的向量

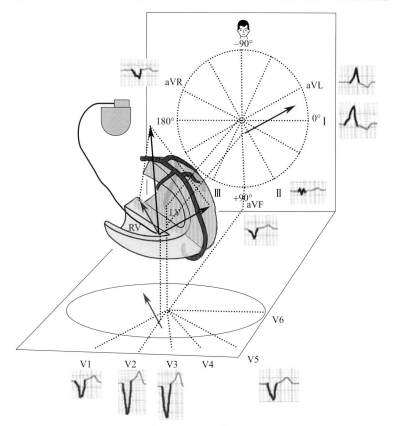

图 16-19　右心室心尖起搏向量与心电图

额面向量（紫色箭头所示）；水平面向量（胸导联）由前向后（红色箭头所示）；
综合向量向上偏移（黑色箭头所示）

aVL 导联多表现为 R 型，II、III、aVF 导联以及胸导联多表现为 QS 型，额面 QRS 电轴左偏。T 波由于心脏记忆，T 波向量与异常心室激动发生时的 QRS 向量方向相同，故心脏记忆 T 波额面电轴同样向上偏移，即 I、aVL 导联直立，II、III、aVF 导联 T 波倒置（图 16-20）。在胸导联因为背离 V₁~V₆ 导联，呈现倒置 T 波（图 16-20）。

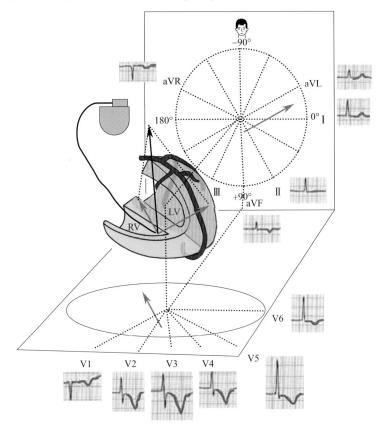

图 16-20　T 波记忆向量与心电图

额面电轴的复极方向（蓝色箭头所示）记忆右室起搏时的除极方向，从右向左；水平面电轴的复极方向
（绿色箭头所示）记忆起搏时的除极方向，从前向后；综合向量（黑色箭头所示）偏上

　　但是缺血性 T 波倒置则不然，其 T 波倒置的导联与相应冠脉供血区有关。比如前降支发出对角支，而对角支支配左心室侧壁，故前降支严重缺血导致的缺血范围多影响侧壁，故 I、aVL 导联 T 波倒置，或者胸导联 T 波最大倒置幅度小于 III 导联 T 波倒置幅度，总之，其 T 波倒置不符合 T 波记忆时的特征。

四、总结

　　运用向量原理对标准 12 导联心电图的解读，发现起搏器术后导致的 T 波倒置独具特征，不同于那些由心肌缺血所导致的 T 波倒置，在心电图上快速鉴别这两种倒置的 T 波，需要记住这三点：① aVL 导联正向的 T 波；② I 导联正向或位于等电位线；

③胸导联中 T 波倒置程度大于下壁Ⅲ导联。这三者联合则能够非常敏感且特异性地识别起搏诱导的 T 波倒置，而非缺血所致。

参考文献

[1] Shvilkin A, Ho K K, Rosen M R, et al. T-vector direction differentiates postpacing from ischemic T-wave inversion in precordial leads. Circulation, 2005, 111(8): 969-974.

[2] Littmann L. Pacemaker electrocardiogram with new large negative T waves: what is the cause? J Electrocardiol, 2012, 45(1): 57-59.

[3] De Filippis E M, Berg D D, Polk D M. Deep T-Wave Inversions After Pacemaker Adjustment. JAMA Intern Med, 2016, 176(6): 839-840.

专题七 ♥ 去伪存真——别让这些心电图波形骗过你的眼睛

临床中，心电图是最常用的辅助检查，但正确分析心电图有赖于高质量的波形记录。而实际工作中，对患者心电图的描记往往不能十分"理想"，常存在不同程度的失真，以及主观或客观原因造成的伪差，会给判别带来误导，增加难度。如果不加以分析，更会导致心电图的误诊，影响临床诊疗效果。下文几种非主观因素引起的酷似病理性变化的伪差心电图。

一、病例分享

病例 1　帕金森引起的伪差性心房扑动

63 岁，男性。既往帕金森病史（右上肢震颤），无心脏病病史，于 2011 年自愿加入一个左旋多巴的临床试验中。2012 年 3 月，患者提出自己的安全跟进评估，心电图记录如图 16-21 所示。

从心电图可见多个导联均有"F 波"，但经过仔细观察后发现，其胸导联以及肢体导联"F 波"方向一致，且Ⅲ导联并未出现"F 波"。当患者右上肢震颤停止后，记录的心电图如图 16-22 所示。

从图中可见"扑动的 F 波"随着震颤消失，出现正常的 QRS 波群（如箭头所示）。

分析本例患者两份心电图，图 16-21 中Ⅲ导联波形正常，未见到"F 波"，清楚记录到窦性 P 波；图 16-22 中患者 F 波随震颤消失。故考虑本例心电图为伪差性心房扑动，与其肢体震颤有关。

当只有单个肢体震颤，假性房扑波不会出现在所有的肢体导联，某些肢体导联容易找到窦性 P 波；如果两个肢体均震颤，所有肢体导联均可能记录到假性的扑动波，此时并不容易找到窦性 P 波。

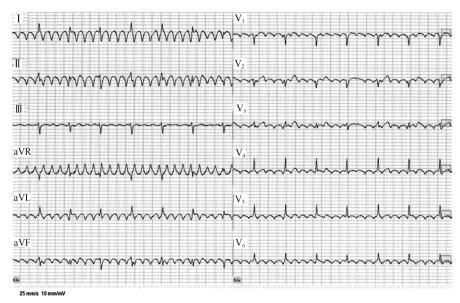

图 16-21　患者入院心电图

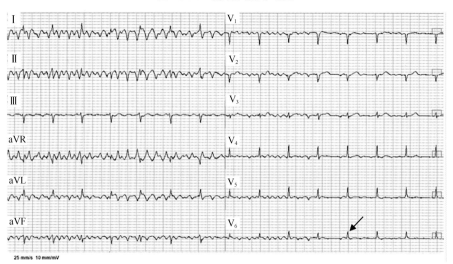

图 16-22　患者右上肢震颤停止后心电图

　　进一步分析，从图 16-23 中 Einthoven 三角形可知，Ⅲ导联由左上肢和左下肢构成，Ⅲ导联为正常心律、未见干扰时，可直接推理出干扰只能来自对其无影响的右上肢。因此，本例心电图所呈现的"心房扑动"为假性心房扑动，扑动波应为右上肢震颤所致。

　　病例 2　手机导致的伪差性室速

　　65 岁，女性。既往高血压、梅尼埃病病史。行 Holter 检查中，出现如图 16-24 心动过速波形。

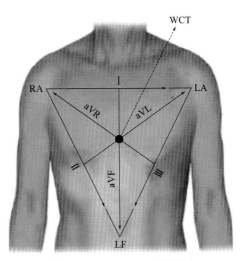

图 16-23　Einthoven 三角形

右上肢与左上肢构成Ⅰ导联；右上肢与左下肢构成Ⅱ导联；左上肢与左下肢构成Ⅲ导联

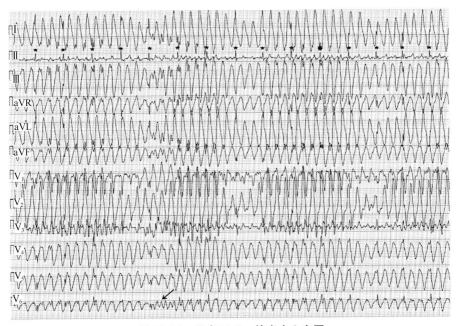

图 16-24　患者 Holter 检查中心电图

　　询问病史后，发现患者发生心动过速时并无症状，故排除室速的可能。仔细观察心电图发现，其自身的 QRS 波群（Ⅱ导联的 * 号）藏在伪差之中。继续追问病史，得知患者当时正在用手机打电话。因此，这是 1 例因手机干扰而出现的伪差性心电图。

　　病例 3　桡动脉搏动引起的 T 波异常

22 岁，男性。无吸烟、饮酒史，突发胸痛就诊于急诊科，心电图如图 16-25 所示。

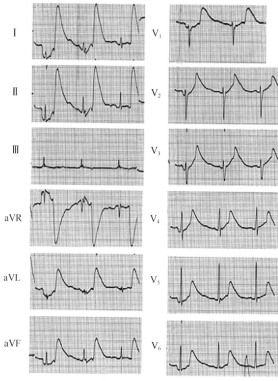

图 16-25　患者就诊于急诊科心电图

　　以"急性冠脉综合征（ACS）"转入心内科后，再行心电图检查，发现仍为高大 T
波。仔细观察急诊心电图，其Ⅲ导联为大致正常的 T 波。考虑患者为年轻男性，如果
为 ACS，高耸的 T 波不会只出现在其他导联，而Ⅲ导联为大致正常的 T 波，故推测本
次高耸的 T 波，为伪差性 T 波改变，原因为右上肢夹子恰好夹在桡动脉上。为验证推
测，改变夹子位置，重新行心电图检查如图 16-26 所示。

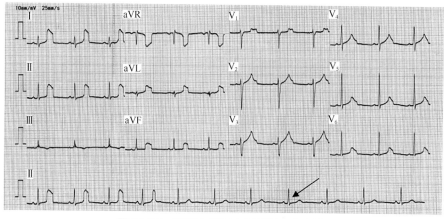

图 16-26　改变心电图夹子后复查心电图

可见心电图中 T 波由开始的高大逐渐转为正常（如图 16-26 箭头所示），说明推测正确。

在行第二份心电图检查过程中，为避免桡动脉的搏动影响，心内科医生故意将患者右臂电极重新放置，离开原先摆放的位置，继而患者的 T 波由刚开始的高大变为正常。显然，本例患者第一份心电图中出现的高大无原因解释的 T 波为伪差。

由此可见，本例心电图为桡动脉搏动导致的伪差性 ST-T 段改变。因此，在一些年轻人，尤其是比较瘦的年轻男性，行常规心电图检查时，出现无法解释的、无症状性的 ST 段或 T 波抬高以及高大，要考虑到可能存在这种伪差。

二、伪差性心电图

凡不是由于心脏激动而发生于心电图上的改变均称为伪差（artifacts）。常见的伪差性心电图，有以下几种。

1. 交流电干扰

心电图机具有很高的灵敏性，外界干扰会造成心电图上的伪差。其主要特点为导联中可见规律的纤细波形，干扰严重时可使心电图既不美观也不整齐，一般常见的干扰源包括：①周围环境有交流电用设备（心电图见图 16-27）；②肢体接触铁床；③电极板不清洁或生锈，皮肤不湿润；④导联或地线接触不良或断裂；⑤心电图机性能障碍。

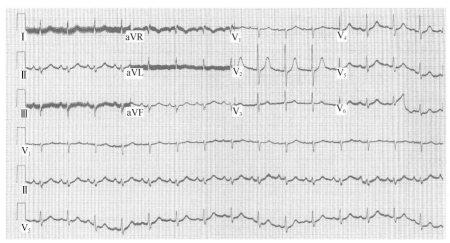

图 16-27 交流电干扰的心电图
主要表现在 Ⅰ、Ⅲ、aVL、aVR 导联

2. 肌肉震颤

肌肉震颤干扰的频率多在 10～300 次，其特点为一系列快速而不规则的细小芒刺样波，使心电图波形失真，甚至无法辨认（图 16-28）。其主要原因为：①被检查者精神紧张；②室温过低；③电极板与皮肤接触太紧；④检查床过窄，肌肉无法松弛；⑤病理性抽搐和颤动，如甲亢、帕金森等。

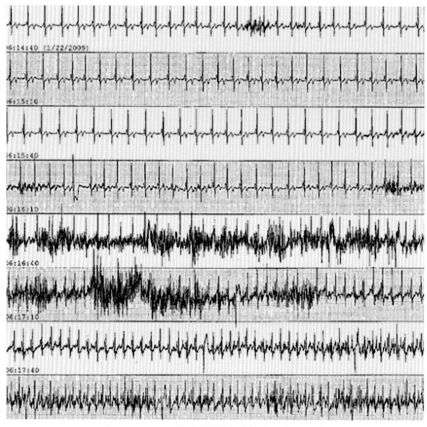

图 16-28　1 例肌肉震颤波引起的心电图改变

3. 心电图基线不稳

基线上下摆动或突然升降可影响对 ST 段的正常判断。其常见原因包括：①描记心电图时，患者移动身体或四肢；②呼吸不平稳而导致胸导联心电图基线不稳；③电极板生锈、导电糊、涂擦过多或过少；④导线牵拉过紧；⑤电极板与皮肤接触不良；⑥心电图机内电池消耗或交流电电压不稳。

4. 导联错接

在描记心电图时由于疏忽大意或一时匆忙，导致肢体导联接错，最常见的是左右手错接 [心电图见图 16-29（b）]，表现为酷似右位心心电图。判别胸导联图形，即可判断有无右位心的特征性改变。此外，相关肢体导联错接还包括：左上肢与左下肢错接、右上肢与左下肢错接、右下肢与右上肢错接、左上肢与右下肢错接、左右下肢错接、两上肢与对应下肢均错接这 6 种情况。

5. 导联线松脱和断离

描记心电图时出现一段时间突然无波形，很容易被认为是窦性停搏或窦房传导阻滞，仔细阅读可以发现这段记录中无任何电活动。此时，应立即检查电极是否连接牢

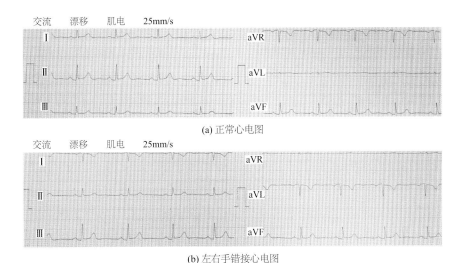

(a) 正常心电图

(b) 左右手错接心电图

图 16-29　正常心电图与左右手错接后的心电图对比

固，有无脱落。

6. 地线接触不良

众所周知地线是指用来把电流引入大地的导线，电气设备漏电时，电流通过地线进入大地。然而，心电图中的地线与右下肢相连接，从而称为地线导联。

当地线接触不良时，其心电图表现会出现连续的中频率或低振幅均匀锯齿样波形干扰。此时，重新调整地线的接触，干扰性伪差即可消除。此外，地线导联另一个重要作用为防止心电图机漏电对患者造成生命危险。

7. 电话铃声或手机信号干扰

因电话或手机离心电图距离太近而引起。其特点多为干扰伪差随铃声响起而出现，铃声消失则消失。

8. 患者体质或病理因素

这种伪差多见于儿童、过度消瘦、晚期肺心病或恶病质患者，也可出现在各种精神紧张、抽搐、中风偏瘫、震颤麻痹患者中。特点为基线不稳、漂移，或类似肌肉震颤和交流电干扰。一些帕金森患者会出现的假性心房扑动波（图 16-30）（如病例 3）。

心电学的干扰、伪差和正常心电波混杂在一起，有时会使正常的心电图波形难以分辨，甚至形成酷似某种心律失常的波形，从而误诊，最后导致错误治疗。给患者带来不必要的医疗花费，甚至是医源性损害。因此，临床中要重视伪差心电图的临床表现，密切观察心电图排除干扰以及伪差，避免错误地诊断和治疗。

三、总结

何时应该考虑伪差性心电图呢？

首先，心电图是一种回顾性的检查方法，尤其是长时间在机体活动中记录的

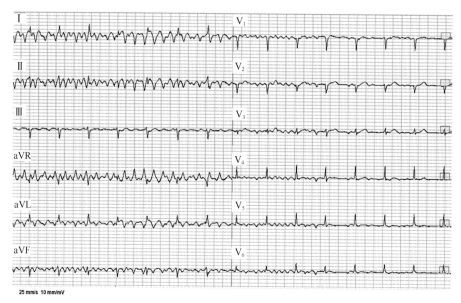

图 16-30　帕金森患者因右上肢震颤出现的假性心房扑动波

Holter，更容易出现伪差。在分析 Holter 图形中，对于一些难以理解的超长窦性停搏、无法解释的脱落 P 波，以及无任何不适症状的"室速""室颤"，均应考虑伪差的可能性。

其次，不符合心脏激动传导顺序的波形，一定要考虑伪差的可能。

最后，心电图为一项临床辅助检查项目，一定要结合临床，结合患者当时的具体症状，这样不仅可以使心电图诊断更为准确，也可以更好地避免伪差。

参考文献

[1] Snehal Kothari, Gopi Krishna Panicker ,Pseudo-atrial flutter. Journal of Indian college of Cardiology, 2012, (45): 132-134.

[2] Xu Duan. Electrocardiographic artifact due to a mobile phone mimicking ventricular tachycardia[J]. Journal of Electocardiology, 2014, (47): 333-334.

[3] Emre Aslanger, Kivanc Yalin. Electromechanical association:a subtle electrocardiogram artifact[J].Journal of Electrocardiology, 2012, (45): 15-17.

[4] 陈清启 . 心电图学 . 第二版 . 山东：山东科学技术出版社，2012: 124-125.

专题八 ♥ 糖皮质激素的第十一宗"罪"

在临床上，激素的作用目前无可替代，但是在应用激素的同时也会带来一些危害。我们所熟悉的激素的副作用包括：增加感染风险、血糖及血脂代谢异常、向心性肥胖等等。本节介绍一个糖皮质激素鲜为人知的副作用。

一、病例分享

患者女性，31岁，诊断急性髓系白血病（AML-M2免疫分型），入院后查心电图（图16-31）提示：窦性心律，心率100次/min，V_1导联的R/S>1。

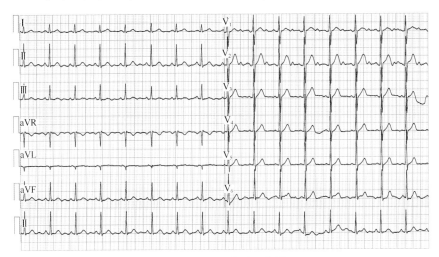

图16-31　入院后心电图

2018年1月25日开始D-CAG方案，因患者化疗中白细胞明显下降，并且出现发热，给予抗感染治疗，提前结束化疗，实际完成D-CAG方案。

2018年2月6日患者肺CT提示双肺下叶胸膜下磨玻璃影，较前略增多，考虑为免疫性损伤，加用甲泼尼龙（甲强龙）治疗肺损伤（表16-2）。

2018年2月8日发现心率偏慢，患者无头晕、黑矇、晕厥等不适，心电图（图16-32）提示窦性心动过缓，心率47次/min。

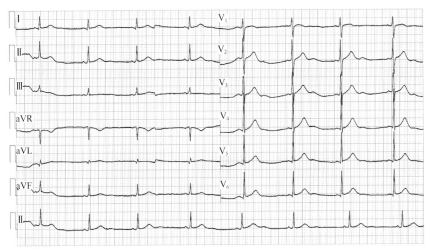

图16-32　心电图

查 24h 动态心电图示：

① 主导节律为窦性心动过缓伴不齐。总心搏 61654 次，平均心室率 42 次 /min。最快心室率 89 次 /min，见于 13 时 24 分；最慢心室率 32 次 /min，见于 5 时 10 分。

② 房性早搏总数 44 次。

③ 室性早搏总数 91 次：多集中于夜间。

④ ST-T 未见异常。

心肌酶谱未见异常。心脏超声：静息状态下心内结构未见明显异常。

综合考虑：患者窦性心动过缓与应用激素相关性可能性大，未特殊处理。

2018 年 2 月 11 日患者复查肺 CT 较前好转，激素逐渐减量，甲泼尼龙减至 40mg qd。

2018 年 2 月 13 日患者心率恢复，心电图（图 16-33）提示窦性心律，心率 78 次 /min。

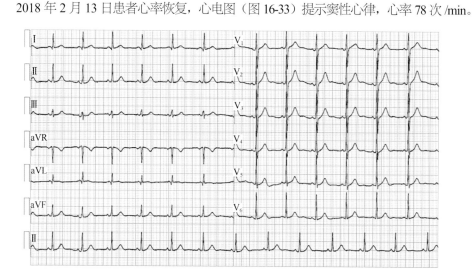

图 16-33　患者 2018 年 2 月 13 日心电图

表 16-2　激素应用情况

项目	2018 年 1 月 25 日	2018 年 2 月 6 日	2018 年 2 月 8 日	2018 年 2 月 11 日	2018 年 2 月 13 日
甲泼尼龙		30mg q^{12h}	—>	40mg qd	—>
心率 /（次 /min）	100		47	48	78

二、糖皮质激素与其"十一个"副作用

糖皮质激素（Glucocorticoid），是一种"肾上腺皮质激素"，是由肾上腺皮质分泌的一类甾体激素，是机体内极为重要的一类调节分子，它对机体的发育、生长、代谢以及免疫功能等起着重要调节作用，是机体应激反应最重要的调节激素，也是临床上使用最为广泛而有效的抗炎和免疫抑制药。在某些紧急或危重情况下，糖皮质激素往往为首选。临床常见的糖皮质激素类药物有泼尼松、甲泼尼龙、氢化可的松、地塞米松等。糖皮质激素具有抗炎、抗过敏、抗休克、非特异性抑制免疫及退热作用等多种

作用，可以防止和阻止免疫性炎症反应和病理性免疫反应的发生，对任何类型的变态反应性疾病几乎都有效。

虽然糖皮质激素的作用多，用途广泛，但是激素治疗可能发生的风险也很多，以下是我们通常了解的糖皮质激素的"十宗罪"：

① 感染的概率和风险可能增加，如：结核、病毒、细菌、真菌感染。

② 血糖、血脂异常，如继发糖耐量异常或继发糖尿病。

③ 继发性高血压、水钠潴留、充血性心力衰竭。

④ 肢体脂肪重新分布、向心性肥胖等。

⑤ 反酸、烧心，严重者可能出现消化性溃疡、消化道出血。

⑥ 骨质疏松、股骨头坏死等。

⑦ 继发性精神改变（兴奋、烦躁、失眠、抑郁、淡漠、幻觉、妄想等）。

⑧ 青光眼、视盘水肿或白内障加重等眼部情况。

⑨ 过敏反应。

⑩ 激素耐药、治疗效果不理想，停用激素病情加重等。

除此以外，糖皮质激素还有第十一宗"罪"——窦性心动过缓。

在2007年儿科医生JD. Akikusa团队就发现了糖皮质激素导致窦性心动过缓的5个病例（表16-3）。

表16-3 糖皮质激素导致窦性心动过缓的5个病例

项目	1	2	3	4	5
年龄/性别	12岁/男	6岁/男	4岁/男	0.7岁/男	14岁/女
疾病	韦格纳肉芽肿	皮肌炎	幼年型特发性关节炎	川崎病	复发性多软骨炎
激素每日剂量/mg	1000	750	600	255	1000
窦缓出现前的注射次数	2	3	2	3	3
注射后出现窦缓的时间/h	35	50	24	60	50
窦缓时血压/mmHg	104/78	80/52	123/79	88/54	110/72
基线心率/（次/min）	92	93	80	137	82
心动过缓时心率/（次/min）	35	45	44	59	37
节律	窦性心动过缓	窦性心动过缓	窦性心动过缓	窦性心动过缓	窦性心动过缓
QTc/s	0.58	0.44	0.37	0.40	0.43
症状	无	无	无	无	无

Miho Ohshima教授报道了一位53岁系统性红斑狼疮的女性患者，在给予甲泼尼龙1g qd×3天，后60mg qd静脉注射，在激素冲击治疗后68h开始出现窦性心动过缓，心率较基线心率下降30%。见图16-34。

我们通过文献回顾，导致窦性心动过缓的糖皮质激素按例数排名分别为甲泼尼龙、泼尼松、地塞米松，分析原因可能为甲泼尼龙在临床中应用较为广泛，具体详细

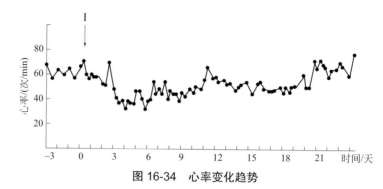

图 16-34　心率变化趋势

的分析缺乏进一步研究，比如窦性心动过缓是否与糖皮质激素的种类密切相关、与糖皮质激素的剂量是否相关、出现窦性心动过缓的时间等等。目前大部分报道发现高剂量的糖皮质激素脉冲给药可以导致心律失常，如窦性心动过缓、心房颤动/扑动、室性心律失常等等，但是常规口服糖皮质激素仍可以导致上述心律失常。糖皮质激素导致心律失常的机制尚不清楚，可能与糖皮质激素导致钠钾离子通道通透性改变有关。

　　希望可以有更多的案例报道，进一步研究糖皮质激素导致窦性心动过缓的相关问题。

　　我国 SFDA，药物不良反应 ADR 中心推荐的关联性评价：

　　① 开始用药的时间与不良反应出现的时间有无合理的先后关系？（是/否）

　　② 所怀疑的不良反应是否符合该药品已知不良反应的类型？（是/否）

　　③ 停药或减量后，反应是否减轻或消失？（是/否）

　　④ 再次接触可疑药品是否再次出现同样的反应？（是/否）

　　⑤ 所怀疑的不良反应是否为合并用药的作用、患者的临床状态或其他疗法的影响来解释？（是/否）

三、总结

　　激素的危害的确是"罄竹难书"。但是，激素的作用目前无可替代。医学上对每一个治疗方案的选择也是进行权衡，利大于弊也应该选择。诊疗指南对糖皮质激素使用的适应证、禁忌证、注意事项等都作了严格的规定，按规定使用能尽量把危害降到最小。

参考文献

[1] Anne van der G, Marc B, Joost F. Glucocorticoid-associated Bradycardia. J Pediatr Hematol Oncol, 2008, 30:172-175.

[2] Akikusa J D, Feldman B M, Gross G J, et al. Sinus bradycardia after intravenous pulse methylprednisolone. Pediatrics, 2007, 119(3): 778-782.

[3] John P R, Khaladj-Ghom A, Still K L. Bradycardia Associated with Steroid Use for Laryngeal Edema in an Adult: A Case Report and Literature Review. Case reports in cardiology, 2016, 9785467.

[4] Kundu A, Fitzgibbons T P. Acute symptomatic sinus bradycardia in a woman treated with pulse dose steroids for multiple sclerosis: a case report. Journal of Medical Case Reports, 2015, 9(1): 216

[5] Ohshima M, Kawahata K, Kanda H, Yamamoto K. Sinus bradycardia after intravenous pulse methylprednisolone therapy in patients with systemic lupus erythematosus. Modern rheumatology, 2017: 1-4.

专题九 ♥ "揭秘"心脏震击猝死综合征的特殊类型——缓慢型心律失常

随着现代经济的发展，生活水平的改善，运动已成为生活中不可或缺的一部分。然而，您是否听说过运动中的撞击也会出现恶性心律失常或缓慢型心律失常呢？下文通过分析撞击与心律失常的关系，提高对本病的认识。

一、知识回顾

心脏震击猝死综合征（commotio cardis 或 cardiac concussion syndrome）是指健康的青少年运动时，棒球等撞击物以相对低的能量撞击胸部心前区后引发的猝死。心脏震击后会出现恶性心律失常或缓慢型心律失常。其中前者是心脏震击猝死综合征最常见的心律失常，预后往往较差；后者是撞击过程中不常见的心律失常，往往可自行恢复，但若有持续存在的缓慢型心律失常，则需要起搏治疗。

二、病例分享

患者是一名 12 岁练习竞技滑雪运动员，因在下课后被滑雪杖击中胸部而出现晕厥，由急诊收入院。否认既往任何病史。急诊行心电图检查提示完全房室阻滞，伴右束支传导阻滞及左后分支传导阻滞，心率 25～30 次 /min（图 16-35）。

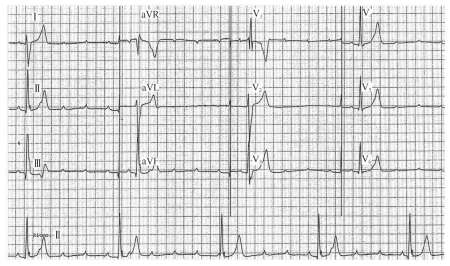

图 16-35 急诊心电图

实验室检查示高敏肌钙蛋白轻微升高。胸片及心脏超声未见任何异常。12 导联心电图示间歇性完全房室阻滞恢复为房室 1∶1 传导伴双分支阻滞（左后分支阻滞，右束支阻滞）（图 16-36）。

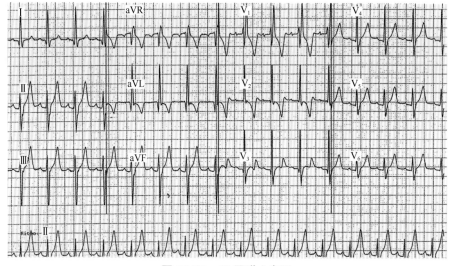

图 16-36　12 导联心电图

6h 后，房室传导恢复，室内阻滞消失。心脏 MRI 未见心肌纤维化或瘢痕等任何心肌异常，尤其是上室间隔水平解剖毗邻房室传导系统周围。随访复查心电图无异常（图 16-37）。3 个月后，患者恢复正常训练，无任何不适。

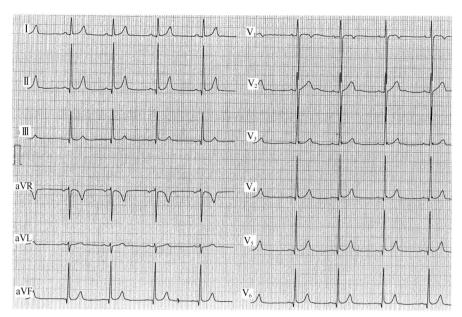

图 16-37　随访心电图

三、病例分析

患者为年轻运动员，撞击后心电图出现完全房室阻滞伴左后分支阻滞及右束支传导阻滞，提示阻滞部位于结下［如希氏束或分支水平（fascicles）］，因完全房室阻滞为阵发性，并未置入起搏器治疗，但若患者长时间出现不可逆性完全房室阻滞，仍应建议行起搏治疗。

出现短暂的完全房室阻滞可能机制为局部的心肌水肿导致房室传导系统的一过性阻滞。当水肿消退心肌并未形成瘢痕或纤维化时，房室传导阻滞大多数为可逆性，但极少数患者，房室阻滞不可恢复。因此，要密切观察这些患者，必要时置入永久起搏器治疗。

四、心脏震击猝死综合征的产生机制

撞击后出现心律失常：多为室性心律失常（室早、室速、室颤），其主要原因是突然撞击会增加腔内压力，引起室性早搏，增加心室复极离散度，从而提供了一个触发室颤的不稳定因素。

撞击后引起缓慢型心律失常：主要机制可能是，撞击时并未适逢心室的易损期，故未出现室颤而出现缓慢型心律失常。但值得强调的是，一些动物实验证实，假若胸部撞击时恰逢 QRS 波群，则不引起室速，而引起短暂性 ST 段抬高、束支阻滞和完全房室阻滞，这可能反映了心动周期的另一个机械易损窗的存在，特别是在等容收缩期时。当撞击落入此机械易损窗（等容收缩期），引起的会是缓慢型心律失常。

由此可见，撞击落入心电周期的不同时间，会有不同的心电图表现及相关后果（图 16-38）。当撞击时间点位于心室易损期（T 波顶点前 20～30ms）的狭窄区域时，

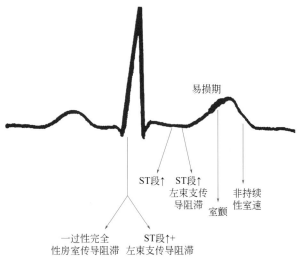

图 16-38　不同的撞击时间点引起不同心电图改变示意

能引发室颤，而落入其他时间点的胸部撞击不会引发室颤；当撞击时间点落入除极的 QRS 波中时，多数会引起一过性完全房室阻滞，少数引起不可逆性房室阻滞；当撞击时间点落入 QRS 波和 ST 段时，会引起 ST 段的抬高；多次撞击时，则会引发左束支阻滞和 ST 段抬高。

五、总结

（1）心脏震击猝死综合征是无心脏疾病的年轻运动员在发生胸前区撞击后，出现室颤，导致猝死或出现完全房室阻滞的常见原因之一。

（2）心脏震击猝死患者生存率，随时间及认识的深入逐年上升。

（3）心脏震击猝死常见的运动，最早多为棒球，但现在冰球、英式足球、曲棍球、空手道等也常见。并且车祸后司机撞击方向盘时，方向盘对胸部的撞击，也易引起本病，故在抢救车祸患者时，也要提高对本病的诊断。

（4）心脏震击后出现心律失常根据撞击时间不同主要分为两种。

① 室颤：撞击时正好落在心室的易损期（T 波峰值前 20～30ms）时，可能诱发室颤。

② 完全房室阻滞：撞击时心脏正处于等容收缩期，心电图中位于 QRS 波中时，可能诱发完全房室阻滞。

参考文献

[1] Ali H, Furlanello F, Lupo P, et al. Commotio Cordis and complete heart block: Where is the block level？[J]. Journal of Electrocardiology, 2017, 50(1): 148-150.

[2] Ali H, Furlanello F, Lupo P, et al. Clinical and electrocardiographic features of complete heart block after blunt cardiac injury: A systematic review of the literature[J]. Heart Rhythm, 2017.

[3] Lazaros G A, Ralli D G, Moundaki V S, et al. Delayed development of complete heart block after a blunt chest trauma[J]. Injury, 2004, 35(12): 1300-1302.